疑难杂病证治系列丛书

疑难杂病证治：心身疾病

YINAN ZABING ZHENGZHI: XINSHEN JIBING

主　审　王永炎

总主编　胡元会　黄世敬

主　编　许凤全

副主编　李　健　张　成　郑　瑀　许琳洁
　　　　刘　超　青雪梅　张　莹　施　蕾
　　　　庞　礴

编　者　（以姓氏笔画为序）
　　　　丁承华　王　健　王文星　王红星
　　　　王志青　王建成　王海隆　王彩凤
　　　　卢　伟　朱世杰　刘文军　刘向东
　　　　刘向哲　关运祥　孙书臣　贠建业
　　　　苏敬泽　李　军　李艳彦　宋竖旗
　　　　张　颖　张　捷　张金霞　张慕慧
　　　　陈　颖　金香兰　洪兰　洪　霞
　　　　黄兴兵　扈新刚　韩文宝　薛慧英

河南科学技术出版社
·郑州·

内容提要

心身医学是医学分支学科，是研究心理因素同人体健康和疾病之间关系的科学。心身疾病是一组发生发展与心理社会因素密切相关，但以躯体症状表现为主的疾病，包括焦虑障碍、抑郁障碍、进食障碍、睡眠障碍、围妊娠期及围绝经期女性心身障碍、自主神经系统疾病等多种疾病。本书内容全面，资料翔实，层次清晰，实用性强，对疑难心身疾病的中医诊治、辨证用药具有较大的指导意义，可供相关临床医师、研究人员及爱好者阅读参考。

图书在版编目（CIP）数据

疑难杂病证治：心身疾病/许凤全主编. 一郑州：河南科学技术出版社，2021.4
ISBN 978-7-5725-0365-8

Ⅰ.①疑… Ⅱ.①许… Ⅲ.①心身疾病－中医治疗法 Ⅳ.①R242

中国版本图书馆 CIP 数据核字（2021）第 051797 号

出版发行：河南科学技术出版社
北京名医世纪文化传媒有限公司
地址：北京市丰台区万丰路 316 号万开基地 B 座 1-115   邮编：100161
电话：010-63863186 010-63863168
策划编辑：焦万田
文字编辑：郭春喜
责任审读：周晓洲
责任校对：龚利霞
封面设计：中通世奥
版式设计：崔刚工作室
责任印制：苟小红
印　　刷：河南瑞之光印刷股份有限公司
经　　销：全国新华书店、医学书店、网店
开　　本：720 mm×1020 mm 1/16　**印张**：14.75　　**字数**：247 千字
版　　次：2021 年 4 月第 1 版　　2021 年 4 月第 1 次印刷
定　　价：78.00 元

院士简介

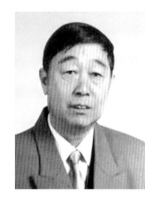

　　王永炎，男，汉族，出生于 1938 年 9 月，中医医药学家，中医内科学、神经内科学专家，教授、主任医师、博士生及博士后导师。现任国务院中央文史研究馆馆员、中国工程院院士、中国中医科学院名誉院长、中医临床基础医学研究所所长。兼任北京中医药大学脑病研究室主任，北师大认知神经科学与学习国家重点实验室学术委员会、资源学院教学质量与学位委员会名誉主任，资源药物与中药资源研究所所长，广州中医药大学中药资源科学与工程研究中心主任，国务院学位委员会中医学、中药学学科评议组召集人，卫生部学位委员会委员，中国药典委员会委员。曾先后担任北京中医药大学校长，中国中医研究院院长、名誉院长，北京针灸骨伤学院院长，中国科学、科学通报编委，国务院学位委员会中医学、国家自然基金委重大计划项目专家指导组组长，第十届全国人大常委。曾荣获全国五一劳动奖章和全国先进工作者荣誉称号。

　　1962 年毕业于北京中医学院，师从中医内科学泰斗董建华教授，从事中医内科医疗、教学、科学研究近 50 年，主要研究方向是中医药防治中风病与脑病的临床与基础。先后主持了世界卫生组织国际合作项目、国家"863""973"和国家"七五"至"十五"攻关课题等 20 余项，提出了痰热腑实、毒损脑络、证候要素、中药组分配伍、病络等创新理论。通过对缺血性中风系统临床观察，总结了证候演变、辨证治疗、调摄护理的规律。针对中风病急性期痰热证、痰热腑实证而研究设计的化痰通腑汤与清开灵注射液静脉滴注疗法，提高了临床显效率，减轻了病残程度，目前在全国范围内被广泛应用于临床。1999 年作为首席科学家，主持了国家重点基础研究发展规划项目"方剂关键科学问题的基础研究"的中医药基础研究，在国内外产生了较为重大的学术影响。

　　中医药"防治甲型 H1N1 流感专家委员会"组长，有力地保证了中医药在 2009 甲型 H1N1 流感应对中的早期介入，在 2009 年甲型 H1N1 流感暴发后，迅速组织中医药专家进行多次论证,总结甲型 H1N1 流感中医证候特征,制订并更新 4 版《中医药防治甲型流感》诊疗方案,为全国范围内中医药及时、安全、有效应对甲型 H1N1 流感提供指导,确保了中医药特色与优势的发挥。

2009 年中医药行业科研专项负责人,有效组织了中医药防治甲型 H1N1 流感等传染病的系统研究与体系建设。2009 年 9 月,针对甲型 H1N1 流感在我国的暴发与流行,国家中医药管理局及时启动了中医药行业科研专项——"中医药防治甲型 H1N1 流感、手足口病与流行性乙型脑炎的临床方案与诊疗规律研究"开展甲型 H1N1 流感、手足口等传染病的中医药系统研究。作为专项负责人,积极组织开展了中医药防治甲型 H1N1 流感等传染病的理论、临床与实验研究,及时总结了不同传染病证候特征,肯定了中医药疗效,研发出有效中药并明确了作用机制,提高了中医药防治传染病整体研究水平。其中,中医药治疗甲型 H1N1 流感研究结果在美国 *Annals of Internal Medicine* 发表,引起了国际广泛关注,不仅肯定了中医药疗效,也推动了中医药走向世界的进程。此外,在全面开展中医药防治传染病研究的同时,重视中医药防治传染病人才培养与体系建设,建立了一支稳定的中医药防治传染病人才队伍和 41 家覆盖全国的中医药防治传染病重点研究室(临床基地),有效推动了中医药防治传染病体系建设;在中医应急方面,作为"中医药应急专家工作委员会"主任委员,积极组织中医药专家在手足口等疾病与突发公共卫生事件中发挥指导、保障作用。甲型 H1N1 流感暴发后,蜱传疾病、超级细菌等传染病也频繁出现,王院士未雨绸缪,积极组织专家进行应对,在疾病流行前制订中医药防治预案,做到防患于未然。2011 年 12 月 27 日,中医药应急专家委员会成立后,作为主任委员,针对手足口发病抬头的趋势,及时组织专家制订了中医药防治手足口方案,为中医药积极应对进行了充分准备。

主持了"中医药基本名词术语规范化研究""中医病案书写规范""中医内科常见病诊疗指南"等标准化建设工作,依托中医临床基础医学研究所建立中医药标准化研究中心,在规范全国中医药名词术语、诊疗指南及引领中医药国际标准化建设等方面做出卓越贡献。

1999 年承担国家"973 方剂配伍规律研究"项目首席科学家。2002 年担任国家自然基金委重大计划项目专家指导组组长。1990 年以来,获国家科技进步一等级 1 项、二等奖 2 项、三等奖 3 项,获省部级科技进步一等奖 5 项。1998 年获何梁何利医药科技奖。2005 年获全国先进工作者荣誉称号。主编专著 12 部,发表论文 800 余篇,培养博士生 75 名、博士后 30 名。

疑难杂病证治系列丛书主审、总主编、副总主编名单

序

疑难杂病，"疑"表现在病无常病，"难"表现在法无定法。

疑难杂病临床表现极其复杂，表里上下、寒热温凉、脏腑经络、气血津液均有证候反映，特别是一些年久沉病，几经多医的病证，医者临之如面对一团乱麻，无绪可找，无从着手。疑难杂病病邪胶着、病性错杂、病位深痼、病势峻厉或淹缠。疑难杂病包括临床上众多的奇病、怪病、宿疾、顽症，以及病情复杂的疾病；可能包括某些功能性疾病、精神心理疾病、慢性疾病、罕见病、恶性疾病、众多的综合征和诸多诊断不明疾病等。疑难杂病可直接反映临床医师业务水平的高低，是临床医师经常遇到的、需要努力攻克的重要问题。

基于古今医家经验颇丰，应多读经典。读经典著作必须下功夫钻进去，做到真正认知理解，全靠"悟"懂。"悟"即守正创新思维，深入哲理指导临床实践。如苏轼所述："匹夫而为百世师，一言而为天下法。"谨守核心病机，直面疑难杂病必须周详审查病史，以同理心、归属感认真聆听患者叙述，细致观察现症，全面分析病情，并借助于现代诊断技术，辨病与辨证相结合，中西医并重，优势互补。"各美其美，美美与共"，提倡合作，共同发展，企望殊途同归。紧紧把握病机特点，活法随机用药，尝试多种治疗方法，或者多法联用。

面对疑难杂病：辨证如剥笋，层层剖析；治病如抽丝，缕缕牵出。

中国中医科学院广安门医院《疑难杂病系列丛书》由各专科资深主任医师组织撰写，该丛书系统梳理了肿瘤、心血管、脑病、呼吸、消化、肾病、精神心理、内分泌等各专科所涉及的疑难杂病证治，内容翔实，系统全面，实用性强。相信该书是提高临床医师诊疗水平的好帮手。感谢编写丛书团队对我的信任鼓励，谨志数语，乐观厥成。

国务院中央文史研究馆馆员

中国工程院院士　　　王永炎　敬署

庚子孟夏

前　言

　　1977年美国罗彻斯特大学医学院精神病学和内科教授恩格尔在权威杂志《科学》上发表了题为"需要新的医学模式：对生物医学的挑战"的文章，该文章批评了生物医学模式的局限性，同时提出"生物-心理-社会医学模式"是更加符合当代人民大众的健康需求。联合国世界卫生组织在其成立宣言中，把人的健康定义为"身体、心理和社会上的完满状况"。为了达到这个目标，越来越多的医师和学者开始注意到心身医学这门学科。心身医学起源于德国，其后传到世界各国，目前心身疾病共有300多种，防治心身疾病成为当代医务工作者的主要任务。心身疾病需心身整体综合治疗，即从心理和生理两个方面进行治疗。心身医学就是对心身疾病进行心理和躯体两方面进行治疗的临床学科，特别是针对疑难性疾病，其从心身医学角度进行诊疗，往往能获得满意疗效。

　　现代内科学对疑难性心身疾病的病因、发病机制有较深入研究，但在临床疗效特别是提高患者生活质量等方面仍不尽如人意。中医学对诸多疑难心身疾病有极其丰富的理论和临床实践经验，采用中西医结合治疗疑难心身疾病，优势互补，能够较快地缓解疑难心身疾病的复杂症状，同时疗效稳定，复发率低。因此，许多临床医生趋向于从中西医角度来进行诊治心身疾病。本书基于临床实践经验，参考国内外心身理论及案例报告，从病因、治疗及预后等角度全面地论述了心身疑难病症的诊治。

　　本书共8章。第1章介绍了常见心身医学疑难病的诊疗情况，对疾病的诊断技术、治疗方法进行概述。第2章介绍了焦虑症的诊疗情况，其重点阐述了焦虑障碍的核心症状和周边症状的特征，并从发病机制、诊疗特点等多个方面来介绍广泛性焦虑障碍、惊恐障碍、恐惧障碍等不同类型的焦虑。第3章介绍抑郁障碍的心身诊疗，重点对持续性抑郁障碍及重性抑郁障碍的诊断治疗方法进行阐述。第4章针对发病率日益升高的进食障碍进行阐述，特别介绍了神经性厌食症、神经性贪食症的心身治疗方案。第5章介绍睡眠障碍的心身诊疗，重点对失眠症及发作性睡病的诊断治疗方法进行阐述。第6章介绍围妊娠期及围绝经期女性心身障碍的心身诊疗，着重描述产后抑郁及更年期综合征的心身治疗情况。第7章介绍自主神经系统疾病的心身诊疗，针对包括自发性多汗症、心脏神经症及肠易激综合征在内的几种常见自主神经功能紊乱心身疾病的诊疗进行阐述。第 8 章介绍临床常见其他心身障碍及症状的诊疗，其主要包括双相情感障碍、偏执型精神障碍及躯体性疼痛的心身诊疗情况。

本书作者对中西医结合诊疗疑难心身疾病进行介绍，言语表达力求兼顾专业准确而通俗易懂，希望本书有助于您提高对心身医学的认识和心身疑难疾病的诊疗水平。书中疏谬之处，恳请广大读者批评指正。

许凤全

目 录

第1章

概　述

第一节　心身科疾病简介

心身医学是医学分支学科,是研究心理因素同人体健康和疾病之间关系的科学,其为研究心理社会因素在个体患病可能性、各种内科疾病的临床过程中发挥作用,将心理社会评估纳入标准评估,以便对患者进行个性化而又整体的诊疗。心身医学科学体系确立于 20 世纪 30 年代,至今有近 90 年的历史。

一、心身疾病特点与发病过程

1. 心身疾病特点

心身疾病是一组发生发展与心理社会因素密切相关,但以躯体症状表现为主的疾病。心身疾病的特点包括以下几点。

(1)发病前存在明显的心理社会应激因素,并贯穿疾病的演变过程,但患者本人不一定能意识到。

(2)物理检查可发现有躯体症状和体征,部分有实验室指征。

(3)疾病常累及自主神经、内分泌系统支配的某一器官。

(4)心身疾病导致的生理变化比正常情绪状态下的相同变化更为强烈和持久。国内资料显示,在综合性医院的初诊患者中,有近 1/3 的患者所患的是与心理因素密切相关的躯体疾病。非精神科医师很少关注这些患者的心理因素,也很少把他们认为是内科的疾病看成与精神科相关,因此患者往往接受的是躯体治疗,心理社会因素方面很少得到关注。

2. 心身疾病的发病过程

包括心理应激和心身反应两个主要环节。其发病源为心理应激源,一般有三大类。

(1)灾难性事件:如地震、火山爆发、战争和恐怖袭击等,对人群影响范围广,刺激强度大,造成的精神创伤严重。

(2)个人性应激源:与个人生活经历有关,影响范围小,个体差异大,如失学、失恋、事业挫折等，但其影响不可忽视。

（3）背景性应激源

①噪声、拥挤、空气污染、不协调的人际关系等，它能长期对人的身心健康构成潜移默化的影响。

②心理应激主要影响自主神经系统、神经内分泌系统和免疫系统。自主神经主要调控人体脏器的自主活动，包括交感神经系统和副交感神经系统。过于激动的情绪容易使交感神经过度兴奋而导致冠心病；过度焦躁的状态则易通过副交感神经导致胃酸分泌过多，导致胃溃疡。

③心理应激反应还会导致神经内分泌系统失调，导致甲状腺功能亢进、糖尿病等病症。

④免疫系统功能减弱，造成人体抵抗外界病原的能力降低，而且内部的免疫监督也会减弱。

中医学特别重视心理因素对疾病的影响，并且指出情绪刺激过强超越了身心的调节能力，就会使阴阳失衡，脏腑气血功能失调，从而诱发生命体机体内存在的某种疾病或者加剧机体自身存在的已有疾病。《素问·举痛论》曰："百病生于气也；怒则气上，喜则气缓，悲则气消，恐则气下，惊则气乱，思则气结。"这都表明了脏腑功能受到精神因素的影响，一旦失衡，将引发心身疾病。本书将以中医基础理论为指导，以中医思维剖析心身医学科疑难杂症。

二、常见的心身疾病

常见的心身疾病包括焦虑障碍、抑郁障碍、进食障碍、睡眠障碍、围妊娠期及围绝经期女性心身障碍、自主神经系统疾病、其他心身障碍等。

1. 焦虑障碍

焦虑症又称焦虑障碍，是一种常见的精神疾病，参考美国《精神疾病诊断与统计手册》第5版（DSM-5）中对焦虑障碍的定义，其定义可归纳为无具体原因的持续地感到紧张不安，或无现实依据的预感到灾难、威胁或大祸临头感，伴有明显的自主神经功能紊乱及运动性不安，常常伴随主观痛苦感或社会功能受损。近年来，随着社会发展与竞争的日益激烈，不同年龄、不同性别、不同岗位、不同职业的人们都存在着焦虑情绪。研究表明，综合医院患者焦虑障碍患病率为8.1%，终身患病率约为28.8%，其中惊恐障碍终身患病率为4.7%，广泛性焦虑为5.7%。焦虑症在发生、发展过程中具有发病率高、容易漏诊、症状繁杂、共病率高等特点。

焦虑障碍可分为广泛性焦虑障碍、惊恐障碍、分离焦虑障碍、选择性缄默症、特定恐惧症、社交焦虑障碍、广场恐怖等具体分型，其中广泛性焦虑发病率最高、最为常见。广泛性焦虑障碍可表现为经常出现且持续与现实情境不符、无明确对象和内容的过分担心、紧张和害怕，同时伴有头晕、胸闷、心慌、呼吸急促、口干、尿频、尿急、出汗、震颤等躯体方面的症状，以及坐立不安、坐卧不宁、烦躁等表现。焦虑急性发作可以出现极度恐惧的心理，甚至体验到濒死感或失控感，胸闷、心慌、呼吸困难、出汗、全身发抖等症状同时出现，持续时间从几分钟到数小时不等，发作突然开始，发作时意识清楚，各项检查显示基本正常，但症状很重，诊断不易明确，容易误诊。恐惧性焦虑障碍是由特定且无危险的场合诱发的焦虑，乃至惊恐发作的一组障碍。强迫障碍是一组以强迫思维和强迫行为为主要临床表现的神经精神疾病，其特点为有意识的强迫和反强迫并存，一些毫无意义，甚至违背自己意愿的想法或冲动反反复复侵入患者的日常生活。

中医古籍中对焦虑障碍之名无明确记载，多归属于情志病、心病的范畴，其在中医的命名多以临床症状而定，与中医学"惊恐""惊悸""心悸""不寐""怔忡"等相关。焦虑障碍的发病与外因、七情过用、脏腑功能失调、先天禀赋不足、房劳所伤等有关。焦虑障碍的病机有肝气郁结、心肾不交、心胆气虚、心脾两虚、肝郁脾虚、痰湿内阻、瘀血阻络等。

2. 抑郁障碍

抑郁症又称抑郁障碍，以显著而持久的心境低落为主要临床特征，是心境障碍的主要类型。临床可见心境低落与其处境不相称，情绪消沉的可以从闷闷不乐到悲痛欲绝，自卑抑郁，甚至悲观厌世，可有自杀企图或行为，甚至发生木僵；部分病例有明显的焦虑和运动性激越，严重者可出现幻觉、妄想等精神病性症状。每次发作持续至少 2 周以上、长者甚或数年，多数病例有反复发作的倾向，每次发作大多数可以缓解，部分可有残留症状或转为慢性，可造成严重的社会功能损害。

2017 年 2 月 23 日，世界卫生组织（WHO）官方发布文章称，全球抑郁症患者已达 3.22 亿人，2005－2015 年患者数量增加了 18.4%。美国的 2 项普查资料显示，抑郁症终身患病率为 13.25%～16.20%，年患病率为 5.28%～6.60%；中国抑郁障碍患病率为 4.2%。抑郁障碍的主要临床表现包括以下几项。

（1）情感症状：包括自我感受到或他人可观察到的心境低落，兴趣减退，甚至丧失。无法体会到幸福感，甚至会莫名其妙表现出悲伤。低落的心境几乎每天都存在，一般不随环境变化而好转。但一天内可出现特征性的昼夜差异，如有些患者晨起心境低落最为严重，傍晚开始好转。有些患者还伴有焦虑、痛苦、运动性激越等体验，心乱如麻，坐立不定，来回走动，导致注意力不集中更加突出。

（2）躯体症状：对通常能享受乐趣的活动丧失兴趣和愉悦感；对通常令人愉快的环境缺乏情感反应；早晨抑郁加重；存在精神运动性迟滞或激越；体重下降至少5%；性欲明显减退。通常中重度或严重抑郁发作的患者都存在上述 4 条或以上的躯体症状。

（3）认知症状：严重的抑郁状态时，常存在一定程度的认知功能减退或损害。许多抑郁症患者会描述存在思维迟缓、注意力不集中、分心、信息加工能力减退、对自我和周围环境漠不关心。

根据 DSM-5,抑郁障碍包括破坏性心境失调障碍、抑郁症、持续性抑郁障碍、经前期心绪不良障碍、物质/药物诱发的抑郁障碍、由其他医学问题引起的抑郁障碍、其他特定的抑郁障碍、非特定的抑郁障碍等亚型。其中,持续性抑郁障碍包括心境恶劣和慢性抑郁。抑郁症患者中有 10％～15％ 的患者为持续性抑郁障碍。DSM-Ⅳ将慢性抑郁症分为 4 型,即慢性重性抑郁症、心境恶劣、双重抑郁症和重性抑郁症缓解不全。与 DSM-Ⅳ 比较,DSM-5 主要变化为,抑郁障碍从心境障碍独立成为新的类别,心境恶劣与慢性重性抑郁障碍整合,现称持续性抑郁障碍。

抑郁的发生风险也与性别、年龄有一定关系,如儿童、老年、女性。这部分人除了具有抑郁障碍的一般临床表现外,还有其特征性症状及病理生理改变。因此,在临床治疗中应给予更多关注。

女性抑郁障碍的发生率约为男性的 2 倍。由于神经内分泌及其他因素的影响,其发病较多开始于青春期,持续到生育期,之后缓慢下降,到围绝经期再次呈上升趋势。经前期心境不良障碍在 DSM-5 中被纳入"抑郁障碍"章节,指女性在月经来潮前 1 周及月经期间,存在较为明显的烦躁、易激惹等症状,且这些症状在月经来潮后几天逐渐减轻,在月经结束后 1 周内几乎消失。孕产期抑郁障碍是指女性在妊娠期或产后 4 周内出现抑郁情绪,严重者可出现精神病性症状。根据其发生的时间不同可分为妊娠期抑郁障碍和产后抑郁障碍。围绝经期抑郁障碍是指女性在围绝经期(通常指 50 岁左右)发病的抑郁障碍,曾有抑郁病史或有严重经前期烦躁障碍史发病率明显增高。

老年抑郁症是指年龄在 55 岁或 60 岁以上的抑郁症患者,狭义的也可以是指首次起病年龄在 55 岁或 60 岁之上的抑郁症患者,无论是哪一种,都有着诸多老年期的特点。在临床上常见为轻度抑郁,但危害性不容忽视。如不及时诊治,会造成生活质量下降、增加心身疾病(如心脑血管病)的患病风险和死亡风险等严重后果。典型抑郁发作表现为情绪低落、思维迟缓及言语活动减少等。老年抑郁发作的临床症状常不太典型,与青壮年期患者存在一些差别,认知功能损害和躯体不适的主诉较为多见。

中医学将抑郁症归为情志疾病,属于"郁证"范畴,散见于"百合病""脏躁""梅核气"等病证中。其病变部位在脑,涉及肝、心、脾、肺、肾等脏腑,以气机郁滞为标,脏腑虚损为本,虚实夹杂,久则由实致虚。病机以肝郁脾虚,心脾两虚,痰蒙清窍、肾精不足、髓海失养,肝气郁结、气滞血瘀等为主。

3. 进食障碍

进食障碍是以进食行为异常为显著特征的一组综合征。这组疾病主要包括神经性厌食症和神经性贪食症,属于精神类障碍。

(1)神经性厌食症:神经性厌食症指个体通过节食等手段,有意造成并维持体重明显低于正常标准为特征的一种进食障碍。其主要特征是以强烈害怕体重增加和发胖为特点的对体重和体型的极度关注,盲目追求苗条,体重显著减轻,常有营养不良、代谢和内分泌紊乱,如女性出现闭经。严重患者可因极度营养不良而出现恶病质状态、机体衰竭,从而危及生命,5%～15%的患者最后死于心脏并发症、多器官功能衰竭、继发感染、自杀等。神经性厌食症主要见于13－20岁的年轻女性,其发病的两个高峰为13－14岁和17－18或20岁,30岁后发病者少见;神经性厌食患者中男性仅有5%～10%,男女比例为1∶10。神经性厌食的主要临床表现如下。

①心理和行为障碍:神经性厌食患者为控制体重、保持苗条的体形而开始节食或减肥。常见的方法有限制进食,限制每日进食热能,进食后抠吐或呕吐,进行过度体育锻炼,滥用泻药、减肥药等。患者存在对自身体像认知歪曲,过度关注自己的体型和体重,甚至非常消瘦却仍坚持认为自己非常肥胖。患者对自身胃肠刺激、躯体感受的认知也表现出异常,如否认饥饿,否认疲劳感;对自身的情绪状态(如愤怒和压抑)缺乏正确的认识。否认自身的疾病状态,拒绝求医和治疗,常常由家属发现其消瘦、进食甚少、腹部不适、长期便秘、闭经等问题而带其到医院就诊也是显著特征之一。

此外,神经性厌食患者可伴有抑郁心境、情绪不稳定、社交退缩、易激惹、失眠、性兴趣减退或缺乏、强迫症状。还可表现为过分关注在公共场合进食,常有无能感,过度限制自己主动的情感表达。10%～20%的 AN 患者承认有窃食行为;30%～50%的患者有发作性贪食。

②生理障碍:神经性厌食患者长期处于饥饿状态,能量摄入不足,处于营养不良状态,导致机体出现各种功能障碍,其营养不良导致的躯体并发症累及全身各个系统。症状的严重程度与营养状况密切相关。常见症状有畏寒、便秘、胃胀、恶心、呕吐、嗳气等胃肠道症状,疲乏无力、眩晕、晕厥、心慌、心悸、气短、胸痛、头昏眼花,停经、性欲减低、不孕、睡眠质量下降、早醒等。

(2)神经性贪食症:神经性贪食症,又名贪食症,是以反复发作性暴食,并伴随防止体重增加的补偿性行为及对自身体重和体型过分关注为主要特征的一种进食障碍。主要表现为反复发作、不可控制、冲动性地暴食,继之采取防止增重的不适当的补偿性行为,如禁食、过度运动、诱导呕吐、滥用利尿药、泻药、食欲抑制药、代谢加速药物等,这些行为与其对自身体重和体形的过度和不客观的评价有关。神经性贪食症在年轻女性多见,并多在青春期和成年初期起病,神经性贪食症的发病年龄在青少年中常常较神经性厌食晚,平均起病年龄通常在16－18岁。神经性贪食症患者体重正常或轻微超重,30%～80%的神经性贪食症患者有神经性厌食症史,有时可有肥胖史。神经性贪食症的主要临床表现如下。

①有暴食史,进食量远远超过正常,患者常常是吃到难受为止。

②暴食后马上采取不恰当补偿措施以防止体重增加，发生次数平均 1 周至少 2 次，且持续 3 个月以上。

③在初期，患者对自己的暴食行为感到害羞，常是秘密进行。

④暴食行为可为以下因素引发：情绪烦躁，人际关系不良，节食后感到饥饿，或对体重、身体外形不满等。暴食可暂缓烦躁情绪，随后不久患者便对自己不满而情绪低落。

⑤发病初时，患者对进食行为控制能力变弱，疾病后期自控能力完全破坏。

⑥控制体重的方法最常见是诱呕，可用手或其他器械刺激咽喉部，也有服用催吐药致吐，一段时间后不用催发，患者想到呕吐便会呕吐，即使仅进少量食物亦能呕出。

⑦有 1/3 左右患者使用导泻药减轻体重，极少数患者甚至使用灌肠法。

⑧有的患者不采用直接清除食物的方法，而是增加体能消耗，如快速活动，增加体育锻炼等，活动量大大超过正常，且影响生活正常进行。

⑨患者过分重视自己的身体外形，常感到不满意。

⑩可伴有抑郁或焦虑症状，内容多数与体重或身体外形有关。

⑪病情严重者，可出现水电解质代谢紊乱，表现为低血钾、低血钠等。呕吐致使胃酸减少而出现代谢性碱中毒，导泻则可导致代谢性酸中毒；疾病后期，因食管、胃肠道、心脏等并发症而有致命危险。

4. 睡眠障碍

睡眠障碍指睡眠量不正常及睡眠中出现异常行为的表现，也是睡眠和觉醒正常节律性交替紊乱的表现。其中，睡眠量的不正常包括睡眠量过度增多和睡眠不足，如嗜睡状态、昏睡和发作性睡病、失眠。睡眠量的异常也是心身科疾病常见的伴随症状。

(1)失眠症：失眠指无法入睡或无法保持睡眠状态，导致睡眠不足，又称入睡和维持睡眠障碍，是以经常不能获得正常睡眠为特征的一种病症，为各种原因引起入睡困难、睡眠深度或频度过短、早醒及睡眠时间不足或质量差等。失眠症可继发于躯体因素、环境因素、神经精神疾病等。其症状特点为入睡困难、睡眠不深、易惊醒、早醒、多梦、醒后疲乏或缺乏清醒感、白天思睡，严重影响工作效率或社会功能。失眠根据病程长短分为短暂性失眠(小于 1 周)，短期性失眠(1 周至 1 个月)，慢性失眠(大于 1 个月)。

(2)多眠症：多眠症指不分场合表现为经常困乏思睡，出现不同程度、不可抗拒的入睡。过多的睡眠引起显著痛苦或职业、社交等社会功能和生活质量的下降。也会有认知功能方面的改变，表现为近事记忆减退，思维能力下降，学习新事物能力下降。多眠症有以下的临床特征。

①白天睡眠过多或睡眠发作，或清醒时达到完全觉醒状态的过渡时间延长，无

法以睡眠时间不足来解释。

②至少1个月几乎每天发作,或在更短的时间内反复发作,引起明显的苦恼或影响患者日常生活。

③缺乏发作性睡病附加症状(猝倒、睡眠麻痹、入睡前幻觉)或睡眠呼吸暂停的临床症状(夜间呼吸暂停、典型的间歇性鼾音等)。

④不存在可造成这种状况的器质性因素,如神经科或其他内科疾病,精神活性物质使用障碍,或服用某种药物。

(3)发作性睡病:发作性睡病是以不可抗拒的短期睡眠发作为特点的一种疾病,属多眠症。多于儿童或青年期起病。多数患者伴有猝倒症、睡眠麻痹、睡眠幻觉等其他症状,合称为发作性睡病四联症。

①多见于15-25岁,表现发作性睡病四联症。

睡眠发作:白天不能克制的睡意和睡眠发作,在阅读、看电视、骑车或驾车、听课、吃饭或行走时均可出现,一段小睡(10～30分钟)可使精神振作。

猝倒发作:常由于强烈情感刺激诱发,表现躯体肌张力突然丧失,但意识清楚,不影响呼吸,通常发作持续数秒,发作后很快入睡,恢复完全。

睡眠幻觉:可发生于从觉醒向睡眠转换(入睡前幻觉)或睡眠向觉醒转换时(醒后幻觉)为视、听、触或运动性幻觉,多为生动的不愉快感觉体验。

睡眠麻痹:从REM睡眠中醒来时发生的一过性全身不能活动或不能讲话,呼吸和眼球运动不受影响,持续数秒至数分钟。

②约半数患者有自动症状或遗忘症发作颇似夜间睡行症,持续数秒、1小时或更长,患者试图抵制困倦而逐渐陷入迷茫但仍可继续自动执行常规工作,对指令无反应。常突发言语,但不知所云,对发生的事情完全遗忘。可有失眠、睡眠不深、晨起后头脑清醒、晨间头痛、肌肉疼痛、耳鸣、无力、抑郁、焦虑和记忆力减退等。

5. 双相情感障碍

双相情感障碍属于心境障碍的一种类型,指既有躁狂发作又有抑郁发作的一类疾病,临床表现按照发作特点可以分为抑郁发作、躁狂发作或混合发作。

(1)抑郁发作:双相抑郁发作与单相抑郁发作的临床症状及生物学异常相似而难以区分,双相抑郁的表现不典型,在临床诊断中容易被忽视。

与单相抑郁相比,双相抑郁起病较急,病程较短,反复发作较频繁;双相抑郁特征包括情绪的不稳定性、易激惹、精神运动性激越、思维竞赛/拥挤、睡眠增加、肥胖/体重增加、注意力不集中、更多的自杀观念和共病焦虑及物质滥用等。

(2)躁狂发作

①心境高涨:自我感觉良好,整天兴高采烈,得意扬扬,笑逐颜开,具有一定的感染力,常博得周围人的共鸣;有的患者情绪不稳,时而欢乐愉悦,时而激动暴怒;部分患者则以愤怒、易激惹、敌意为特征,甚至出现破坏及攻击行为,常常很快转怒

为喜或马上赔礼道歉。

②思维奔逸：反应敏捷，思潮汹涌，有很多计划和目标，言语增多，讲话内容不切实际，经常转换主题，目空一切，自命不凡。

③活动增多：精力旺盛，不知疲倦，兴趣广泛，动作迅速，甚至为了吸引眼球过度修饰自己。

④躯体症状：面色红润，双眼炯炯有神，心率加快，瞳孔扩大。睡眠需要减少，入睡困难，早醒，睡眠节律紊乱；食欲亢进，暴饮暴食；性欲亢进，性生活无节制。

⑤其他症状：注意力不能集中，易受外界环境的影响；记忆力增强，紊乱多变；发作极为严重时，患者极度的兴奋躁动，伴冲动行为。

⑥轻躁狂发作：躁狂发作临床表现较轻者称为轻躁狂，患者可存在持续至少数天的心境高涨、精力充沛、活动增多，有显著的自我感觉良好，注意力不集中，轻度挥霍，社交活动增多，性欲增强，睡眠需要减少。有时表现为易激惹，但不伴有幻觉、妄想等精神病性症状。

（3）混合发作：指躁狂症状和抑郁症状在一次发作中同时出现，临床上较为少见。通常是在躁狂与抑郁快速转相时发生，但混合状态一般持续时间较短，多数较快转入躁狂相或抑郁相。混合发作时躁狂症状和抑郁症状均不典型，容易误诊为分裂心境障碍或精神分裂症。

第二节 心身科常用诊断技术

心身疾病与一般的躯体疾病都有躯体症状，但躯体症状为明确的器质性病理过程或已知的病理生理过程，所不同的是在病因上。心身疾病的特点是心理社会因素在疾病的发生、发展、防治和预后上起重要作用，而一般躯体疾病没有这些特点。心身疾病与神经症及某些精神疾病的发病均与心理社会因素有关，但心身疾病表现有明显的躯体症状，累及的通常是在自主神经支配下的器官系统，而神经症和精神疾病则没有器质性病变，只表现为功能障碍，故诊断心身疾病既注意区分躯体疾病，也要排除神经症和某些精神疾病。

一、心身疾病诊断程序

1. 收集病史

体格检查对疾病的诊断与鉴别诊断非常重要，因此对每个患者都要详细检查。体格检查是建立在病理解剖学和病理生理学基础上的，依靠准确、细致的检查，一般可以发现客观的体征。但心身疾病有其特殊性，有时症状和体征不符或不平行，尤其是有些功能定位和定性，这就要求临床医师从心身联系的观点进行全面分析和做出正确诊断。

（1）一般项目：包括姓名、性别、年龄、婚姻、出生地等。

（2）主诉：患者就诊最主要的原因，包括症状、体征及持续时间。现病史主要内容如下。

①起病情况：包括患病时间、发病缓急、前驱症状、可能的病因和诱因。

②主要症状特点：包括主要症状的部位、性质、持续时间及程度。

③病情发展与演变：包括起病后病情是持续性还是间歇性发作，是进行性加重还是逐渐好转，缓解或加重的因素等。

④伴随症状：各种伴随症状出现的时间、特点及演变过程，各种伴随症状之间，特别是与主症状之间的相互关系。

⑤诊疗经过：何时、何处就诊，做过何种体格检查，诊断为何种疾病，经过何种治疗，药物剂量及效果。

⑥一般情况：目前的食欲、大小便、精神、体力、睡眠等。

⑦相关病史资料：凡与目前疾病直接有关的病史。

⑧鉴别诊断的相关资料：记载与鉴别诊断有关的阴性资料。

（3）听取主诉和现病史：这一步骤与临床各种采集病史的方法相同，但对心身疾病患者而言，一般都有较强的神经症倾向。因此，在听取患者的病情经过和症状时，要尽可能地查明起病原因，尤其是关于心理方面的原因，并及时整理和记录。在听取患者诉说时，对患者的表情、言语、态度及其他特殊情况，也要予以记录。

（4）既往史：主要内容包括：预防接种及传染病史、药物及其他过敏史、外伤手术及输血史、过去健康史及疾病的系统回顾。

系统回顾：主要包括呼吸系统、循环系统、泌尿系统、血液系统、内分泌与代谢系统、神经精神系统、肌肉骨关节系统、消化系统等。

（5）个人史：主要包括个人生活史、生活习惯及嗜好职业和工作条件、治疗史等。

（6）婚姻史、月经史、家族史：心身疾病与一般躯体疾病病史相比较，对个人经历的询问和回顾应更加深入。因此，在询问时应从心理学的角度出发，深入细致地了解心理发展的过程，从患者幼年时决定其个体心理发展和人格形成的家庭环境及个人遭遇开始，直到受教育、就业、婚姻、人际关系、生活经历的重要事件等，逐一进行了解，这样才能全面了解分析患者幼年的心理矛盾和体验、亲子关系、生活环境中的矛盾和冲突，以及与目前心身症状之间的关系，弄清患者心理社会紧张刺激对心身症状的作用。

2. 体格检查

（1）首先应测量体温、脉搏、呼吸、血压。

（2）一般情况包括发育，营养，神志，体位，面容，表情，检查是否合作等。

（3）检查皮肤黏膜、头部及其器官、颈部、胸部、桡动脉、腹部、外生殖器、脊柱及四肢、神经反射等。

（4）其他：根据心身疾病情况必要时可进行相应的专科情况检查。

3. 心理评估

基本上包括两个方面。一方面通过医师与患者直接接触，面对面交谈，即通过晤谈了解患者精神检查的思想情况和心理过程。另一方面通过侧面观察或借助于患者书写的书面材料等了解其精神状态。

（1）一般表现：包括意识状态、仪态、接触、注意、睡眠和饮食情况。

①意识状态：意识是否清楚是疾病诊断的重要前提。边谈话，边观察谈话能否唤起患者的注意，注意力能否集中或易转移，对问题能否理解，应答速度、定向和记忆有无改变等，并结合表情做出判断。

②仪态：是否整洁，着装是否整齐，有无过分装饰或不修边幅。皮肤有无伤痕。

③态度与举止：安静自然或活跃、迟缓、单调、沉默、紧张、敌对、敏感等。

④接触：是指患者对医师和周围其他人的交往情况，可用良好、欠佳、不良等描述。

⑤注意：从患者的眼神、面部表情、举止和言语等来观察，可用持久集中、短暂集中、涣散、随境转移、迟钝、增强、机警等描述。

（2）感知觉障碍：对感觉主要是观察有无感觉过敏、减退、倒错和内感性不适等；对知觉主要观察有无错觉、幻觉与感知综合障碍。可直接询问，或通过观察表情与行为表现间接了解感知障碍的种类、内容与性质。若患者表情紧张、东张西望、出现攻击或逃避行为时，可能有错视或幻视；以棉花塞耳或塞鼻时可能有幻听或幻嗅；以猜疑目光注视并拒食时可能有幻味。

（3）思维障碍

①有无思维逻辑障碍：可以通过观察和交谈了解患者的言语表达情况，包括说话时音调高低、语流速度和言语内容等。检查有无自言自语、言语增多或减少、中断；回答是否切题，前后连贯性如何，有无联想散漫、思维破裂、中心内容是否明确；有无病理性赘述、意念飘忽、音联意联、重复言语、模仿言语及创新词等。有无强制性思维、思维剥夺、思维插入等。

②有无思维内容障碍：可以通过谈话了解思维内容，有无妄想、强迫观念等。大多数患者能在谈话中暴露思维内容，有些有被害妄想的患者由于不信任而隐瞒，此时需多次谈话并获得其信任后才肯暴露。检查时要善于启发诱导，使其愿意倾吐"实情"；对妄想内容不要轻易说服或否定，以免反感；更不能滥施同情，以免患者对妄想内容更加坚信不疑。有无妄想除提问外，有时可以从患者表情及行动中得到线索。

（4）情感障碍：既要观察外部表情，又要询问内心体验，特别要注意观察患者的眼神和面部表情。如有无情感高涨、低落、脆弱、爆发、迟钝、矛盾、倒错、淡漠等，有无焦虑、欣快、易激惹、表情倒错、恐怖、病理性激情、病理性恶劣心境、强制性哭笑等。在了解其内心体验时,还应注意是否与外部表现协调一致。

(5)意志和行为障碍:通过谈话了解患者的意志活动是否存在增强、减退、缺乏、倒错及矛盾意向。动作及行为方面观察有无动作增多或减少、兴奋、奇异动作、被动服从、蜡样屈曲、刻板动作、抗拒症、模仿动作、木僵状态,作态,甚至紧张综合征等。

(6)定向障碍:对时间、地点、周围人物及本身的辨认能力。有意识或记忆、智力障碍时易出现定向障碍。

(7)记忆障碍:分近记忆与远记忆两种。通过对近日发生的事情及以往经历的回忆分别了解两种记忆情况,检查是否存在记忆增强、记忆减退、遗忘、错构与虚构、潜隐记忆等。

(8)智能障碍:一般包括计算、常识和判断能力。

(9)自知力:指患者对自己心理状态的认识和判断能力。故判断自知力是否恢复是心理疾病是否好转的重要标志。若病情好转,但自知力未恢复,仍不能认为病已缓解或痊愈。

4. 心理生理检查

有时为了确定病变的部位和性质,并排除其他器质性疾病,避免误诊或漏诊还需要进行必要的化验(如血、尿、粪便等)、X 线、心电图、肺功能测定、脑电图、肌电图及一些特殊的检查,如计算机 X 线体层扫描(CT)、磁共振体层扫描(MRI)、单光子计算机体层扫描(SPECT)及正电子体层扫描(PET)等以排除这些原发疾病。

(1)心电图:对心悸、胸痛、头晕、晕厥等症状性质的判定;心肌梗死、冠状动脉供血不足、心绞痛、心律失常的定性定量判断;心肌缺血的定性定量及相对的定位诊断;心肌梗死随访后评估;选择起搏器的功能;抗心律失常及抗心肌缺血药物的疗效评定。主要用于诊断病窦综合征、冠心病、二尖瓣脱垂性综合征、预激综合征等。

(2)心电图运动试验:适用于不典型胸痛及临床怀疑有慢性冠状动脉供血不足者,但要注意禁忌证。

(3)超声检查:是一种非创性检查方法,主要用于心肌缺血、冠心病患者的心功能、二尖瓣脱垂的患者。肝、胆、脾、肾、腹腔占位性病变的诊断定位。

(4)X 线:用于呼吸系统的肺炎、肺气肿、支气管哮喘等;心血管系统的高血压性心脏病、冠心病等;消化系统的慢性胃炎、肥大性胃炎、萎缩性胃炎、胃和十二指肠溃疡、溃疡性结肠炎等;头颅、脊柱及四肢的形状、骨密度等。

(5)脑电图:是神经系统的生理学检查方法。脑电图检查是心身疾病诊断时为除外脑肿瘤、癫痫和动脉硬化等器质性病变的重要检查。因脑波以情绪的变化而敏感的变化,所以也把它作为一种心理生理学的检查方法。

（6）电子计算机体层扫描（CT）检查：用于检查脑梗死（缺血性、出血性、腔隙性）、脑出血、脑肿瘤、脑外伤等。

（7）磁共振成像（MRI）检查：用于检查脑血管病、脑白质病变、脱髓鞘病、脑萎缩、脑肿瘤及各种原因所导致的颅内感染、脑变性病、颅脑损伤、脊髓肿瘤、脊髓空洞症、脊髓转移瘤和脓肿等。

（8）磁共振成像血管造影（MRA）检查：用于脑血管畸形、颅内动脉瘤等大血管闭塞性病和静脉窦闭塞等。

（9）诱发电位检查（SEP）：用于检测吉兰-巴雷综合征（GBS）、颈椎病、后侧索硬化综合征、多发性硬化（MS）及脑血管病等。MEP用于运动通路病的诊断。BAEP用于听觉障碍、多发性硬化的临床病灶等。ERP用于各种大脑疾病引起的认知功能障碍的评价及测谎等。

（10）正电子发射体层扫描（PET）检查：用于脑肿瘤的分级、肿瘤组织与放射性坏死组织的鉴别、癫痫病灶的定位及各种痴呆的鉴别、帕金森病与帕金森综合征的鉴别诊断等。

（11）纤维内镜检查：用于消化系统检查，如慢性浅表性胃炎、肥厚性胃炎、萎缩性胃炎、上消化道肿瘤、胃溃疡、消化性结肠炎等。

（12）单光子发射计算机体层（SPECT）检查：主要用于了解脑血流和脑代谢，也可以用于颅内占位性病变及脑生理功能监测等。

（13）经颅超声血流图（TCD）检查：用于颅内外段动脉狭窄或闭塞、脑动脉瘤、脑血管畸形、脑血管痉挛、脑动脉血流中微栓子及锁骨下动脉盗血综合征等的辅助检查。

（14）其他检查：对于可能有其他系统或器官的疾病，如甲状腺功能亢进、甲状腺功能低下、高血压 糖尿病、更年期综合征、肝肾功能不全等相关的实验室检查。

①血液流变学检查：全血黏度，是反映血液流动性和凝固性的指标之一。血浆黏度，血液黏度增加导致血流不畅，甚至阻断，可反映淤血存在。血细胞比容测定，增高见于真性红细胞增多症、继发性红细胞增多症、突发心肌梗死、脱水、严重烧伤等；降低见于贫血、癌症、恶性肿瘤等。红细胞沉降率测定，炎症、风湿、结核、组织损伤或坏死、高球蛋白血症、贫血、高胆固醇血症等血沉可增快；反之红细胞增多和纤维蛋白含量降低等血沉减慢。红细胞滤过指数，红细胞过滤能力差、变形性降低表现为增高。纤维蛋白原含量测定，纤维蛋白原是影响血浆黏度的重要成分，急性感染、冠心病、恶性肿瘤、风湿热等可使其增高；严重肝病、肝硬化、原发性纤维蛋白溶解等可使其减低。

②葡萄糖测定：病理性增高见于糖尿病，某些肝糖原加速分解的疾病，脱水等；减低见于胰岛素分泌过多，垂体前叶功能减退，血糖来源减少等疾病。

③血脂测定：血清胆固醇增高多见于动脉硬化、糖尿病、肾病综合征、黏液性水

肿等;减低多见于严重肝脏疾病、恶性贫血、甲状腺功能亢进、营养不良、感染等。三酰甘油增高多见于肾病综合征、糖尿病、甲状腺功能亢进、动脉粥样硬化等;减低多见于甲状腺功能减退、肝功能障碍、肾上腺皮质功能减退等。高密度脂蛋白胆固醇减低多见于动脉粥样硬化、冠心病、糖尿病等。血清 β 脂蛋白增高多见于冠心病、脂肪肝、高脂蛋白血症、糖尿病、肾病综合征等。

但应该注意的是,临床医师不要用检查,尤其是一些先进的技术手段来消除患者的焦虑或抑郁情绪。更不能依赖反复检查和化验,向患者证明疾病的性质和严重程度,这样反而容易引起患者的疑虑,使结果适得其反。

二、常用心理测验

目前在临床工作中,常用的心理测验不过百余种,按目的和功能可分为能力测验、人格测验、神经心理测验及临床评定量表等。能力测验又可称为认知测验,包括智力测验、心理发展量表、适应行为量表、特殊能力测验等。人格测验用于测查一般人群人格特征,包括明尼苏达多相人格调查表、艾森克人格问卷、卡特尔16项人格因素问卷及投射性人格测验等。神经心理测验则用于评估正常人和脑损伤患者脑功能状态,有针对某一种神经心理功能的测验,如 Bender 格式塔测验,能够全面测量神经心理功能的成套心理测验,如 H-R 成套神经心理测验。评定量表则是对自己的主观感受和他人行为的客观观察进行描述的方法。

1. 智力测验

智力是指人们在获得知识和运用知识解决实际问题时所必须具备的心理条件或特征。智力包括学习能力、抽象思维能力和适应新环境的能力。知识、技能本身不等于智力,但智力决定了对知识、技能的学习速度和掌握程度,也决定了应用知识、技能所能达到的成就。智力测验则是为了评估人的智力水平而编制的测验。不同的心理学家对智力的认识不同,其所编制的智力测验结构也有差异。智商(IQ)则是智力测验结果的量化指标,用于衡量个体智力发展水平的一种标准。智力测验不仅常被用来研究智力水平,还常被用来研究其他病理情况。

评估智力水平多采用发展量表和智力测验等心理测验手段,0—3 岁的智力水平测定多采用发展量表,而 4 岁以后多采用智力测验和适应行为量表。其中智力测验又分为个体智力测验和团体智力测验。在心身疾病的诊治过程中,我们常用以下两种个体智力测验。

(1)斯坦福-比内智力量表(S-B):比内智力量表是世界上出现的第一套智力测验量表。1916 年,美国斯坦福大学的推孟(L. Terman)教授翻译并修订了该量表,发表了比内智力量表的斯坦福版本,通常被称为斯坦福-比内智力量表。应用该量表可以对 2—85 岁或更大年龄的个体进行施测。其用途广泛,适用于正常人、特殊教育人群,以及有临床心理障碍的患者等不同人群。也可用在职业生涯规划、法庭情境等多个领域。

（2）韦克斯勒智力量表：韦克斯勒智力量表（Wechsler intelligence scales）又称韦氏智力量表，是目前国际上最常用的智力量表之一。包括学龄前期（4－6 岁）、儿童（6－16 岁）和成人（16 岁以上）三个年龄版本。其中《韦氏成人智力量表》中文修订版（WAIS-RC）中共包含 11 个分测验。其中，常识、数字广度、词汇、算术、理解和类同 6 个分测验构成言语量表，填图、图片排列、积木图案、物体拼凑和数字符号 5 个分测验构成操作量表。言语量表和操作量表交替进行，每个分测验的原始分都须转化成平均数为 10、标准差为 3 的标准分数才能比较。此外，11 个分测验量表分数可合并成言语分、操作分和全量表分。由于信度和效度较高，韦氏智力量表被公认为是较好的智力评定量表。

2. 人格测试

人格是指一个人对内在环境刺激所持有的反应方式和行为模式，它是在个体的生活早期就开始，并逐步发展而形成的。在形成的过程中受到了先天生物因素、后天自然和社会环境因素及个人需要和动机因素的综合作用。人格特征对一个人的心身具重大影响，是疾病中心理现象的基础，是心身疾病的内在致病因素。因此，人格评测在心身医学上常用来作为诊断心身疾病的工具。

（1）明尼苏达多相人格调查表（MMPI）：该量表的问世是人格量表发展史上的一个重要里程碑，目前广泛用于人类学、心理学和医学等领域，用来评价与成人心理变态有关的人格特征。《明尼苏达多相人格调查表》题目为 566 个（其中有 16 个重复题目），题目选项为"是""否"或"不确定"。题目内容包括心身症状、精神状态、家庭、婚姻、宗教、政治、法律和社会等方面的感受和行为。通常使用标准答题卡，根据患者的答案计算分数并进行分析。每一位被试者均可从各分量表的得分获得一个人格剖面图。

（2）艾森克人格问卷（EPO）：艾森克人格问卷是由英国伦敦大学艾森克夫妇根据人格结构层级说和三维度人格类型理论编制。目前含四个分量表的 EPO 是1975 年所形成的，在国际上被广为采用，它有成人问卷和青少年问卷两种。成人问卷适用于测查 16 岁以上的成人，儿童问卷适用于 7－15 岁儿童。

（3）卡特尔 16 项人格因素问卷（16PF）：卡特尔 16 项人格因素问卷是卡特尔根据人格特质学说，采用因素分析法编制而成。卡特尔认为，16 个根源特质是构成人格的内在基础因素，只要测量出 16 项基础因素在个体身上的表现程度，即可知道他的人格特征。这 16 个根源特质是乐群、聪慧、稳定、恃强、兴奋、有恒、敢为、敏感、怀疑、幻想、世故、忧虑、反抗、独立、自律和紧张性。与其他类似测验相比较，相同的测量时间（10 分钟左右）16PF 可以获得更多人的多侧面人格特征。该问卷在临床心理评估中，用来了解心身障碍的个性原因，并为心身疾病的诊断提供依据。

（4）投射性人格测验

①洛夏测验：目的是对精神分裂症与其他精神病做出鉴别，也用于研究感知觉和想象能力。目前洛夏测验是心理测验中最主要的投射测验。洛夏测验是一个非结构性测验，测验的任务和目的是相互分离的，从而使获得的资料更加客观真实。其结果主要反映个人的人格特征，但也可得出对临床诊断和治疗有意义的精神病理指标，主要有抑郁指数、精神分裂症指数、自杀指数、应付缺陷指数及强迫方式指数等。这些病理指数都是经验性的，虽然在临床上很有作用，但对于测验结果的解释需要主试有丰富的人格、心理动力学和精神病学方面的知识及长期高水平的测验训练才能正确掌握。

②主题统觉测验（TAT）：主题统觉测验经常用来揭示个体在支配需要上的差异，如权利、领导和成就动机。经过几十年的研究，证明主题统觉测验是测量个体成就需要的有效工具。但 TAT 的缺点在于没有标准化的施测程序，在临床上使用不如洛夏测验广泛。

3. 神经心理学评估

神经心理学评估综合了临床和神经心理测验结果的信息。神经心理测验则是神经心理学研究的重要方法之一。尽管不同的神经心理学分支在评估确定或可疑脑功能障碍患者的评估方法上略有不同，但目的都是为了描述认知、运动和情绪的功能，以及总结认知困难对日常生活的影响，从而为最终的诊断提供帮助。

神经心理测验按测验形式分为单项测验和成套测验，前者只有一种项目形式，测量一种神经心理功能，如 Bender 格式塔测验，而后者则形式多样，能够全面地测量神经心理功能，如 H-R 成套神经心理测验。临床则常分为神经心理筛选测验和成套神经心理测验。

（1）神经心理筛选测验：神经心理筛选测验用于判断患者有无神经系统问题，初步判断患者的行为或心理问题是器质性的还是功能性的，以决定患者是否要进行更全面的神经心理功能和神经病学检查。其中 Bender 格式塔测验主要测查空间能力。被试者需要临摹纸上的 9 个几何图形，根据临摹错误多少和错误特征判断测验结果。目前，此测验常作为简洁的空间能力测查和有无脑损伤的初步筛查工具。

（2）成套神经心理测验：成套心理测验与神经心理筛查测验不同，它包含有多个分测验，分别测量一种或多种神经心理功能，从而对神经心理功能进行较全面的评估。常用的成套神经心理测验有 Halstead-Reitan 成套神经心理测验、Luria-Nebraska 神经心理成套测验等。

三、评定量表

在临床中，我们常用各种量表对心身疾病进行心理评估。这些量表分别测量焦虑、抑郁、生活事件应激，以及其他行为和情绪症状等。一般某一量表仅限于其测量所设定的范围，如果想获得更多的信息，就需要选择合适的量表搭配使用。

1. 心身健康相关量表

心身健康评定量表主要用于心身障碍患者治疗前心身状况的全面检查。

（1）康奈尔医学指数（CMI）：康奈尔医学指数适用于14岁以上人群，可用于正常人、普通医院和精神病院中的非重性精神病患者。通过有限时间的CMI检查，能够收集到大量的有关心理学和医学的信息，起到标准化心身健康病史检查及问诊指南的作用。康奈尔医学指数的运用能够为正常人群心身健康水平的了解，心理干预措施的实施，心身障碍患者的早期发现和临床研究等提供依据。

（2）90项症状自评量表（SCL-90）：该量表包括90个反映常见心理健康状况的项目，评定以总平均水平、各因子的水平及表现突出的范围为依据，借以了解患者心理问题的范畴、表现及严重程度等。

（3）Zung抑郁自评量表（SDS）：Zung抑郁自评量表总分超过41分可考虑筛查阳性，即可能有抑郁存在，需要进一步检查。SDS操作方便，易于使用，在综合医院心理咨询及心身医学门诊或病房均可使用。

（4）焦虑量表

①状态-特质焦虑问卷（STAI）：STAI在设计之初是想为临床提供一种工具，用以区别评定短暂的焦虑情绪状态和人格特质性焦虑倾向。目前，STAI已广泛用于临床评定和评估焦虑体验的变化。

②Zung焦虑自评量表（SAS）：SAS适用于有焦虑症状的成年人，可作为临床了解患者焦虑症状的测量工具。

2. 应激及相关因素量表

（1）生活事件量表（LES）：是由受试者自己填写的，对被试的应激状态进行定性和定量评定的自评量表。

（2）领悟社会支持量表（PSSS）：PSSS测定个体领悟到的来自各种社会支持的支持程度，并以总分反映个体拥有或感受到的社会支持总程度。

四、心身疾病中医诊法

中医诊法是中医学的组成部分，是指中医诊察和收集疾病有关资料的疾病方法。以中医理论为指导，主要运用"四诊"的方法诊察疾病，探求病因、病位、病性及病势，辨别证候，对疾病做出诊断，为治疗提供依据。而"四诊"主要包括望、闻、问、切。

1. 望诊

望诊主要通过望患者的"神、色、形、态"等整体表现，对病性的寒热虚实、病情轻重缓急形成总体的认识。"情动于中，而形于外"，人的心理活动会通过人的表情神态、动作语言表现出来，望诊即运用视觉观察患者的神色形态、局部表现来诊察、辨别其心理状况。

心理诊断主要体现在望神方面。喻昌《医门法律·望色论》曰："察色之妙，全在察神。"望神的要点，重在目光、面色与表情。《推蓬悟语·原养生之教》：曰"目为神之牖。"察目可知精神之盛衰。"睹其色，察其目，知其散复"。通过观察并与患者目光接触，可了解患者心理状态。"听其言也，观其眸子，人焉廋哉"。望目光重点看视线有无闪避、游移等。与人碰面，在双方对视中，很快把目光移开的人，是想摆脱当前的尴尬局面。通常，当人们心中有愧疚或有所隐瞒时，才会把视线主动转移开来。面部的颜色和表情是神之彰显。《望诊遵经·变色望法相参》说："怒则肝气逆，故悻悻然目张毛起而面苍；愧则心气怯，故赧赧然颜渐汗出而面赤；思则气结于脾，故睑定而色黄以涩；喜则气发于外，故颐解而色红且散。"通过望面部色泽的变化，不仅可以了解脏腑精血盛衰，还可以了解患者的精神情感状态。

望形态可了解患者的体质、发育及营养状况，有助于了解气血的盛衰、五脏的虚实、邪正的消长和伤痛的部位等，还有助于了解患者的心理变化程度。通过患者身体姿态和肢体运动，可以了解患者的心理状态，如患者在诊室门口踟蹰不前或特别郑重地打招呼，或有明显的畏缩态度，或回答问题时不断窥探家属的表情等。

2. 闻诊

闻诊是通过听声音和嗅气味来诊断的方法。闻诊中的心理证候，主要表现在声音语言方面。声音的高低缓急、强弱快慢、颤抖低语，均与心理变化相联系。吴谦《医宗金鉴·四诊心法要诀》曰："喜心所感，忻散之声；怒心所感，忿厉之声……爱心所感，温和之声。"不同的心理状态发出的声音性质亦不相同。盛怒时，常有呼叫以示抗拒；欢乐时，常有喜笑以表快意；略有所得，常以轻声歌咏以舒情怀；悲伤时，常惊呼呻吟以示馁怯之情；心情抑郁，时有唉声叹气。如说话声音很大，常常表达了警告或烦恼之情，而声音变小、变弱可能说明心情不快或表示失望；音调的提高常常表明烦恼及警告之意，而音调的降低则可能表示强调或怀疑其内容等。

另外，闻诊还应注意患者的人格体质差异，如勇敢者体质健壮，耐受力强，意志坚定，一般病痛不轻易出声，若病有声常提示很严重；而怯懦者却相反，稍有不适或面临困难，便"恐不能言，失气，惊，颜色变化"。如有些患者反复陈述躯体症状，所描述的症状或是限于身体某一部位或器官，或是遍及全身各处，部位可以长期固定不变，也可以不时变换或到处游走，不断要求给予检查，且无视反复检查的阴性结果，将躯体不适症状归咎为躯体患病。此外，有些患者别有目的的装病，也可通过闻诊以辨别真假。

3. 问诊

询问病史是诊断疾病的钥匙，也是了解患者心理状态的重要渠道。医师通过与患者或其陪诊者进行有目的的交谈，可以了解患者的起病经过、自觉症状、思维意识、情绪变动、生活环境、人格气质、人事变动等诸多有关心理活动的情况。

具体问诊方法，《素问·移精变气论篇》做了阐述："闭户塞牖，系之病者，数问其情，以从其意"。如此，有利于消除患者顾虑，有安全感，患者才能述说涉及个人隐私或与家庭生活有关的病史，从而有助于医师获取真实病情资料。医师还要从多角度询问患者，深入了解有关病史，才能做出正确诊断。

此外，临诊须考虑患者之情，不可有失。李中梓《不失人情论》曰："性好吉者危言见非；意多忧者慰安云伪；未信者忠告难行，善疑者深言则忌，此好恶之不同也。""又若有良言甫信，谬说更新，多歧亡羊，终成画饼，此中无主而易乱者之为害也。有最畏出奇，惟求稳当，车薪杯水，宁甘败亡，此内多惧而过慎者之为害也。"即指出问诊过程中要注意方式方法，根据患者不同心理状态、不同个性特征等采取不同方式加以引导，旁敲侧击，加深了解。若不注意这一点，常有可能弄巧成拙，轻者所获得的资料不确切，重者医患关系破裂。在问诊时，要尽量避免"审问式"提问，要采取"开放式"和"封闭式"谈话方式。"开放式"提问使患者有主动、自由表达自己的可能，便于全面了解患者的思想情况。"封闭式"提问只允许患者回答"是"与"否"，这便于医师较明确地了解疾病的情况。在患者述说病情时，要鼓励患者表达他的感觉和想法，专注聆听，不要随意打断患者的话，并以鼓励、沉默、复述、演绎或解读等方式帮助患者回应，对描述不清的叙述加以理清，并请患者修正解读上的错误。

4. 切诊

切诊是通过局部的脉诊和按诊，了解机体脏腑经络气血、精神情志等变化的一种诊断手段。脉诊自古以来就是诊察心身证候不可忽视的方法。脉象在心理病机分析和心身病症预后判断方面有重要意义。孙思邈曾总结："人乐而脉实，人苦而脉虚，性急而脉缓，性缓而脉躁，此皆为逆，逆则难治。"

初诊开始时，患者之脉首疾数，1～2分钟后，脉逐渐缓和下来且伴有神情不安等，属敏感、紧张、胆小类型；若再发现其此时手掌微微汗出而湿漉漉的，则可确认其性格类型，大多属自主神经功能不稳定型，心身病症与神经症的罹患可能性极高。如初诊脉3～5分钟脉率几无变化，手掌无湿汗且不急于开口述说者，是心有定见、情感相对稳定者。中年以上，脉弦紧而重按有力，且跳动颇有规律者，大多长期从事较紧张且有重任的工作，一直处于应激状态。

通过"四诊"的不同诊察方法，可以从不同角度检查疾病和收集临床资料，为辨证提供可靠依据。四者不可相互取代，而应当"四诊和参"，方可诊断有据，辨证无误。在具体应用时，应当重视局部与整体、内与外的统一，强调四诊综合运用，对疾病的发展做动态观察，还应考虑到自然环境和个体差异所造成的影响。

第三节　心身科常用治疗方法

心身疾病是心理因素和生物因素综合作用的结果，因而心身疾病的治疗应强调综合性治疗原则,即在躯体治疗的同时兼顾心理、行为等方面的治疗。躯体治疗主要目的是控制或解除症状,心理治疗与精神药物治疗则是解决躯体症状内核原因,两者配合常常可以获得更为全面的疗效。心身疾病的治疗方式包括心理治疗、药物治疗、其他治疗。

一、西医治疗

1. 5-HT 再摄取抑制药(SSRIs)

SSRIs 是近年临床上广泛应用的抗抑郁药,具有疗效好,不良反应小,耐受性好,服用方便等特点。药物包括氟西汀、帕罗西汀、舍曲林、氟伏沙明、西酞普兰、艾司西酞普兰。主要药理作用是选择性抑制 5-HT 再摄取,使突触间隙 5-HT 含量升高而达到治疗目的。对 NE、H_1、M_1 受体作用轻微,故相应不良反应也较少。

(1)药理特性:5-HT 再摄取抑制类药物口服吸收好,不受进食影响,与血浆蛋白结合高,$T_{1/2}$ 约 20 小时左右,主要经肾排出,少数从粪便排出。

(2)适应证:各种类型和不同严重程度的抑郁障碍。

(3)禁忌证:①对 SSRIs 类过敏者;②严重心、肝、肾病慎用;③禁与 MAOIs、氯米帕明、色氨酸联用;④慎与锂盐、抗心律失常药、降糖药联用。

(4)服用注意:SSRIs 镇静作用较轻,可白天服药,如出现嗜睡乏力可改在晚上服,为减轻胃肠刺激,通常在早餐后服药。年老体弱者宜从 1/2 量或 1/4 量开始,酌情缓慢加量。

(5)不良反应:抗胆碱能不良反应和心血管不良反应比 TCAs 轻。

①神经系统:头痛,头晕,焦虑,紧张,失眠,乏力,困倦,口干,多汗,震颤,痉挛发作,兴奋,转为狂躁发作。少见的严重神经系统不良反应为中枢 5-羟色胺综合征,这是一种 5-HT 受体活动过度的状态,主要发生在 SSRIs 与单胺氧化酶抑制药合用。

②胃肠道:较常见恶心,呕吐,厌食,腹泻,便秘。

③过敏反应:如皮疹。

④性功能障碍:阳痿,射精延缓,性感缺失。

⑤其他:罕见的有低钠血症,白细胞减少。

(6)药物相互作用

①置换作用:SSRIs 蛋白结合率高,如与其他蛋白结合率高的药联用,可能出现置换作用,使血浆中游离型药浓度升高,药物作用增强,特别是治疗指数低的药如华法林、洋地黄毒苷,应特别注意。

②诱导或抑制 CYP(P450)酶:CYP(P450)酶诱导药(如苯妥英),将增加 SSRIs 类药物的清除率,降低 SSRIs 类药物的血药浓度,影响疗效;而抑制药会降低 SSRIs 类药物的清除率,使 SSRIs 类药物的血浓度升高,导致不良反应。

2. 5-HT 及 NE 再摄取抑制药(SNRIs)

SNRIs 代表药物主要有文拉法辛(Venlafaxine)，为二环结构。有速释制剂(博乐欣)及缓释制剂(怡诺思)两种。具有 5-HT 和 NE 双重摄取抑制作用，对 M_1、H_1、α_1 受体作用轻微，相应不良反应亦少。疗效与咪帕明相当或更优，起效时间也较快，对难治性抑郁也有较好治疗作用。

(1)药理特性：文拉法辛口服易吸收，主要代谢物为去甲基文拉法辛，蛋白结合率低(仅 27%)，因而不会引起与蛋白结合率高药物之间置换作用。普通型制剂 $T_{1/2}$ 短，为 4～5 小时，故应分次服药；但缓释剂每日服药 1 次，主要从尿排出。对肝药酶 P450-2D6 抑制作用小，提示药物相互作用可能性较少。

(2)适应证：主要为重性抑郁症及难治性抑郁症。

(3)禁忌证：无特殊禁忌证，严重肝、肾疾病，高血压，癫痫患者应慎用。禁与 MAOIs 和其他 5-HT 激活药联用，避免出现中枢 5-羟色胺综合征。

(4)推荐剂量：最小有效剂量每日 75 mg，治疗剂量为每日 75～300 mg，一般为每日 150～200 mg，分 2～3 次服。缓释胶囊(怡诺思)每粒 75/150 mg，有效剂量 75～300 mg，每日服 1 次。

(5)不良反应：文拉法辛安全性好，不良反应少，常见不良反应有恶心、口干、出汗、乏力、焦虑、震颤、阳痿和射精障碍。不良反应的发生与剂量有关，大剂量时血压可能轻度升高。

3. NE 能和特异性 5-HT 能抗抑郁药(NaSSAs)

NaSSAs 是近年开发的具有 NE 和 5-HT 双重作用机制的新型抗抑郁药。米氮平是代表药，其主要作用机制为增强 NE、5-HT 能的传递及特异阻滞 $5-HT_2$、$5-HT_3$ 受体，拮抗中枢去甲肾上腺素能神经元突触 α_2 自身受体及异质受体。此外，对 H_1 受体也有一定的亲和力，同时对外周去甲肾上腺素能神经元突触受体的中等程度的拮抗作用，与引起的体位性低血压有关。有镇静作用，而抗胆碱能作用小。

(1)药理特性：口服吸收快，不受食物影响，达峰时间 2 小时，$T_{1/2}$ 平均为 20～40 小时，蛋白结合率 85%，主要由尿排出。

(2)适应证：各种抑郁障碍，尤其适用于重度抑郁和明显焦虑，激越及失眠的患者。起效较快，复发率低于阿米替林。

(3)禁忌证：严重心、肝、肾病，白细胞计数偏低的患者慎用。不宜与乙醇、地西泮和其他抗抑郁药联用。禁与 MAOIs 和其他 5-HT 激活药联用，避免出现中枢 5-羟色胺综合征。

(4)推荐剂量：开始每日 30 mg，必要时可增至每日 45 mg，每日服 1 次，晚上服用。

(5)不良反应：本药耐受性好，不良反应较少，无明显抗胆碱能作用和见之于

SSRI的胃肠道症状,对性功能几乎没有影响。常见不良反应为镇静、嗜睡、头晕、疲乏、食欲和体重增加。

4. 三环类抗抑郁药(TCAs)

TCAs又可再分为叔胺类,如咪帕明(Imipramine)、阿米替林(Amitriptyline)、多塞平(Doxepine)和仲胺类,如去甲咪帕明(Desipramine,地昔帕明)、去甲替林(Nortriptyline)。马普替林(Maprotiline)属四环类,但其药理性质与TCAs相似。主要作用机制为突触前摄取抑制,使突触间隙NE和5-HT含量升高从而达到治疗目的。突触后α_1、H_1、M_1受体阻断。

(1)药理特性:TCAs类口服吸收快,血药浓度2~8小时达峰值,约90%与血浆蛋白结合,通过羟基化和去甲基代谢,大部分经尿排出,$T_{1/2}$平均30~48小时,达稳态时间为5~14日。

(2)适应证:各种类型及不同严重程度的抑郁障碍。

(3)禁忌证:①严重心、肝、肾病;②癫痫;③急性闭角型青光眼;④12岁以下儿童,孕妇,前列腺肥大慎用;⑤TCAs过敏者;⑥禁与MAOIs联用。

(4)推荐剂量:TCAs治疗指数低,剂量受镇静、抗胆碱能和心血管不良反应限制。一般为每日50~250 mg,剂量缓慢递增,分次服。减药宜慢,突然停药可能出现胆碱能活动过度,引起失眠,焦虑,易激惹,胃肠道症状,抽动等症状。

(5)不良反应

①中枢神经系统:过度镇静,记忆力减退,转为躁狂发作。

②心血管:体位性低血压,心动过速,传导阻滞。

③抗胆碱能:口干,视物模糊,便秘,排尿困难。

5. 5-HT受体拮抗和摄取抑制药(SARIs)

SARIs主要有曲唑酮和奈法唑酮两种。药理作用复杂,对5-HT系统既有激动作用又有拮抗作用。抗抑郁作用主要可能由于5-HT$_2$受体拮抗,从而兴奋其他受体特别是5-HT$_{1A}$受体对5-HT的反应。

(1)曲唑酮(Trazodone,美素玉):为四环结构的三唑吡啶衍生物,有相对强的H_1、α_1受体拮抗作用,故有较强镇静作用。

①药理特性:口服吸收好,约1小时达峰,蛋白结合89%~95%,$T_{1/2}$ 5~9小时,老年人11.6小时,4日内达稳态,主要经尿排泄。

②适应证:各种轻、中度抑郁障碍,重度抑郁效果稍逊;因有镇静作用,适用于伴焦虑、失眠的轻、中度抑郁。

③禁忌证:低血压、室性心律失常。

④剂量和用法:起始剂量为50~100 mg,每晚1次,每隔3~4日增加50mg,常用剂量为每日150~300 mg,因$T_{1/2}$短,宜分次服。

⑤不良反应:常见者为头痛、镇静、体位性低血压、口干、恶心、呕吐、无力,少数

可能引起阴茎异常勃起。

⑥药物相互作用：可加强中枢抑制药，包括乙醇的抑制作用，也不宜和降压药联用，和其他 5-HT 药联用可能引起 5-HT 综合征，禁与 MAOIs 联用。

(2)奈法唑酮(Nefazodone)：药理作用类似曲唑酮，但镇静作用、体位性低血压较曲唑酮轻。其优点是不引起体重增加，性功能障碍也较少。

①药理特性：口服吸收快，1～3 小时达峰，达稳态 2～5 日，$T_{1/2}$ 约 18 小时，蛋白结合率 99％。

②适应证：同曲唑酮，尤其适用于伴有睡眠障碍的抑郁患者。

③剂量：每日 300～500 mg，分次服，缓慢加量。

④不良反应：常见有头昏、乏力、口干、恶心、便秘、嗜睡。

⑤药物相互作用：本药对 CYP3A4 有抑制作用，与由该酶代谢的药联用时应小心。可轻度增高地高辛血药浓度。地高辛治疗指数低，两药不宜联用。

6. NE 和 DA 再摄取抑制药(NDRIs)

NDRIs 是一种中度 NE 和相对弱的 DA 再摄取抑制药，不作用于 5-HT，主要有安非他酮(Bupropior、布普品、丁胺苯丙酮)，为单环胺酮结构，化学结构与精神兴奋药苯丙胺类似。

(1)药理特性：口服吸收快，2 小时达峰，蛋白结合率 85％，清除 $T_{1/2}$ 第一时相约 15 小时。

(2)适应证：各种抑郁障碍。据报道，该药转躁风险小，适用于双相抑郁患者。

(3)禁忌证：癫痫、器质性脑病的患者，禁与 MAOIs、SSRIs 和锂盐联用。

(4)剂量：每日 150～450 mg，缓慢加量，因半衰期短，一般分为 3 次口服，每次剂量不应大于 150mg。

(5)不良反应：常见为失眠、头痛、坐立不安、恶心和出汗。少数患者可能出现幻觉、妄想。少见而严重的不良反应为抽搐，发生率与剂量相关。本药的优点是无抗胆碱能不良反应，心血管不良反应小，无镇静作用，不增加体重，不引起性功能改变，转躁可能性小。但可能会引起精神病性症状或癫痫大发作。

7. 氟哌噻吨美利曲辛片(Deanxit, 黛力新)

(1)药理特性：每片含相当于 0.5mg 氟哌噻吨的二盐酸氟哌噻吨，以及 10mg 美利曲辛的盐酸美利曲辛。氟哌噻吨是一种抗精神病药，小剂量具有抗焦虑和抗抑郁作用。美利曲辛是一种抗抑郁药，低剂量应用时，具有兴奋性。此药具有抗抑郁、抗焦虑和兴奋特性。

(2)适应证：适用于轻、中度的抑郁症，尤其是心因性抑郁，躯体疾病伴发抑郁，更年期抑郁，酒依赖及药瘾伴发的抑郁。

(3)禁忌证：禁与单胺氧化酶抑制药合用。

(4)推荐剂量：常用剂量为每日早晨及中午各 1 片；严重病例早晨的剂量可加

至 2 片。老年患者早晨服 1 片即可。

(5)不良反应:少见,可能会有短暂的不安和失眠,不适用于过度兴奋或活动过多的患者。长期使用下可能出现锥体外系反应。

8. 路优泰(Neurostan,SWE,LI160)

(1)药理特性:它是从草药(贯叶连翘,圣约翰草)中提取的一种天然药物。其主要药理成分为 Hyperforin 和 Hypencin Perforatum,其药理机制复杂,对 5-HT、NF、DA 再摄取均有明显的抑制作用,并具有相似的效价,这在已知的抗抑郁药物中很少见。疗效与马普替林、阿米替林相当。

(2)适应证:适用于轻、中度的抑郁症。同时能改善失眠及焦虑。

(3)禁忌证有严重肝肾功能不全者慎用或减量,出现过敏反应者禁用。

(4)剂量:在欧洲及美国,该药作为非处方用药,剂量为每次 300 mg,每日3 次。

(5)不良反应:由于为天然药物,即使大量服用也是安全的。有胃肠道反应、头晕、疲劳和镇静。相对严重的是皮肤的光过敏反应。

9. 第二代抗精神病药物

其中的氯氮平(Clozapine)、利培酮(Risperidone)、奥氮平(Olanzapine)与喹硫平(Quetiapine)也可能具有抗躁狂与抗抑郁的心境稳定作用,在双相障碍躁狂发作的急性期治疗阶段,可作为补充或辅助治疗措施与常规心境稳定药联合使用。

(1)氯氮平:能较好地控制急性躁狂,且起效迅速。临床资料显示,对急性躁狂的有效率在 59%～86%,平均 67%。临床上主要与心境稳定药联合应用,但也有单用氯氮平有效的报道。对快速循环与混合型具有较好的治疗效果。治疗剂量为每日 100～400 mg,分次口服。但有抗胆碱作用、体重增加、诱发癫痫、粒细胞缺乏症及引起 2 型糖尿病等不良反应使其应用受到一定的限制。

(2)奥氮平:已有少数随机双盲对照研究结果证实,奥氮平对躁狂状态和混合性发作的疗效显著优于安慰剂。如 Tohen 等(1999)的研究发现,单用奥氮平治疗双相障碍的有效率为 46.6%,显著高于安慰剂的 24.4%,治疗剂量范围为每日 5～20mg,分次口服。不良反应有体重增加,引起 2 型糖尿病及血脂增高等。

(3)利培酮:一些研究资料表明,躁狂症患者对每日剂量 6mg 以下的利培酮联合心境稳定药治疗具有较好的耐受性和治疗反应。Engappa 等(1999)综合 9 项临床研究资料显示,利培酮并用心境稳定药对躁狂症的总体有效率达 70%,比氯氮平有更好的耐受性和安全性。治疗剂量范围为每日 2～4 mg,分次口服或顿服。常见不良反应有与剂量相关的锥体外系症状,血催乳素水平增高,镇静,头晕等。

(4)喹硫平:初步临床研究发现,与锂盐合用治疗双相躁狂发作具有较好的疗效,与锂盐合用氟哌啶醇的疗效相当,且不良反应较少。治疗剂量范围为每日400～700 mg,分次口服。主要不良反应有嗜睡、头晕及体位性低血压。

10. 苯二氮䓬类药

其中的氯羟西泮和氯硝西泮具有抗躁狂作用，两药有起效快和作用时间较短的特点，并能注射给药。临床上在躁狂发作治疗的早期阶段，常与心境稳定药临时联合使用，以控制兴奋、激惹、攻击等急性症状，在心境稳定药的疗效产生后即可停止使用。这些药物并不属于心境稳定药，不能预防复发，且长期使用可能出现药物依赖。

(1)氯羟西泮：口服易吸收，2小时血药浓度达峰值，半衰期10～18小时。口服剂量为每日6～12 mg，分2～3次口服。不良反应主要有头晕、疲劳、不安等。

(2)氯硝西泮：口服易吸收，1～2小时血药浓度达峰值，半衰期19～30小时。口服剂量为每日6～12mg，分2次口服。若肌内注射，可每次1～2 mg，每日1～2次。不良反应主要有嗜睡、头晕、疲劳、不安、心动过速及皮疹等。

二、中药治疗

情志为病会导致脏腑气机紊乱，甚者脏腑阴阳气血的损伤，或由气机紊乱进一步形成痰浊、瘀血等病理产物。临床上心理病证的选方用药应根据不同的病理变化进行辨证论治，解除患者的躯体不适，可起到调节情绪、安神定志的作用，使致病的心理因素得到纠正，心身关系趋向平衡。

1. 抑郁障碍辨证论治

(1)辨证分型：1994年，国家中医药管理局发布的《中医病证诊断疗效标准》中，将郁病分为肝气郁结、气郁化火、忧郁伤神、心脾两虚、阴虚火旺5个类型。《中医内科学》中，将郁病分为肝气郁结、气郁化火、痰气郁结、心神失养、心脾两虚、心肾阴虚6个证型。

近代各家学派开展抑郁症的中医证候研究，其中具有代表性的是湖南的胡随瑜教授采用临床流行病学调查方法，对湖南、天津、北京等8个调查点1977例情感性障碍抑郁发作患者进行了中医辨证及证候指标调查。得出结论：抑郁症的常见中医证候是肝郁气滞、肝郁脾虚、肝郁痰阻及心脾两虚证4类。北京的唐启盛教授通过制订"抑郁症中医证候观察表"，观察了611例患者的横断面证候，运用贝叶斯网络模型进行数据研究，并结合前期聚类分析研究结果，拟定出了抑郁症的6个中医证型：肾虚肝郁证、肝郁脾虚证、心肾不交证、心脾两虚证、肝胆湿热证及心胆气虚证。

(2)辨证论治

①肝气郁结

主症：情绪不宁，抑郁烦躁，胸部满闷，胸胁胀痛，脘闷嗳气，不思饮食，大便不调，或见急躁易怒，口苦而干，或头痛，目赤，耳鸣，或嘈杂吞酸，大便秘结，舌质红，苔黄，脉弦或弦数。

主症分析:肝主疏泄,性喜条达,经脉布胸胁。肝疏泄功能失常,肝气郁结,经脉气机不畅,而见情绪不宁,郁闷烦躁,胸部满闷,胁肋胀痛等症。肝气郁结,横逆犯于中焦,则见脘闷嗳气,不思饮食,大便失调。如肝郁日久化火,则见性情急躁易怒,口苦而干,舌红、苔黄,脉数;肝火上炎则头痛,目赤,耳鸣;肝火犯胃,则嘈杂吞酸。

治法:疏肝解郁,清肝泻火,理气畅中。

方药:柴胡疏肝散加减。柴胡 12g,香附 12g,枳壳 10g,陈皮 12g,川芎 15g,白芍 12g,当归 15g,炙甘草 6g。

方解:此为《医学统旨》之经典方,方中重用柴胡疏肝解郁为君;香附理气疏肝,以助君药;川芎行气活血而止痛,助柴胡以解肝经之郁滞,共为臣;陈皮、枳壳理气行滞;白芍、甘草养血柔肝,缓急止痛,为佐药。甘草兼调和诸药,为使药。共疏肝解郁,行气止痛之功。

加减:胁肋胀满疼痛较甚者,可加郁金、青皮、佛手,疏肝理气。肝气犯胃、胃失和降,而见嗳气频作、脘闷不舒者,可加旋覆花、代赭石、紫苏梗、法半夏和胃降逆。兼有食滞腹胀者,可加神曲、麦芽、山楂、鸡内金,消食化滞。肝气乘脾而见腹胀、腹痛、腹泻者,可加苍术、茯苓、乌药、白豆蔻,健脾除湿,温经止痛。兼有血瘀而见胸胁刺痛、舌质有瘀点、瘀斑者,可加当归、丹参、郁金、红花,活血化瘀。

②血行瘀滞

主症:精神抑郁,性情急躁,头痛,失眠,健忘,或胸胁疼痛,或局部组织失于温煦濡养而发冷,而瘀久化热则自觉局部发热感。舌质紫暗,或有瘀点、瘀斑,脉弦或涩,均为血行郁滞的征象。

主症分析:情志不舒,气机不畅,故见性情急躁,精神抑郁;气行则血行,气滞则血瘀,瘀阻不通,故见头痛、胸胁刺痛;血行郁滞不畅,心神失于濡养,故失眠、健忘;瘀血阻滞身体某部位,局部失于温养,故见发冷,而瘀血阻滞日久化热,又可见局部发热之感,舌质暗,脉涩均为血行郁滞之象。

治法:活血化瘀,理气解郁。

常用方:通窍活血汤合四逆散化裁。桃仁 10g,红花 10g,生地黄 10g,川芎 10g,赤芍 10g,老葱(切碎)3 根,麝香(冲服)0.15g,柴胡 12g,枳壳 12g,甘草 6g。

方解:通窍活血汤出自《医林改错》,方中桃仁破血行滞而润燥,红花活血祛瘀以止痛,柴胡入肝胆经,生发阳气,疏肝解郁,透邪外出,共为君药。川芎活血祛瘀,赤芍敛阴养血柔肝,与柴胡合用,可以敛阴和阳,条达肝气,且可以使柴胡升散而无耗阴伤血之弊,共为臣药;生地黄养血益阴,清热活血;枳壳疏肝解郁,升达清阳,理气行滞,使气行则血行,邪热破结,与柴胡为伍,一升一降,共奏升清降浊之效,与赤芍相配又能理气和血,为佐药。甘草调和诸药,为使药。全方活血与行气相伍,既行血分瘀滞,又解气分郁结;祛瘀与养血同施,则活血而无耗血之虑,行气又无伤阴之弊;配伍通阳开窍的麝香、老葱等,故活血通窍作用较优。

加减:头痛甚者,可加全蝎、蜈蚣、土鳖虫等虫类药,以收逐风邪,活络止痛;久病气血不足,若见神疲乏力,少气自汗等气虚证者,重用黄芪,以补气固表,益气行血,或加黄芪、当归以助活络化瘀之力。还可加三七粉另服,以助祛瘀生新之效。

③肝郁脾虚

主症:精神抑郁,胸部闷塞,胁肋胀满,思虑过度,多疑善忧,善太息,纳呆,消瘦,稍事活动便觉倦怠,脘痞嗳气,月经不调,大便时溏时干,或咽中不适如有异物梗阻,吞之不下,吐之不出,舌苔薄白,脉弦细,或弦滑。

主症分析:肝气郁结,疏泄功能正常,经脉气机不畅,而见情绪不宁,郁闷烦躁,胸部满闷,胁肋胀痛,月经不调等。肝气郁结,横逆犯脾,脾气亏虚则见消瘦,易疲劳,脘闷嗳气,不思饮食,大便时调。由于肝郁脾虚,聚湿生痰,或者气滞津停,凝聚成痰,气滞痰郁交阻于胸膈之上,故产生胸部闷塞,胁肋胀满及咽中不适如有异物梗阻,吞之不下,吐之不出等。

治法:疏肝健脾,化痰散结。

常用方:逍遥散合半夏厚朴汤化裁。柴胡12g,当归12g,白芍12g,白术12g,炙甘草6g,法半夏12g,厚朴12g,茯苓15g,生姜9g,紫苏叶6g。

方解:逍遥散出自《太平惠民和剂局方》,肝性喜条达,恶抑郁,为藏血之脏,体阴而用阳。若情志不畅,肝木不能条达,则肝体失于柔和,以致肝郁血虚;足厥阴肝经"布胁肋,循喉咙之后,上入颃颡,连目系,上出额,与督脉会于巅"。肝郁血虚则两胁作痛,头痛目眩;郁而化火,故口燥咽平;肝木为病易于传脾,脾胃虚弱故神疲食少;肝藏血,主疏泄,肝郁血虚脾弱,在妇女多见月经不调、乳房胀痛。方中以柴胡疏肝解郁,使肝气得以条达为君药。当归甘辛苦温,养血和血;白芍酸苦微寒,养血敛阴,柔肝缓急;当归、白芍与柴胡同用,补肝体而助肝用,使血和则肝和,血充则肝柔,共为臣药。木郁不达致脾虚不运,故以白术、茯苓、甘草健脾益气,既能实土以御木侮,且使营血生化有源,共为佐药。用法中加薄荷少许,疏散郁遏之气,透达肝经郁热;生姜温运和中,且能辛散达郁,亦为佐药。甘草尚能调和诸药,兼为使药。诸药合用,使肝郁得疏,血虚得养,脾弱得复,气血兼顾,肝脾同调,立法周全,组方严谨,故为调肝养血之名方。

半夏厚朴汤出自《金匮要略·妇人杂病脉证并治》曰:"妇人咽中,如有炙脔,半夏厚朴汤之。"情志不遂,肝气郁结,肺胃失于宣降,津液不布,聚而为痰,痰气相搏,结于咽喉,故见咽中如有物阻、咯吐不出、吞咽不下;肺胃失于宣降,还可致胸中气机不畅,而见胸胁满闷,或咳嗽喘急,或恶心呕吐等。气不行则郁不解,痰不化则结难散,故合用半夏厚朴汤。方中半夏辛温入肺胃,化痰散结,降逆和胃。厚朴苦辛性温,下气除满,助半夏散结降逆。茯苓甘淡渗湿健脾,以助半夏化痰;生姜辛温散结,和胃止呕,且制半夏之毒;紫苏叶芳香行气,理肺疏肝,助厚朴行气宽胸、宣通郁结之气。全方辛苦合用,辛以行气散结,苦以燥湿降逆,使郁气得疏,痰涎得化,则痰气郁结之梅核气自除。两方合用,共奏疏肝健脾,化痰散结之功。

加减:肝郁气滞较甚者,加香附、郁金、陈皮,以疏肝解郁,助行气解郁之功;血虚甚者,加熟地黄,以养血;肝郁化火者,加牡丹皮、栀子,以清热凉血。胁肋疼痛者,酌加川楝子、延胡索,以疏肝理气止痛;咽痛者,酌加玄参、桔梗,以解毒散结,宣肺利咽。

④心胆气虚

主症:抑郁善忧,情绪不宁,胆怯恐惧,心中惕惕不安,自卑绝望,难以决断,或伴易烦善哭,失眠多梦,易于惊醒,心悸气短,咽中异物感,倦怠,面色㿠白,舌质淡、苔薄白,脉沉细或细而无力。

主症分析:胆者中正之官,谋虑出焉。心者君主之官,神明出焉。二者主神明决断,思虑评定。若本属心胆气弱体质,患者多优柔寡断,思虑善忧,遇小事即忧愁不解,善惊易怯。再遇惊恐悲虑等不良刺激,心胆阳气更虚,心气不足,致使心神失养,则致情绪低落、心悸、胆怯、失眠。胆气不充而致中府不守,谋虑决断之力不足,故恐惧、惕惕不安、难以决断。谋虑决断之官难司其职,患者无法正确评价自身及所处环境,故可见自卑绝望。气虚而水津留滞,可化为痰湿内结,故可见易烦、咽中异物感。倦怠,面色㿠白,舌质淡,苔薄白,脉沉细或细而无力皆为心胆气虚之象。

治法:益气镇惊,安神定志。

常用方:安神定志丸化裁。人参9g,茯苓12g,茯神12g,远志10g,石菖蒲9g,龙齿30g,当归12g,白芍12g,白术12g。

方解:原安神定志丸出自《活人心统》,由龙齿、磁石、琥珀、茯神、石菖蒲、远志、酸枣仁、柏子仁、党参、炙甘草等组成,本方中龙齿镇惊安神、平肝潜阳、收敛固涩以治标;人参、茯苓、茯神、远志养心怡神同时宁心安神、祛痰开窍;石菖蒲开窍辟秽、健脾化湿,安神聪耳。诸药既可增强安神之功,又可健脾养心,化痰祛湿,标本兼顾。当归、白芍滋阴补血,白术补气健脾,此阴阳双调,补虚扶正为主。诸药合用,共奏镇惊定志、养心安神的功效。

加减:若心悸甚,惊惕不安者,加生龙骨、生牡蛎、朱砂;兼见心阳不振者,加附子、桂枝;兼心血不足,加熟地黄、阿胶;心悸气短,动则益甚,气虚明显时,加黄芪,以增强益气之功;气虚自汗者,加麻黄根、浮小麦、乌梅;气虚夹瘀者,加丹参、红花、桃仁。

⑤肝胆湿热

主症:情绪抑郁或急躁易怒,郁闷不舒,失眠多梦,胁肋满闷,口苦纳呆,呕恶腹胀,大便不调,小便短赤,舌质红、苔黄腻,脉弦滑数。

主症分析:肝郁日久化火,肝火与水湿搏结,化为湿热,蕴结肝胆,则形成肝胆湿热之证。胆为中正之官,决断出焉。湿热相蒸,蕴于肝胆,肝胆疏泄失常,则心神不宁,故急躁易怒,失眠多梦;湿热蕴结肝胆,故胁肋满闷,舌质红,苔黄腻,脉弦滑数;胆气上溢则口苦;湿热郁阻,脾胃升降失司,故纳呆,呕恶,腹胀,大便不调。

治法:清肝利胆,宁心安神。

常用方:龙胆泻肝汤化裁。龙胆草 6g,黄芩 9g,栀子 9g,泽泻 9g,当归 3g,生地黄 6g,柴胡 6g,生甘草 6g,车前子 6g,珍珠母(先煎)9g,龙齿(先煎)9g。

方解:本方出自《医方集解》,方中龙胆草大苦大寒,既能泻肝胆实火,又能利肝经湿热,泻火除湿,两擅其功,切中病机,故为君药。黄芩、栀子苦寒泻火、燥湿清热,加强君药泻火除湿之力,用以为臣。湿热的主要出路,是利导下行,从膀胱渗泄,故又用渗湿泄热之泽泻、车前子,导湿热从水道而去;肝乃藏血之脏,若为实火所伤,阴血亦随之消耗;且方中诸药以苦燥渗利伤阴之品居多,故用当归、生地黄养血滋阴,使邪去而阴血不伤,以上皆为佐药。肝体阴用阳,性喜疏泄条达而恶抑郁,火邪内郁,肝胆之气不舒,骤用大剂苦寒降泄之品,既恐肝胆之气被抑,又虑折伤肝胆生发之机,故又用柴胡疏畅肝胆之气,并能引诸药归于肝胆之经;甘草调和诸药,护胃安中。加龙齿、珍珠母,清肝热且安神,并兼佐使之用。本方的配伍特点是泻中有补,利中有滋,降中寓升,祛邪而不伤正,泻火而不伐胃,使火降热清,湿浊得利,循经所发诸症皆可相应而愈。

加减:若胸闷胁胀,善太息者,加香附、郁金,以疏肝解郁。若肝胆实火较盛者,可去木通、车前子,加黄连,以助泻火之力;若湿盛热轻者,可去黄芩、生地黄,加滑石、薏苡仁,以增强利湿之功;肝火化风,肝风内动,肢体麻木、颤震,欲发中风病者,加全蝎、蜈蚣、地龙、僵蚕,平肝息风,清热止痉。

⑥忧郁伤神

主症:精神恍惚,心神不宁,多疑善虑,悲忧善哭,喜怒无常,时时欠伸,或手舞足蹈,骂詈喊叫,或伴有面部及肢体的痉挛、抽搐等多种症状,舌质淡、苔薄白、脉弦细。

主症分析:忧郁思虑,情志过极,使肝气郁结,心气耗伤,营血不足,以致心神失养,故见精神恍惚,心神不宁,多疑易惊;心神惑乱,故见悲忧善哭,喜怒无常,手舞足蹈,骂詈喊叫。此证多见于女性,多因情志刺激而诱发。临床表现多样,但同一患者每次发作多为同样几种症状的重复表现。

治法:甘润缓急,养心安神。

常用方:甘麦大枣汤。甘草 9g,小麦 15g,磁石(先煎)15g,生龙牡(先煎)各15g,天冬 12g,大枣 5 枚。

方解:出自《金匮要略》,方中重用小麦味甘微寒,补心养肝,除烦安神,配大枣益气和中,润燥缓急,益脾养血。清代医家徐彬言:"小麦能和肝阴之客热,而养心液,且有消烦利溲止汗之功,故以为君;大枣调胃,而利其上壅之燥,故以为佐。盖病本于血,必为血主,肝之子也,心火泻而土气和,则胃气下达。肺脏润,肝气调,燥止而病自除也。"磁石、生龙牡重镇养心安神,天冬伍以养阴生津,滋阴润燥。

加减:血虚生风而见手足蠕动或抽搐者,加当归、生地黄、珍珠母、钩藤,养血息风;躁扰、失眠者,加酸枣仁、柏子仁、茯神、制何首乌等,养心安神;表现喘促气逆者,可合五磨饮子,开郁散结,理气降逆。

⑦心脾两虚

主症:多思善虑,头晕神疲,心悸胆怯,失眠,健忘,纳差,倦怠乏力,面色不华,舌质淡,苔薄白,脉细缓。

主症分析:忧愁思虑,损伤心脾,并使气血生化不足,心失所养,则致心悸、胆怯、失眠、健忘;脾失运化,气血不充,机体失养而见纳差、头晕、神疲、倦怠乏力、面色不华。舌质淡,脉细等均为心脾两虚,气血不足之象。

治法:养心健脾,补益气血。

常用方:归脾汤化裁。白术30g,茯苓30g,党参15g,炙黄芪30g,龙眼肉30g,酸枣仁15g,木香9g,当归10g,远志10g,大枣5枚,甘草9g。

方解:出自《正体类要》,方中以党参、黄芪、白术、甘草大队甘温之品补脾益气以生血,使气血旺而血生;当归、龙眼肉甘温补血养心;茯苓(多用茯神)、酸枣仁、远志宁心安神;木香辛香而散,理气醒脾,与大量益气健脾药配伍、调和脾胃,以资化源。全方共奏益气补血,健脾养心之功,为治疗思虑过度,劳伤心脾,气血两虚之良方。本方的配伍特点:一是心脾同治,重点在脾,使脾旺则气血生化有源,方名归脾,意在于此;二是气血并补,但重在补气,意即气为血之帅,气旺则自生,血足则心有所养;三是补气养血药中佐以木香理气醒脾,补而不滞。故张璐说:"此方滋养心脾,鼓动少火,妙以木香调畅诸气。世以木香性燥不用,服之多致痞闷,或泄泻,减食者,以其纯阴无阳,不能输化药力故耳。"

加减:气虚甚者,加黄芪、党参;血虚甚者,加当归、熟地黄;阳虚甚而汗出肢冷,脉结或代者,加附片、肉桂;阴虚甚者,加麦冬、阿胶、玉竹;自汗、盗汗者,加麻黄根、浮小麦;心胸郁闷,情志不舒者,加郁金、佛手片,理气开郁;头痛者,加川芎、白芷,活血祛风而止痛。

⑧肾虚肝郁

主症:情绪低落,郁闷烦躁,悲观失望,兴趣索然,疏懒退缩,神思恍惚,反应迟钝,行为迟滞,胸胁胀痛,脘闷嗳气,不思饮食,腰膝酸软。偏于阳虚者,面色㿠白,手足不温,少气乏力,甚则阳痿遗精,带下清稀,舌质淡,苔白,脉沉细;偏于阴虚者,失眠,心烦易惊,自罪自责,颧红盗汗,手足心热,口燥咽干,舌红少苔,脉弦细数。

主症分析:本素体肾精不足者,长期忧虑不解,或经历惊吓恐惧,致使肾精受损;或他脏病变日久,久病及肾,导致肾精亏虚。肾主骨生髓,上冲于脑,肾精亏虚则脑神失养,出现情绪低落,悲观失望,兴趣索然,疏懒退缩,意志减退等脑神功能低下之症状。而肝肾同源,肾精亏虚,则水不涵木,肝失所养,疏泄功能低下,气机不畅,而致郁闷烦躁,胸胁胀痛,脘闷嗳气等肝气郁结诸证;虚损及阳,失于温煦,则见面色㿠白,手足不温,少气乏力,甚则阳痿遗精,带下清稀;舌淡,苔白,脉沉细皆属阳虚之征;虚损及阴,心神失养而见失眠,心烦易惊,自罪自责;阴虚无以制阳,阳热亢盛而见颧红盗汗,阴不上乘而口燥咽干。舌红少苔,脉弦细数皆属阴虚之征。

治法:益肾调气,解郁安神。

常用方:解郁方化裁。北刺五加 20g,五味子 20g,郁金 20g,合欢皮 15g,柴胡 12g,栀子 15g,白芍 12g,生甘草 6g。

方解:刺五加、五味子补益肝肾、养阴,郁金疏肝解郁,合欢皮及柴胡疏肝,栀子清肝热,白芍柔肝。

加减:偏于阳虚,阳痿、畏寒肢冷、小便清长者,可加用右归丸;如有早泄、滑精、尿失禁者,可加益智仁、桑螵蛸、覆盆子,温肾固摄;气短乏力者,可加党参、太子参,以益气。

⑨心肾不交

主症:情绪低落,多愁善感,虚烦不寐,心悸不安,健忘,头晕耳鸣,腰膝酸软,手足心热,口干津少,或见盗汗,舌红、苔薄,脉细或细数。

主症分析:心主火在上,肾主水在下,在正常情况下,心火下降,肾水上升,水火既济,得以维持人体正常水火、阴阳之平衡。水亏于下,火炎于上,水不得上济,火不得下降,心肾无以交通,阴虚内热,心神为热所扰,所以心烦、失眠、手足心发热;心阴不足,心神失养,故情绪低落,多愁善感;阴虚津液不能内守,所以盗汗;心阴不足,则虚火上炎,所以口干津少。舌质红,脉象细数,为阴虚火旺之征。

治法:滋阴清心,养脑安神,交通心肾。

常用方:黄连阿胶汤合交泰丸化裁。黄连 9g,阿胶 12g,黄芩 10g,白芍 18g,鸡子黄 2 枚,肉桂 3g,黄柏 10g,陈皮 6g,白术 6g。

方解:方中黄连、黄芩清心火;阿胶、白芍滋阴养血;鸡子黄滋阴清热两相兼顾。交泰丸中,取黄连苦寒,入少阴心经,降心火,不使其炎上;取肉桂辛热,入少阴肾经、暖水脏,不使其润下;黄柏清下焦虚火,防热药过剩,陈皮、白术健脾。全方寒热并用,如此可得水火既济。

加减:常加酸枣仁、珍珠母、生牡蛎等,以加强安神定悸之功;肾阴亏虚、虚火妄动、遗精腰酸者,加龟甲、熟地黄、知母,或加服知柏地黄丸,滋补肾阴,清泻虚火;阴虚而火热不明显者,可改用天王补心丹,滋阴养血、养心安神;心阴亏虚、心火偏旺者,可改服朱砂安神丸,养阴清热、镇心安神;若阴虚夹有瘀热者,可加丹参、赤芍、牡丹皮等,清热凉血,活血化瘀;夹有痰热者,可加用黄连温胆汤,清热化痰。

2. 焦虑障碍辨证论治

(1)辨证分型:中医学认为,焦虑障碍临床有多种证型。郭蓉娟等认为,广泛性焦虑的中医证型涉及范围有:气郁化火型,心脾两虚型,肝阴亏虚型,肝气郁结型,心胆气虚型,血行郁滞型,痰气郁结型。其中以气郁化火型为常见,故临床主要以疏肝泻火、养血安神法治疗本病。石向东根据患者症状辨证施治,将焦虑分为:心脾两虚型,方用归脾汤加减。肝阳上亢型,方用杞菊地黄丸加味。肝气郁结型,方用柴胡疏肝散加减。心肾两虚型,方用六味地黄丸加减。

(2)辨证论治

①心神不宁

主症:善恐易惊,坐卧不安,苔薄白,脉虚数。

主症分析:平素胆怯之人,由于突受惊恐,致心惊神摇,不能自主,渐至稍惊或无惊则恐惧紧张、坐立不安。

治法:养心安神,镇惊定志。

常用方:平补镇心丹加减。熟地 10g,麦冬 10g,天冬 10g,党参 10g,茯苓 10g,远志 15g,酸枣仁 15g,龙齿 15g,五味子 15g,甘草 3g。

②肾精不足

主症:恐惧紧张,惶惶不安,伴腰膝酸软,精神萎靡,虚烦盗汗,潮热遗精,脉弱。

主症分析:恐为肾志,若因久病失精、房劳过耗,精气内亏,致肾志不宁则恐惧不安。正如《灵枢·经脉篇》云:"肾足少阴之脉……气不足则善恐。"

治法:补肾益精定志。

常用方:六味地黄丸加减。熟地黄 10g,山药 15g,吴茱萸 10g,茯苓 10g,牡丹皮 10g,远志 15g,枸杞子 10g,鹿角胶 10g,肉桂 10g,巴戟天 12g,甘草 3g。

③气血不足

主症:善恐不安,惶惶不宁,伴气短,自汗无力、面色苍白无华,脉弱。

主症分析:中医学认为,心主神,若久病体虚或失血过多,或思虑过度,既耗伤心血又影响脾胃生化之源,使气血两亏、心失所养,故神不安而志不宁,惶惶不宁,紧张不安。

治法:补益气血安神。

常用方:远志丸加减。远志 15g,石菖蒲 10g,茯神 10g,茯苓 10g,龙齿 15g,人参 10g,当归 10g,熟地黄 10g,白术 10g,川芎 10g,朱砂(冲服)1g。

④肝胆不足

主症:紧张恐惧,坐卧不安,伴两肋不适,平素胆小怕事,遇事多优柔寡断。

主症分析:肝藏血舍魂,随神而往来者谓之魂。若素体虚弱,精不化气,肝胆不足则肝不藏魂,胆失决断,表现善恐紧张。正如《诸病源候论》说:"肝虚则恐……心肝虚而受风邪,胆气又弱,而为风所乘,恐如人捕之。"

治法:补益肝胆。

常用方:补胆防风汤加减。人参 10g,茯神 12g,川芎 10g,防风 10g,细辛 6g,独活 10g,前胡 10g,大枣 6g,生姜 3 片,甘草 3g。

⑤心胆气虚

主症：紧张不安，坐卧不宁，伴气短，面色苍白，脉弱，素日遇事胆怯。

主症分析：心为君主之官，神明出焉。胆为中正之官，决断出焉。心气安逸，胆气不怯。因事有所惊，或见异相，或思想无穷，梦寐不解，则致胆气受损，心神不宁，易惊，坐卧不安，心中恐惶。正如《寿世保元》云："惕然而惊……心下怯怯，如恐人捕，皆心虚胆怯之所致。"

治法：益气温胆化痰。

常用方：四君子汤合温胆汤加减。党参 10g，茯苓 10g，白术 10g，陈皮 12g，半夏 9g，枳实 9g，竹茹 10g，生姜 3 片，大枣 6 枚。

⑥肝郁血虚

主症：善恐，紧张，伴胸胁胀满，虚烦易怒，苔薄，舌色暗或淡，脉细弱。

主症分析：情志不畅，肝郁不舒，化火灼津，肝血受损，则心血亦亏，致肝不藏魂，心不主神，神魂散乱，易惊不安。

治法：养血疏肝，理气宁神。

常用方：丹栀逍遥散加减。牡丹皮 10g，山栀子 12g，柴胡 10g，白芍 10g，当归 9g，茯苓 10g，生地黄 10g，通草 10g，泽泻 10g，甘草 3g。

⑦痰火扰心

主症：惊恐不安，伴性急多言，甚则躁狂，头昏，头痛，口苦，舌红、苔黄厚腻，脉弦滑数。

主症分析：素体痰盛，或暴怒伤肝，气郁化火，灼津成痰，痰火上扰，心神不安，易惊易怒，惶惶不安。

治法：清心豁痰。

常用方：黄连温胆汤加减。黄连 10g，竹茹 10g，枳实 9g，半夏 9g，橘红 10g，茯苓 10g，生姜 3 片，甘草 6g。

⑧心火旺盛

主症：善惊意乱，伴口舌生疮，口渴欲冷饮，舌苔薄黄。

主症分析：多因心有实火，火盛血乱，神无所舍而发惊恐。正如《素问·至真要大论》载："疼酸惊骇，皆属于火。"

治法：清心泻火。

常用方：导赤散加减。生地黄 10g，通草 10g，甘草梢 10g，黄连 10g，黄芩 10g，竹叶 10g，远志 15g，酸枣仁 15g。

3. 针灸治疗

(1)针刺：针刺治疗心身疾病起效快、疗效确切、依赖性小、身心并治，在临床上具有优势。

①针刺治疗抑郁障碍：古今针刺治疗抑郁障碍的文献相当丰富，古代医家应用针灸治疗抑郁障碍的常用穴为大陵、神门、心俞及百会，现代医家则为百会、印堂、

三阴交及神门;古代治疗多取用足厥阴肝经、足太阳膀胱经、足少阳胆经上的穴位,现代治疗则多选用督脉、任脉、足太阳膀胱经上的穴位;古代医家多在四肢部取穴,现代医家除选用四肢部穴位以外,头项部的选用明显多于古代医家;两代医家均非常重视特定穴,主要为五输穴的应用。

②针刺治疗焦虑障碍:主穴多选用:风府、百会、印堂、通里、神门、内关、四神聪。痰郁者,加肺俞、合谷、列缺、丰隆;心血虚者,加心俞、脾俞;瘀血者,加血海、膈俞。除心血虚用补法外,其余均用泻法。

(2)电针:与传统针法相比,电针疗法可以根据治疗需要准确、连续地调整刺激量,从而提高疗效。多选取百会、印堂、风池、神门、内关、足三里、三阴交、太冲等穴进行电针,电刺激频率40次/分。留针30分钟。每日1次,10日为1个疗程。

(3)耳穴:对耳穴施加刺激可调节脏腑活动和脑部功能活动,进而对情绪障碍的相关症状进行治疗。多取神门、脑点、肝、皮质下等穴位。

三、心理疏导治疗法

1. 精神分析疗法

以弗洛伊德首创的精神分析理论为指导,探讨患者的深层心理,识别潜意识的欲望和动机,解释病理与症状的心理意义,协助患者对本我的剖析,解除自我的过分防御,调节超我的适当管制,善用患者与治疗者的移情关系,来改善患者的人际关系,调整心理结构,消除内心症结,促进人格的成熟,提高适应能力。在弗洛伊德之后,精神分析疗法被后来者逐步发展完善,至今在心理治疗领域中得到广泛的应用。为了让求助者在接受精神分析治疗时能够以积极的态度参与进来,现对精神分析治疗过程进行一下大致介绍。精神分析治疗过程通常分为四个阶段。

(1)开始阶段:首先是要了解求助者需要解决的问题,确认求助者是否适应于精神分析治疗。确认后,咨访双方,应就治疗规则、治疗阶段、双方责任取得共识。接下来,治疗者开始由浅入深了解求助者产生内心冲突的根源。

(2)移情发展阶段:随着治疗的逐步进行,求助者会出现对治疗者的移情。移情是求助者将自己对过去生活中的某些重要人物的情感在治疗者身上的投射。治疗者依据求助者的投射对其进行体验、理解并告知求助者。

(3)修通阶段:结合求助者提供的各种材料和移情表现,运用解释为主的技术,向求助者揭示其内心的无意识欲望和无意识冲突与自身表现出的症状的关系,获得求助者的理解和领悟。在修通的过程中会遇到阻抗,这是治疗过程中自然和必要的反应,只有将这个过程坚持下去才会逐渐获得疗效。

(4)移情解决阶段:对求助者的主要无意识冲突已经修通的情况下,治疗者对结束治疗确定一个大致的日期。在这个阶段中,求助者可能会在移情上出现反复,治疗者需要继续采取解释技术解决求助者遗留的问题,使之能够面对现实。当求助者能够解决移情并做好结束的准备时,治疗就可以结束了。

精神分析疗法适用于癔症、心理创伤、性心理障碍、人际关系障碍、焦虑症、抑郁性神经症、强迫症、恐惧症、抑郁症、适应障碍。

2. 行为疗法

行为主义心理学认为,人的行为是后天习得的,既然好的行为可以通过学习而获得,不良的行为、不适应的行为也可以通过学习训练而消除。行为疗法是基于严格的实验心理学成果,遵循科学的研究准则,运用经典条件反射、操作性条件反射、学习理论、强化作用等基本原理,采用程序化的操作流程,帮助患者消除不良行为,建立新的适应行为。

目前行为治疗结合了认知理论和社会学习理论学说,在纠正行为的同时,也注重刺激与反应之间的中介调节作用。通过对行为的评价和行为学习的模式,指导和帮助求助者调动自身的认知能力,逐步以健康的行为替代异常行为。

具体的行为疗法有系统脱敏疗法、冲击疗法、听其自然法、内爆疗法、强化疗法、放松疗法等。在行为治疗中,治疗方法的选用是根据求助者的具体行为表现和身体条件的适应性。由治疗者提出方案,并向求助者说明,征得求助者同意,在求助者积极配合下进行。不同的治疗方法需要的时间不同,或长或短。在一些治疗进行中,有的求助者会产生逃避的意念或行为,如果放弃治疗会前功尽弃,并对今后的治疗产生负面影响。

常见的行为治疗及其适应证如下。

系统脱敏疗法:社交恐惧症,广场恐惧症、考试焦虑等。

冲击疗法:恐惧症、强迫症等。

厌恶疗法:乙醇依赖、海洛因依赖、同性恋、窥阴癖、露阴癖、恋物癖、强迫症等。

阳性强化法:儿童孤独症、癔症、神经性厌食、神经性贪食、慢性精神分裂症等。

3. 认识领悟疗法

强调意识层面的领悟。领悟治疗的解释工作集中在求助者可以接受和理解的意识领域,不深挖求助者无意识内容和无意识冲突的本质,也不寻找当前症状的象征性含义。但是,仍注意无意识的影响,强调重视求助者自我教育的作用。认识领悟疗法的治疗过程大致如下。

(1)每次面询的时间在60～90分钟。每次治疗结束时要求求助者写出面谈中治疗者解释的意见,以及个人的体会,并记录下心中仍然存在的疑问。

(2)初次面询主要了解求助者表现出的症状,其产生和发展的全部过程。并确定求助者是否适应认识领悟法的治疗。强调求助者在治疗过程中对治疗者提出的疑问和解释要积极思考,并且认真付诸实践。

(3)在之后的面询中,需要了解求助者以往的生活史,引导求助者分析自身的症状,揭示其根源。

（4）当求助者在治疗者的引导下彻底明白了自身问题所在，不再有内心冲突带来的紧张、恐惧和偏激行为时，治疗即可结束。

4. 支持性心理治疗

善用治疗者与患者所建立的良好关系，利用治疗者的权威、专业知识，来关怀、支持患者，使患者发挥其潜在能力，提高应付危机的技巧，提高适应困难的能力，舒缓精神压力，帮助走出心理困境。避免精神发生崩溃。

支持性心理治疗适用于工作压力、学习困难、人际关系紧张、恋爱失败、婚姻危机、自杀行为、自然灾害所引发的心理危机。

5. 认知疗法

认知理论认为，人的情绪来自人对所遭遇的事情的信念、评价、解释或哲学观点，而非来自事情本身。情绪和行为受制于认知，认知是人心理活动的决定因素，认知疗法就是通过改变人的认知过程和由这一过程中所产生的观念来纠正本人的适应不良的情绪或行为。治疗的目标不仅仅是针对行为、情绪这些外在表现，而且分析患者的思维活动和应付现实的策略，找出错误的认知加以纠正。

认知疗法适用于情绪障碍、抑郁症、抑郁性神经症、焦虑症、恐惧症、强迫症、行为障碍、人格障碍、性变态、性心理障碍、偏头痛、慢性结肠炎等身心疾病。

6. 生物反馈疗法

生物反馈疗法是在行为疗法的基础上发展起来的一种治疗技术。试验证明，心理（情绪）反应和生理（内脏）活动之间存在着一定的关联，心理社会因素通过意识影响情绪反应，使不受意识支配的内脏活动发生异常改变，导致疾病的发生。生物反馈疗法将正常属于无意识的生理活动置于意识控制之下，通过生物反馈训练建立新的行为模式，实现有意识地控制内脏活动和腺体的分泌。

生物反馈疗法适用于原发性高血压、支气管哮喘、紧张性头痛、血管性头痛、雷诺病，能缓解紧张、焦虑状态、抑郁状态，治疗失眠。

7. 家庭治疗与夫妻治疗

家庭治疗是一种以家庭的对象，协调家庭各成员间的人际关系，通过交流、扮演角色，建立联盟，达到认同等方式，运用家庭各成员之间的个性、行为模式、相互影响、互为连锁的效应，改进家庭心理功能，促进家庭成员的心理健康。夫妻治疗（也叫婚姻治疗）是家庭治疗的一种特殊模式。

家庭治疗适用于家庭危机、子女学习困难、子女行为障碍。夫妻治疗适用于婚姻危机、夫妻适应困难、性心理障碍、性变态。

8. 森田疗法

具有神经质倾向的人求生欲望强烈，内省力强，将专注力指向自己的生命安全，当专注力过分集中在某种内感不适上，这些不适就会愈演愈烈，形成恶性循环。森田疗法就是要打破这种精神交互作用，同时协调欲望和压抑之间的相互拮抗关系,主张顺应自然、为所当为。

森田疗法适用于神经质、强迫症、疑病症、焦虑症、抑郁性神经症。

9. 催眠疗法

通过催眠方法,将人诱导进入一种特殊的意识状态,将医师的言语或动作整合入患者的思维和情感,从而产生治疗效果。

催眠疗法适用于癔症、疑病症、恐惧症、身心疾病。

四、经颅磁刺激

经颅磁刺激技术是一种无痛、无创的绿色治疗方法,磁信号可以无衰减地透过颅骨而刺激到大脑神经。根据法拉第电磁感应原理,通过强电流在线圈上产生磁场,然后磁场无创伤地穿透颅骨进入大脑皮质,并在相应的皮质引起局部微小感应电流,改变大脑皮质的膜电位,促使大脑皮质产生相关的生理效应,如激发神经递质的释放(如 5-羟色胺、去甲肾上腺素、多巴胺),使神经递质功能正常化,从而起到治疗作用。

1. 适应证

可以治疗精神分裂症(阴性症状)、抑郁症、强迫症、躁狂症、创伤后应激障碍(PTSD)等精神疾病,其中对抑郁症的治疗在美国已经通过 FDA 的认证,治愈率为 20%,治疗有效率可以高达 100%。

2. 禁忌证

有癫痫发作史或强阳性癫痫家族史;严重躯体疾病患者;严重酒精滥用者;有颅脑手术史者,脑内有金属植入物者;植入心脏起搏器者。

3. 疗程

每日 1 次,每周 5 日,2~3 周为 1 个疗程。根据临床研究及文献报道,经颅磁刺激疗效最长可维持 6 个月左右。

五、电休克疗法

亦称电抽搐治疗,系指以一定量电流通过患者头部,导致全身抽搐,而达到治疗疾病的目的。进行电休克治疗前,要详尽做好躯体和神经系统检查,如胸透、心电图、脑电图等,排除脑部疾患。电休克的不良反应比抗精神病药少,而且见效快。

1. 适应证

(1)严重兴奋躁动、冲动、伤人损物者,需尽快控制精神症状者。

(2)有严重抑郁,有强烈自责自罪、自伤、自杀行为者。

(3)拒食、违拗和紧张木僵者。

(4)药物治疗无效或对药物不能耐受者。出现躯体或精神病性症状,以及以前对 ECT 疗效好,似乎是疗效好的预测因子。

2. 禁忌证

任何不能用药、有增加麻醉危险的内科疾病均属于禁忌,如呼吸系统感染、严重的心脏病和高热性疾病及那些由于血压和心律改变可使其恶化的疾病,包括严重的心脏病、近期有冠状动脉栓塞者、脑动脉瘤和颅内压升高者;服用利血平药物的患者不能进行,服用其他精神科药物的不属禁忌;正在使用胰岛素的糖尿病患者及老年人需格外注意。

3. 不良反应

(1)焦虑和头痛,ECT可以引起短暂的退行性记忆缺损和抽搐发作之后30分钟内的记忆丧失。如果治疗在短时间内重复,这种记忆缺损就会形成。

(2)部分患者会出现持续数小时的意识模糊、头痛、恶心、眩晕等。

(3)少数患者有肌肉疼痛的主诉,特别是在下颌部。

(4)少数报道在ECT之后1个月有散发的癫痫大发作,但是这种发作还可能有其他原因。

(5)偶尔可以出现牙齿、舌和唇部的损伤。

(6)电极区可能有轻微的电灼伤。

(7)偶尔可以出现骨折,包括脊椎骨的压缩性骨折。

4. 疗程

治疗抑郁症时,电休克的疗程为4～6次;治疗精神分裂症时,疗程为8次左右。开始时,每周2～3次,以后可以改为每周1次。

六、推拿按摩治疗

1. 功效

推拿手法通过作用于人体体表的特定部位而对机体生理、病理产生影响。概括起来,推拿具有疏通经络、行气活血,理筋整复、滑利关节,调整脏腑功能、增强抗病能力等作用。

2. 常用心身疾病按摩手法举例

(1)𰀁法:患者俯卧,术者立于患者一侧,在患者背部沿足太阳膀胱经两条侧线施以𰀁法3～5分钟。

(2)捏脊法:自腰骶部捏至大椎,用三捏一提法捏7次,以患者能耐受为度。

(3)头部操作:患者仰卧位,医者坐于头侧。①中指轻揉印堂30秒,然后双手拇指交替点按督脉至百会穴,力度略大。②双手示指分别点揉攒竹15秒,沿鱼腰、丝竹空穴推揉15次,至太阳穴,按30秒。从睛明穴沿鼻两侧至迎香穴经颧骨下达耳门穴,示指推5～6次。③双拇指点揉鱼腰穴向头顶四神聪穴5～6次。④五指揉两侧颞部,并用扫散法扫散从前发际至头顶,用五指拿五经5～6次。⑤侧指击颞部,指端抓打头顶及颞部。⑥双掌根对按两侧太阳穴由轻至重1分钟。

（4）点穴：患者仰卧位，选取太冲、三阴交、期门、章门等穴位，每穴用拇指点按30秒。

（5）擦法：患者坐位，医者立于患者身后，双手自患者胁肋部插入，施以擦法。

七、中国传统功法

1. 养生气功疗法

气功疗法也是一种简便有效、适用性广的心理治疗方法。通过身心放松，稳定情绪，意守丹田，调整呼吸，缓冲应激，从而调整、协调和修复或改善心身功能状态，达到治疗和预防心身疾病的目标。适用于慢性躯体疾病、心身疾病、神经症等治疗。

2. 太极拳

动作中的内三合心法"心与意合、意与气合、气与力合"整合了人体各器官系统，相互协同工作，使人体全身各器官的功能得到锻炼和加强，并对人的精神和心理产生良好的积极影响。

3. 八段锦

以人自身形体活动、呼吸吐纳、心理调节相结合为要素，具有调神、调息、调形的作用。通过八段锦锻炼，使人体精、气、神和谐统一，达到心身全面健康的和谐状态。

八、音乐治疗

音乐具有安神养心，松弛肌肉神经等良好心理治疗作用。目前医学心理咨询门诊使用"音频治疗仪"，利用音乐和电频刺激相结合医治失眠、神经症。另外，中国音乐学院编制的中国天韵五行音乐结合不同病人的体质来进行分类，将五行音乐每行分阴阳二韵，可用于辨证施治。中华医学会音像出版社出版了中国传统五行音乐，治疗时可遵循五行生克制化的规律，因季因时因人辨证选乐。

参 考 文 献

[1] 曹建新,张巧丽.新版心身研究诊断标准及其临床应用[J].中华诊断学电子杂志,2018(1)：12-19.

[2] 王昊,杜渐,张振华,等."形神合一"中医学的生命整体观[J].中国中医基础医学杂志,2013(3)：239-240.

[3] 陶建青,龚冀荣,陆锦滢,等.我国综合医院患者抑郁焦虑障碍患病率的 Meta 分析[J].四川精神卫生,2018(1)：73-78.

[4] 尹冬青.抑郁症中医证候分型诊断量表及证候特征研究[D].北京中医药大学,2013.

第2章

焦虑障碍

焦虑障碍,即焦虑症,是一组以焦虑为主要临床相的精神障碍。各分类系统对于焦虑障碍概念的分类不尽相同,临床上常以广泛性焦虑障碍、惊恐障碍、恐惧障碍为主。焦虑障碍属于最常见的精神障碍之一,世界卫生组织(WHO)对包括我国在内的 28 个国家进行了世界精神卫生调查(WMHS)及跨文化研究,从已完成的国家流行病学研究发现,人群中焦虑障碍终身患病率为 13.6%～28.8%,年患病率为 5.6%～19.3%。焦虑障碍患病率高,疾病负担重,而且焦虑障碍常与其他精神障碍,如抑郁症、酒精滥用或依赖合并存在,各种焦虑障碍也可能共同存在,使诊断和治疗更为困难。

第一节 广泛性焦虑障碍

一、概述

广泛性焦虑障碍(generalized anxiety disorder,GAD)是临床常见的一种焦虑障碍亚型,表现为对日常生活事件或想法持续担忧和焦虑的综合征,患者往往能够认识到这些担忧是过度的和不恰当的,但不能控制。普通人群的年患病率在 1.9%～5.1%,终身患病率为 4.1%～6.6%。该病对个人生活和国民经济都有较大的负面影响。在个人层面上,GAD 常常与躯体和其他精神障碍共病,致使原有疾病延迟康复,导致工作能力和生活质量下降;在社会层面上,该病给公共卫生体系带来沉重的负担。

现代医学认为,广泛性焦虑障碍的产生与个体生物学特征和社会心理因素有关,其涉及生物、家庭、社会和心理等多方面因素。

1. 遗传因素

本病的某些方面具有遗传特性,是本病发生的重要的生理和心理基础。流行病学研究表明,广泛性焦虑患者一级亲属发病危险性较高。而此病具有相对"传染性",家庭成员患有焦虑障碍会导致其他成员更易受到焦虑情绪的影响。焦虑倾向作为一种人格特征,在不良社会环境影响或应激状态下,较易产生病理性焦虑。尽管产生焦虑的直接原因是社会和环境因素,但其潜在具有遗传特点。

2. 生物学因素

广泛性焦虑障碍具有其特殊的神经-内分泌-免疫调节特点。5-羟色胺广泛分布于脑组织,它的代谢异常参与焦虑症的发病机制。焦虑的动物模型提示,5-HT在焦虑的消长中起重要的作用,当 5-HT 释放增加时,动物出现明显焦虑反应。目前,选择性 5-羟色胺再摄取抑制药是治疗的一线用药,可以显著改善患者精神、躯体方面症状。γ-氨基丁酸可以起到抑制神经系统的作用,与发病原因密切相关,γ-氨基丁酸水平降低使大脑皮质抑制性神经递质减少,缺乏抑制的大脑皮质即可表现出兴奋性的焦虑症表现。焦虑伴有警觉程度增高和交感神经活动增强时,从患者脑脊液、血和尿中都已寻找到肾上腺素能活动增加的有关证据。多巴胺、谷氨酸神经肽 Y、P 物质等神经递质均与发病相关。

3. 心理社会因素

广泛性焦虑患者的发病常由应激性生活事件或创伤事件易引起,如负性生活事件,当社会、心理问题持续存在时可变成慢性病程。当遭遇到应激事件时,体验到的焦虑严重程度不仅与事件本身的特点与性质相关,也与个体对应激事件的适应能力和调节能力有关。女性较男性高发,其可能是由于女性激素造成的。儿童和青少年更易患有焦虑。重大疾病、劳累过度、子女生活事件、亲人亡故、职业变化等生活事件是产生及加重心理问题的重要因素。婚姻状况及婚姻关系、居住情况及邻里关系等家庭社会因素均会影响疾病的发病及进展。

广泛性焦虑障碍受到生物-心理-家庭-社会多维度的影响,发病原因复杂,在诊断与治疗方面均存在难度,容易造成误诊。很多患者在被作为器质性疾病治疗一段时间后方才感觉自己可能是精神方面的问题,因此患者在出现多系统临床症状时,医师应当予以精神问题的考虑。

二、病因病机

1. 病因

(1)外感六淫:自然界气候的异常变化及其外来邪气引发焦虑,也即外感致郁。如春季五行属木,主肝胆甲木,如若"少阳木气,喜于发散,若为寒气所持,则郁而不达矣"。因此,春季使人的情绪比其他季节更加不稳定,导致焦虑情绪蔓延。

(2)七情所伤:《素问·阴阳应象大论》中"人有五藏化五气,以生喜怒悲忧恐"。情志与五脏相应,忧思过度,情志不畅或外来刺激,伤及心肝,暗耗阴血,心肝阴血亏虚,则"魂无以藏,神无所附"。七情过用均可引起焦虑发生,其中"恐"及"忧"是常见引起焦虑病因。

(3)脏气失调:"肾藏志,应惊恐"言其肾虚为焦虑重要病因。《素问·灵兰秘典论》言:"胆者,中正之官,决断出焉。"胆主决断,主要是对外界刺激起决断的作用,一旦脏腑衰弱或邪入少阳,胆腑失用,胆胃不和,气机逆乱,也可引发此病。脏腑功能失调,痰瘀内生,内扰神明,也可导致焦虑的产生。

(4)房劳所伤:房劳过度可使心脑失养,出现健忘、眩晕、心悸、失眠诸症。房劳之伤属难疗之证,缠绵不愈。而房劳中的过度手淫亦可会导致患者产生羞愧情绪,导致其社交障碍,是青年产生焦虑的又一主要因素。

(5)先天不足:先天禀赋是情志疾病的内在因素。正如《理虚元鉴》提出"人之禀赋不同,而受病亦异"。

2. 病机

(1)发病:男女均可发病,见于各种年龄。起病或慢或急,亦可慢性起病,可急性发作,可伴全身多系统症状,表现为严重的情志异常和心理障碍。

(2)病位:主要位于心、肝、肾,病程日久,延及他脏。

(3)病性:有虚、实之分。实证、热证多源气郁、火热、痰浊、血瘀。而久病体弱,伤及脏腑,而发肝、胆、心、脾、肾脏气失调,阴阳失衡,阳不入阴,阴不敛阳而发焦虑。本虚可生标实,标实日久亦可导致和加重本虚。临床多见虚实夹杂,本虚标实之证。

(4)病势:初起多为实证,或虚实兼夹。多因情志刺激等因素突发而起,病情发展,正气虚弱,邪气旺盛,即为本虚标实证。也有年老体衰或久病体弱、素体禀赋不足之人初起即为虚证,多慢性起病,病势较缓,不为患者重视,随后日渐加重。

该病初期正气尚足,病轻易治;而病久耗损,正虚邪恋,病情加重。辨证需在准确定位脏腑的基础上,结合年龄、压力、家庭等影响因素综合处理,方能取得较好疗效。

三、临床表现

焦虑症的主要症状为焦虑的心理症状、自主神经功能失调及运动性不安。

1. 心理症状

无明确对象又无具体内容的主观多虑,患者长期感到紧张和不安,做事时心烦意乱,没有耐心,与人交往时紧张急切,极不沉稳;遇到突发事件时惊慌失措、极易向坏处想;即便是休息时也总担心什么不测的事情发生,终日忐忑不安,现代医学称之为自由浮动性焦虑(总是担心概率极小的不幸会降临到自己或是身边人身上,其担忧程度明显与现实不相符)。除此之外,部分焦虑症患者精神长期处于紧张状态,不能静坐,无法放松,对外界的刺激具有十分强烈的反应,白天注意力难以集中,晚间难以入睡、多梦易醒;部分患者对四周环境的感知和认识功能下降,思维也随病程延长而变得模糊和简单,经常对自己的健康状态极度的关注,身体稍微有些不舒服即担心自己是不是旧患再次发作,甚至有些患者认为自己快要死亡。

2. 自主神经功能失调

可涉及多个系统,常见的是心血管、呼吸、消化、泌尿生殖系统。

（1）心血管系统症状：患者在情绪不稳定时经常出现胸闷、心悸、心前区疼痛不适，严重者甚至可出现濒死感，但经现代医学手段检测均无法检测出患者的心血管系统具有器质性改变，或者出现改变也与患者症状严重程度不符。

（2）呼吸系统症状：患者情绪不畅时出现胸闷、气短、呼吸急促、面部发白，甚至部分患者有窒息感出现。

（3）消化系统症状：患者食欲减退，吞咽有梗阻感，体重减轻，胃脘部不适，甚至出现胃部痉挛，大便或干或稀，经相关医学手段筛查不能证明是器质性病变。

（4）泌尿生殖系统症状：患者焦虑时易表现尿频、尿急、尿不净等泌尿道感染症状或者是仅有强烈的便意而无尿液排出，部分男性患者伴随有性欲减退，甚至是阳痿早泄；女性患者则表现出月经不调，类更年期综合征等症状。

3. 运动性不安

主要包括舌、唇、指肌震颤，表现为小动作增多，静坐不能，肢体发抖，或表现为姿势僵硬而不自然，有些患者语言功能也受到影响，严重者出现口吃。

四、辅助检查

1. 实验室检查

以排除躯体疾病或精神活性物质滥用的干扰，包括甲状腺功能、血糖、电解质、肝肾功能、重要微量元素含量，以及对怀疑有精神活性物质使用史的患者进行血液、尿液的活性物质水平检测。

2. 其他检查

颅脑 CT、磁共振、心电图、心脏彩超、肺功能检测等排除器质性病变。

3. 评价量表

目前，常用的评价焦虑症的量表是焦虑自评量表和汉密尔顿焦虑量表，分别为自评量表和他评量表。

（1）焦虑自评量表（self-rating anxiety scale，SAS）：焦虑自评量表由 Zung 编制，主要用于评定焦虑的主观感受，适合于评定持续性焦虑，不太适合急性焦虑。适用于具有焦虑症状的成年人（表 2-1）。

表 2-1　焦虑自评量表

序号	症状	没有或很少时间	小部分时间	相当多时间	绝大部分或全部时间
1	我觉得比平时容易紧张和着急	1	2	3	4
2	我无缘无故地感到害怕	1	2	3	4
3	我容易心里烦乱或觉得惊恐	1	2	3	4
4	我觉得我可能将要发疯	1	2	3	4

序号	症状	没有或很少时间	小部分时间	相当多时间	绝大部分或全部时间
5	我觉得一切都很好,不会发生什么不幸	4	3	2	1
6	我手脚发抖打战	1	2	3	4
7	我因为头痛、颈痛和背痛而苦恼	1	2	3	4
8	我感觉容易衰弱和疲乏	1	2	3	4
9	我觉得心平气和,并且容易安静坐着	4	3	2	1
10	我觉得心跳得快	1	2	3	4
11	我因为一阵阵头晕而苦恼	1	2	3	4
12	我要晕倒发作,或觉得要晕倒似的	1	2	3	4
13	我呼气吸气都感到很容易	4	3	2	1
14	我手脚麻木和刺痛	1	2	3	4
15	我因胃痛和消化不良而苦恼	1	2	3	4
16	我常常要小便	1	2	3	4
17	我的手常常是干燥温暖的	4	3	2	1
18	我脸红发热	1	2	3	4
19	我容易入睡,并且一夜睡得很好	4	3	2	1
20	我做噩梦	1	2	3	4

指导语:上面有 20 条问题,请仔细阅读每一条,然后根据您最近 2 周的实际情况,选择您的答案并在相应的位置画"√",请注意答案是按持续时间分类的。

计分方法:将 20 个所画"√"方格内的数字相加,得到的总粗分,再乘以 1.25 以后取得整数部分,就得到标准分。也可以查"粗分标准分换算表"做相同的转换。标准分越高,症状越严重。

结果分析:按照指导手册标准,参照中国常模,SAS 标准分的分界值为 50 分,其中 50～59 分为轻度焦虑,60～69 分为中度焦虑,70 分以上为重度焦虑。

(2)汉密尔顿焦虑量表(Hamilton anxiety scale,HAMA):HAMA 由 Hamilton 于 1959 年编制,主要由专业精神科医师客观评定焦虑症和焦虑症状的严重程度,适合于评定持续性焦虑,不太适合急性焦虑,但不大宜于估计各种精神病时的焦虑状态。适用于具有焦虑症状的成年人(表 2-2)。同时,与 HAMD 相比较,有些重复的项目,如抑郁心境,躯体性焦虑,胃肠道症状及失眠等,故对于焦虑症与抑郁症不能很好地进行鉴别。

表 2-2　汉密尔顿焦虑量表

序号	症状	无	轻度至中度		重度	极重度
1	抑郁情绪	□0	□1	□2	□3	□4
2	有罪感	□0	□1	□2	□3	
3	自杀	□0	□1	□2	□3	□4

（续表 2-2）

序号	症状	无	轻度至中度	重度	极重度
4	入睡困难	□0	□1	□2	
5	睡眠不深	□0	□1	□2	
6	早醒	□0	□1	□2	
7	工作和兴趣	□0	□1　□2	□3	□4
8	阻滞	□0	□1　□2	□3	□4
9	激越	□0	□1　□2	□3	□4
10	精神性焦虑	□0	□1　□2	□3	□4
11	躯体性焦虑	□0	□1　□2	□3	□4
12	胃肠道症状	□0	□1	□2	
13	全身症状	□0	□1	□2	
14	性症状	□0	□1	□2	
15	疑病	□0	□1　□2	□3	□4
16	体重减轻	□0	□1	□2	
17	自知力	□0	□1	□2	
18	日夜 A. 早	□0	□1	□2	
	日夜 A. 晚	□0	□1	□2	
19	人格或现实解体	□0	□1　□2	□3	□4
20	偏执症状	□0	□1　□2	□3	□4
21	强迫症状	□0	□1　□2		
22	能力减退感	□0	□1　□2	□3	□4
23	绝望感	□0	□1　□2	□3	□4
24	自卑感	□0	□1　□2	□3	□4

指导语：在以上最适合被测试者的情况上画"√"。"0"为无症状，"1"为症状轻微，"2"为中等，"3"为症状较重，"4"为症状严重。

HAMA 总分能较好地反映焦虑症状的严重程度。总分可以用来评估焦虑和抑郁障碍患者焦虑症状的严重程度和对各种药物、心理干预效果的评估。按照我国量表协作组提供的资料，总分超过 29 分，可能为严重焦虑；超过 21 分，肯定有明显焦虑；超过 14 分，肯定有焦虑；超过 7 分，可能有焦虑；如<7 分，便没有焦虑症状。一般来说，HAMA 总分高于 14 分，提示被评估者具有临床意义的焦虑症状。通过对 HAMA 躯体性和精神性两大类因子分析，不仅可以具体反映患者的精神病理学，也可反映靶症状群的治疗结果。

4. 脑电超慢涨落扫描技术

脑电超慢涨落扫描技术中 S 谱线系统与脑内神经化学振荡过程密切相关,一系列不同的 S 频率代表不同的神经化学物质,不同的脑活动状态出现不同的 S 频率优势。已知 S 系统中特征谱线与脑内神经化学振荡过程的对应关系有 S1 系与 γ-氨基丁酸有关,γ-氨基丁酸是抑制性氨基酸,有抗焦虑等生理作用;S2 系与谷氨酸有关,谷氨酸属于兴奋性氨基酸;S3 系与乙酰胆碱受体有关;S4 系与 5-羟色胺有关,其作用是维持情绪稳定,过少可引起情感障碍,过多可导致焦虑;S5 系与乙酰胆碱有关,参与学习、记忆、睡眠运动、进食及体温的调节,还与攻击行为有关;S7 系与去甲肾上腺素有关,其生理作用是控制情感,具有血管收缩作用;S11 系与多巴胺有关,作用是兴奋脑功能状态,调节躯体运动,参与情绪活动;S13 系与抑制性递质有关。

五、诊断及鉴别诊断

1. 诊断标准

根据《中国精神障碍分类与诊断标准第 3 版(CCMD-3)》中有关广泛性焦虑的诊断标准如下。

指一种以缺乏明确对象和具体内容的提心吊胆及紧张不安为主的焦虑症,并有显著的自主神经症状、肌肉紧张,及运动性不安。患者因难以忍受又无法解脱,而感到痛苦。

(1)症状标准

①符合神经症的诊断标准。

②以持续的原发性焦虑症状为主,并符合下列 2 项:经常或持续的无明确对象和固定内容的恐惧或提心吊胆;伴自主神经症状或运动性不安。

(2)严重标准:社会功能受损,患者因难以忍受又无法解脱,而感到痛苦。

(3)病程标准:符合症状标准至少已 6 个月。

(4)排除标准

①排除甲状腺功能亢进、高血压、冠心病等躯体疾病的继发性焦虑。

②排除兴奋药物过量、催眠镇静药物,或抗焦虑药的戒断反应,强迫症、恐惧症、疑病症、神经衰弱、躁狂症、抑郁症,或精神分裂症等伴发的焦虑。

2. 鉴别诊断

(1)抑郁症:抑郁症与焦虑症常以共病形式发作,两者症状多错综复发。前者以情绪低落,快感缺失为核心症状;后者以担心、害怕情绪及消极认知为核心症状,可通过患者行为及量表结果鉴别。此外,在等级制诊断系统中,抑郁症的等级高于焦虑症,诊断焦虑症时必须排除抑郁症,一个病例即使焦虑较抑郁症明显,只要它符合抑郁症的诊断标准,就应诊断为抑郁症,而不考虑焦虑症的诊断。

（2）神经衰弱：神经衰弱患者可有焦虑症状，与广泛焦虑的鉴别取决于医师的观点和诊断标准。一般认为，只要符合广泛性焦虑的诊断标准，就不考虑神经衰弱的诊断。

（3）精神分裂症：精神分裂症及焦虑症均可见急躁情绪及激越行为，前者为重度精神疾病，伴认知障碍，可出现幻听、幻视等幻觉，有时可伴有焦虑症状；后者以心理障碍、自主神经功能紊乱为主，可出现紧张、坐立不安、心悸、出汗、胸闷、呼吸迫促、口干、便秘、恶心、尿频、尿急、皮肤潮红或苍白等。有的患者还可出现阳痿、早泄，以及月经紊乱等症状。两者可以患者行为及主诉进行鉴别。

（4）其他：许多器质性疾病，尤其是心血管及内分泌疾病可导致焦虑表现，从病史、躯体及实验室检查上不难分辨。兴奋药物过量、催眠镇静药物，或抗焦虑药的戒断反应也可引起焦虑症状，详细询问病史有助于诊断的确定。

六、治疗

1. 治疗原则

广泛性焦虑治疗强调药物的足量足疗程，然而此类药物不良反应明显，且长期大量应用可引起药物依赖和突然撤药时出现的戒断症状等不良反应。中医中药在该病治疗上有独特疗效，不良反应小，依从性好，有良好的应用前景。此外，配合心理治疗可以有效缓解焦虑。

2. 中医治疗

中医学认为，焦虑症属于情志病、心病、脑病等范畴。过分的担忧、紧张是本病最突出的表现。焦虑症的形成多有一个较长的病变过程，单一脏器病变为数不多，核心病变脏腑主要在心、肝、肾，而轴心是肝。因此，疏肝解郁为其正治，其病因多为脏腑虚弱或气机失常，病程复杂、迁延多脏。

（1）辨证用药

①肝郁化火证

主症：情绪不宁，郁闷烦躁，胸胁胀痛，脘闷嗳气，不思饮食，大便不调，或急躁易怒，口苦口干，或头痛，目赤，耳鸣，或嘈杂吞酸，大便秘结，舌质红、苔黄，脉弦或弦数。

治法：疏肝解郁，清泻肝火，理气和中。

方药：单栀逍遥散加减。柴胡 12g，当归 12g，白芍 12g，茯苓 20g，白术 15g，生甘草 6g，薄荷（后下）6g，牡丹皮 12g，栀子 12g，香附 10g，陈皮 10g，川芎 10g。

加减：热势较重，口苦，大便秘结者，可酌加大黄（后下）6g，龙胆草 9g，生地黄 20g，以泄热通腑；肝火泛胃，胁肋疼痛，口苦，嘈杂泛酸，嗳气，呕吐者，加黄连 9g，吴茱萸 3g，以清肝和胃；肝火上炎，头痛，目赤，耳鸣者，可酌加百合 20g，郁金 15g，菊花 10g，天麻 10g，钩藤 10g，以平肝清热。

中成药:柴胡舒肝丸。

②瘀血内阻证

主症:心悸怔忡,夜寐不安,或夜不能睡,多疑烦躁,胸闷不舒,时有头痛、胸痛如刺,舌暗红边有瘀斑,或舌面有瘀点,唇紫暗或两目暗黑,脉涩或弦紧。

治法:活血化瘀,理气通络。

方药:血府逐瘀汤加减。桃仁12g,红花9g,当归10g,生地黄15g,川芎5g,赤芍15g,牛膝10g,桔梗5g,柴胡3g,枳壳6g,甘草3g,丹参30g,龙齿(先煎)30g,琥珀粉(冲服)3g。

加减:胀痛明显者,加香附12g,青皮9g,郁金12g,以行气止痛。纳差脘胀者,加焦三仙各30g,陈皮10g,以健脾和胃;如有寒象者,加乌药9g,木香12g,以散寒理气;兼有热象者,加牡丹皮10g,栀子12g,以凉血清热。

中成药:血府逐瘀丸。

③痰火扰心证

主症:心烦易怒,紧张不安,痰多呕恶,吞酸,恶食嗳气,少寐,多梦,头晕,头胀,头重目眩,痰多胸闷,口苦,舌红,苔黄腻,脉滑数。

治法:清热涤痰,宁心安神。

方药:黄连温胆汤加减。黄连10g,法半夏9g,陈皮6g,茯苓15g,炙甘草6g,胆南星6g,枳实10g,竹茹10g,大枣15g,炒酸枣仁15g,珍珠母(先煎)30g,远志10g,天竺黄10g,焦栀子10g,龙胆草3g。

加减:实火较盛,烦躁不安者,加黄连至15g,以助泻火宁心之力。痰盛者,去大枣、炒酸枣仁;热久气阴两伤者,加五味子10g,黄精10g,以益气滋阴。

中成药:安神温胆丸,朱砂安神丸。

④心脾两虚证

主症:多思善虑,焦虑不安,心悸胆怯,少寐健忘,头晕,面色无华,神疲乏力,纳呆,便溏,舌质淡嫩、苔薄,脉细弱。

治法:健脾养心,益气补血,宁心解虑。

方药:归脾汤加减。黄芪10g,党参15g,白术10g,甘草6g,当归12g,龙眼肉15g,酸枣仁15g,茯神15g,远志10g,木香9g,生姜6g。

加减:心悸失眠,舌红少苔者,加百合15g,柏子仁12g,制何首乌12g,以养心安神;脾气亏虚,失于健运,纳呆食少,食后腹胀,少气懒言者,上方重用党参20g,加砂仁(后下)6g,以益气健脾。

中成药:人参归脾丸。

⑤心胆气虚证

主症:心悸不宁,善惊易恐,精神恍惚,情绪不宁,坐卧不安,失眠多梦,舌淡红、苔薄白,脉沉或虚弦。

治法：镇惊定志，宁心安神。

方药：安神定志丸加减。人参(单煎)9g，茯苓12g，茯神12g，石菖蒲9g，远志10g，龙齿(先煎)30g，五味子10g，当归12g，白芍12g，白术12g。

加减：躁扰失眠者，加炒酸枣仁20g，磁石(先煎)30g，以养心安神；心惊胆怯者，加珍珠母(先煎)15g，生龙骨、生牡蛎(先煎)各30g，以镇静安神。

中成药：安神温胆丸。

⑥阴虚内热证

主症：欲食不能食，欲卧不能卧，欲行不能行，口苦尿赤，多疑惊悸，少寐多梦，舌红、苔黄少津，脉细数。

治法：养血滋阴，凉血清热，镇心安神。

方药：百合地黄汤合知柏地黄汤加减。百合50g，生地黄30g，知母10g，黄柏10g，山药20g，茯苓15g，炒酸枣仁15g，牡丹皮10g，赤芍15g，炙甘草6g，砂仁(后下)6g。

加减：燥热较重，手足心热重者，加银柴胡10g，白薇10g，以清虚热；心烦不寐者，加生龙骨、生牡蛎(先煎)各15g，以清心安神；便干者，加当归20g，以养血润肠通便。

中成药：知柏地黄丸。

⑦肾精亏虚证

主症：心悸善恐，少寐健忘，精神萎靡，腰酸膝软，头晕耳鸣，遗精阳痿，闭经，舌质淡，苔薄白或无苔，脉沉弱。

治法：补肾益髓，填精安神。

方药：左归饮加减。熟地黄20g，山药15g，山茱萸15g，茯苓15g，枸杞子15g，炒酸枣仁15g，炙甘草10g，桑寄生12g，生龙骨(先煎)15g，生牡蛎(先煎)15g。

加减：偏于阳虚，阳痿、畏寒肢冷，小便清长者，加右归丸或加淫羊藿9g，肉桂3g，菖蒲10g，砂仁(后下)6g；如有早泄、遗精、尿失禁者，加益智仁15g，桑螵蛸10g，覆盆子15g，以温肾固摄；气短乏力者，加党参、太子参、苍术各15g，以益气。

中成药：金匮肾气丸。

⑧心肾不交证

主症：情绪低落，多愁善感，虚烦不寐，心悸不安，健忘，头晕耳鸣，腰酸膝软，手足心热，口干津少，或见盗汗，舌红、苔薄，脉细或细数。

治法：治宜交通心肾，滋阴清心，养脑安神。

方药：黄连阿胶汤合交泰丸加减。黄连9g，阿胶(烊化)12g，黄芩10g，白芍18g，鸡子黄(冲服)2枚，肉桂3g，陈皮6g，白术6g，黄柏10g，砂仁(后下)3g，炙甘草3g。

加减：虚热较甚，低热、手足心热者，加知母10g，龟甲10g，以清虚热；月经不调者,加香附 9g,泽兰 10g,益母草 10g,以活血调经。

中成药:养心安神丸。

(2)针灸疗法

①传统体针:理气解郁、养心安神、醒脑开窍,肝气郁结、气郁化火者,只针不灸,泻法;阴虚火旺者,只针不灸,平补平泻;心脾两虚者,针灸并用,补法。以足太阳经腧穴为主:心俞、胆俞、脾俞、神门、内关、大陵、期门、合谷、太冲。

肝气郁结者,加行间、肝俞穴,疏肝理气解郁;气郁化火者,加行间、内庭、支沟穴,清泻肝火、解郁和胃;忧郁伤神者,加百会、通里、日月穴,疏肝解郁、醒神开窍;心脾两虚者,加三阴交、足三里、中脘穴,健脾益气、养心安神;阴虚火旺者,加三阴交、太溪、肾俞穴,滋阴降火、养心安神;梅核气者,加天突、列缺、照海穴,清利咽喉;肢体震颤者,加阳陵泉、四神聪、百会穴,息风定惊;记忆力减退者,加百会、四神聪、太溪、悬钟、足三里穴,醒脑开窍、补益肝肾、健脑益智;失眠者,加百会、安眠穴,安神定志;心慌心悸者,加厥阴俞、巨阙、膻中穴,宁心定悸、安神通络;血压偏高者,加百会、曲池、三阴交穴,清肝泻火、滋阴潜阳;肢体痛者,取阿是穴或循经取穴;胃痛、呃逆者,加中脘、足三里、公孙穴,通调腑气、和胃止痛;肠易激者,加天枢、神阙、大肠俞、上巨虚、三阴交穴,通调腑气;胁肋胀痛者,加支沟、阳陵泉、足三里穴,疏肝利胆、行气止痛;尿频者,加中极、关元、秩边穴,健脾补肾、泌别清浊。

②电针治疗:即针刺得气后,加脉冲电流治疗的方法,可强化持续针感,促进血液循环,其具有刺激时间长,可人为控制刺激量大小等优点。焦虑症患者常有交感神经活动增强,或副交感神经功能亢进的表现。而现代的理论探索认为,针刺的作用为激活网状结构与大脑皮质的功能,调整两者之间的关系,既促进大脑皮质的醒觉,又可降低皮质的过度激活。而弱电流的刺激,可改善过度活动的兴奋。相关研究表明,电针治疗与抗焦虑药在治疗焦虑症方面均具有满意疗效,但电针治疗不会像抗焦虑药物形成依赖且无不良反应,并可减轻患者对服药的心理负担,但治疗前必须取得患者的信任和合作。因此,近年在焦虑症的治疗中得到了广泛应用。

电针治疗是在体针、头针等选穴治疗基础之上,对于重要穴位加脉冲电流以增强针感,加强治疗效果的一种治疗手段。在选穴等中医原理上与其他治疗方法无异,但对于刺激量、电极选择等方面需多加注意。刺激量应以患者感知为度,不应执着应用于高强度、高频率的电流刺激以增强针感;其次,电流不应横穿心脏,以免影响心电,产生心律失常等医源性不良反应;最后,头针可以适当选择从头部两侧设置电极,以期通过改善脑电而改变焦虑状态。

3. 西医治疗

(1)苯二氮䓬类:能缓解焦虑症状,起效迅速,治疗成本低,对广泛性焦虑疗效较好,常用的药物为地西泮、阿普唑仑等。本药有成瘾性,有些药可以使抑郁恶化,出现精神、运动及认知障碍。

（2）选择性 5-羟色胺再摄取抑制药（SSRI）：疗效明确，无心血管系统风险，常用药物如帕罗西汀等。但本类药物起效缓慢，治疗成本高，对于性功能有不良作用等是其不足。

（3）5-羟色胺-去甲肾上腺素再摄取抑制药（SSNRI）：有明确疗效，适用于广泛性焦虑障碍，长期使用的有效性业已得到证实，常用药物如万拉法辛缓释剂，但本类药大剂量可能升高血压，对性功能可能有不良作用。

4. 心理治疗及行为认知疗法

（1）良好医患关系的建立：医护人员在患者入院后和患者建立良好关系，了解患者文化程度、焦虑产生的原因，并用认知心理学知识对患者进行疾病解析，说明治疗方法和预后，并介绍成功治疗案例增强患者治愈信心。

（2）纠正错误认知：在和患者交流的过程中，纠正患者对疾病的错误观念和歪曲认知，并通过行为经验结果的说明，协助患者重新树立正确认知。鼓励患者正确地安排工作和学习，患者不宜全休在家，否则会加重病情。

（3）放松训练：每天指导患者进行 1 次放松训练，每次 40 分钟。可根据患者情况延长时间或增加训练次数，并指导患者如何识别和控制、矫正错误想法和行为，达到减轻焦虑症状的目的。

（4）音乐疗法：通过播放患者喜欢的轻音乐等方式，指导患者深呼吸，达到减轻患者焦虑情绪的目的。

七、调护

焦虑障碍患者的共同特点是非理性的恐惧不安感和主动回避焦虑诱发因素。此类患者非常痛苦，常常不能被人理解，社会功能也受到影响。世界卫生组织（WHO）精神障碍流行病学调查显示，焦虑障碍终身患病率超过 15%，年患病率超过 10%。患者非常容易合并抑郁症和其他精神障碍，易导致精神残疾和自杀等严重后果，社会功能和工作效率明显受损，生活质量及满意度低，而且其反复就医的行为不仅耗费大量医疗资源，还给患者家庭、社会带来沉重的经济负担。

中医药治疗焦虑性障碍具有一定优势，在中医个体化治疗的基础上，根据病情的变化及其证候特点，再有针对性地进行遣方用药，多靶点、多层次综合干预，可以从多个途径起到抗焦虑的治疗作用，且不良反应较少。此外，食疗、导引、怡情养性等方法对于焦虑性障碍的后期调养及预防复发都具有较好的作用。

八、中医防治进展

近年来，由于部分临床医师经验不足，认识不够，难于分辨焦虑症复杂多变的症状是内科疾病还是心身疾病范畴，导致焦虑症诊断率低下。部分医师忽视心身兼顾的治疗策略，往往运用躯体治法，头痛医头，不能意识到本病病机的复杂性，不能以心身同治的思路去解决问题,疗效欠佳。由于西药抗焦虑疗效可,但不良反应大,而中医具有简、便、廉、效的治疗原则和个体化差异运用的特点,疗效较好,在此领域的发展上有广阔的前景。对于将来中医防治焦虑症的展望:①需要更规范的诊疗流程及临床疗效评价标准。②对此病病因病机的把握上应更为准确,在辨证论治上能考虑到一种或多种治疗大法合用,吸取名医大师的经验,根据病机特点,灵活调整方药和治疗方向。③开展更多针灸联合中药的临床运用,并探究其机制,使中医在治疗本病上取得更大的突破,使疗效整体提高。

中医情志疗法,有自身特点,有学者以"思胜恐"为切入点,发现中医情志疗法较西医认知和行为疗法存在一定优势。①前者的思志和恐志既包括认知过程也包含情绪过程;后者情绪与认知过程是分离的。②前者治疗主要针对思志与恐志,是对具体的情志进行治疗;后者只关注负性情绪,并不关心具体的情绪如何治疗。③前者关注情志(思和恐)与脏腑(脾与肾)之间的联系;后者关注情绪与疾病相关躯体症状之间的联系。④情志疗法改变认知和情绪的手段可以通过患者自身的内省,也可以是通过外界施加或暗示的;后者只关注患者自身的内省。⑤前者着重通过生活事件找到偏颇的"思"和"恐"的来源,通过积极的"思"来解决其根源,从而达到治疗疾病的目的;后者虽然也重视生活事件的影响,但更关注纠正当前的认知和行为。由此,中医心理治疗使得认知更具体,情绪更具有针对性,有利于为患者提供表达情绪的背景信息,从而减少咨询中的阻抗。

近年来,广泛性焦虑障碍的中医药研究逐渐凸显多学科、多领域交叉融合的特点,结合临床流行病学、循证医学、数理统计学、量表学、影像学、分子生物学、免疫学、细胞生物学等多学科知识开展研究,以体现中医药治疗焦虑性障碍的疗效优势为目的,从基础到临床各个方面均进行了深入的探讨,已经成为未来焦虑性障碍研究的趋势。

九、典型病例

病例 1 患者,董某某,女,44 岁。主诉:焦虑不安 6 月余。患者 6 个月前因家庭矛盾致焦虑多思,担心紧张,坐卧不安,记忆力、注意力下降,心悸胸闷,脘腹痞满,口干口苦,纳呆食少,失眠,大便偏干,小便调,舌暗苔黄腻,脉弦。患者平日性缓,查 SAS65、SDS46。患者中年女性,以焦虑不安为主诉,担心紧张,坐卧不安持续半年以上,且伴有失眠、记忆力、注意力下降,自主神经功能紊乱症状,结合量表评分,明确西医诊断:广泛性焦虑。中医辨证:焦虑紧张,心神不宁,心悸失眠,脘闷口苦,纳差食少,舌暗苔黄腻,脉弦。结合证候舌脉属中医郁证范畴,肝气郁结证。治疗当以疏肝解郁为法。西医诊断:广泛性焦虑症症状;中医诊断:郁证;辨证为肝郁气结证。治则:疏肝解郁。予以柴胡疏肝散加减:柴胡 12g,枳壳 15g,白芍 10g,香附 12g,川芎 10g,陈皮 12g,厚朴 15g,紫苏梗 12g,枣仁 30g,柏子仁 30g,甘草

6g。7剂,每日1剂,水煎服。

二诊:诉服药后心中不安感缓解,脘腹痞满感明显减轻,焦虑、急躁、易怒情况稍改善。原方继服10剂。

三诊:诉自觉性情已大有改善,急躁易怒消失,无心中不安感,纳眠可,二便调。

此外,针对焦虑的治疗,不可忽视心理治疗的作用,需全面了解患者的心理状态特征,在深入理解并予心理支持的基础上,再予药物干预,实为正治。

病例2 郑某,女性,48岁。2009年9月8日初诊。主诉:心烦、失眠,间断心慌半年余。患者胆小怕事,多疑多虑,遇事不冷静。此次发病因子女婚事不顺心,思虑过度出现心烦,失眠,记忆力下降,胸部憋闷,纳差,全身不适,坐卧不安,间断心慌,可自行缓解,近半年体重减轻约5kg,多次查心电图、肿瘤标志物、甲状腺功能、血糖、胃镜未见异常改变。症见:神疲乏力,焦躁,舌偏红苔黄腻,脉滑。西医诊断:广泛性焦虑障碍;中医诊断:不寐、心悸。证属胆胃不和,痰热内扰。治则:理气化痰、清胆和胃法。处方:茯苓、胆南星、半夏、竹茹、菖蒲、郁金、陈皮、栀子、白芍、远志、合欢花各10g,枳实、黄连、甘草各6g。水煎200ml,每日2次,口服,连服7剂。

二诊:心烦消失,未诉胸闷、心慌,纳食转佳,夜可睡4~5小时,但入睡困难。原方再服7剂。

三诊:夜可入睡6小时左右,仍觉入睡困难,全身不适感减轻。考虑患者病程已逾半年,故予补益心脾之品,上方加党参、当归各12g,白术10g。继服14剂,诸症全消,继服14剂后停药。随访至今未复发。

病例3 毕某,女24岁。2个月前与人吵架后出现情绪不宁,胸肋、胸胁胀闷疼痛。西医诊断为焦虑症,服氯氮平片症状无缓解,遂来就诊。现症状加重,性情急躁易怒,时悲伤欲哭,善太息,口苦咽干,不欲饮食,体重骤减约5kg,夜卧难安,心悸易惊,舌红苔薄黄,脉弦数。西医诊断:广泛性焦虑障碍;中医诊断:不寐。考虑其为肝郁化火,治以疏肝解郁,清热除烦。方用小柴胡汤合用酸枣仁汤加减:柴胡12g,黄芩10g,半夏6g,太子参10g,酸枣仁25g,知母10g,川芎6g。开导患者解除苦闷,保持乐观心态,避免劳累熬夜,多运动,注意休息。服药后,诸症均缓,诉大便较难,于上方加肉苁蓉、火麻仁。续服药后,胸胁疼痛、易哭喜怒等症状基本消失,纳可寐佳,二便调,情绪佳。

按语:肝喜条达而主疏泄,肝郁不解,疏泄失常,故见情绪不宁,胸胁胀闷疼痛、善太息主症,肝胆相表里,肝郁不解,久而化火,迫胆汁上逆而见口苦咽干忧郁不解,肝郁化火,暗耗阴血,故见心悸易惊肝郁疏泄不及,气机不畅,中焦升降失调而见不欲饮食,肝藏血,血舍魂,肝郁日久,暗耗阴血,肝血虚则魂不安,虚火扰心则神不宁,魂不守舍则见夜卧难安。舌苔薄黄,脉弦数为气郁化火之象。方用小柴胡汤和解少阳、调达枢机,加酸枣仁汤清心除烦、养血安神,共奏解肝郁,清心热,安神志,和脾胃之效。

第二节　惊恐障碍

一、概述

惊恐障碍(panic disorder,PD)又称急性焦虑障碍,是以反复出现的、突然发作的、不可预测的、强烈的惊恐体验,表现为显著的心悸、出汗、震颤等自主神经症状,并伴以强烈的濒死感或失控感。欧美流行病学资料显示,惊恐障碍的终身患病率和1年患病率分别为4.7%和2.7%,有1/3~1/2的惊恐障碍患者还有场所恐惧症状。国内2001年浙江省流行病学调查显示,惊恐障碍患病率0.18%。2004—2005年,河北省惊恐障碍患病率为0.4%,国内报道的数字远低于国外报道,原因有待探讨。

惊恐障碍的确切病因尚未阐明。病因学有生物学和认知理论解释,围绕个体的"焦虑和恐惧"环路。

1. 生物学机制

(1)神经递质系统异常:包括乳酸盐代谢异常、肾上腺素和5-HT神经受体功能失调和神经内分泌功能失调等。

(2)神经解剖假说:近年的神经影像学研究结果发现大脑的杏仁核和边缘结构参与惊恐障碍的发病机制。动物实验已经阐明,获得条件性恐惧的脑干通路和相关神经递质。即条件性刺激的感觉输入通过丘脑前部到达杏仁核的外侧核团,然后传递至杏仁核的中央核团。杏仁核的中央核团是一个信息分布中心,它主宰自主的和行为的反应。杏仁核中央核团的输出有很多目的地:臂旁核,可以使呼吸频率加快;下丘脑外侧核,可以激活交感神经系统和引起自主觉醒及交感神经的放电;蓝斑,可以导致去甲肾上腺素释放的增加和导致血压、心率及行为的恐惧反应增加;还有下丘脑室旁核,可以引起肾上腺皮质激素释放的增加。另外,在杏仁核与感觉丘脑、额叶前部皮质、岛叶及初级躯体感觉皮质之间存在重要的互相联系。惊恐发作的患者可能在这些皮质处理通路中存在一种神经认知缺陷,它可以导致对感觉信息的错误解释,经由对杏仁核误导的兴奋性输入,"恐惧网络"被不恰当地激活,出现相关行为和自主神经与神经内分泌的激活表现。

2. 遗传易感性和环境因素共同作用机制

遗传学研究发现,惊恐障碍患者一级亲属的同病率为15%,而一般人群为5%,单卵双生子的同病率为50%,而双卵双生子的同病率为2.5%。此外,有证据表明,在儿童和成年期经历创伤性事件或负性生活事件与惊恐障碍的形成有关。惊恐障碍的患者比无障碍的个体对创伤效应更敏感,特别是涉及分离和依恋关系破裂的事件。与此模式相一致的是最近的创伤应激可以在促发惊恐发作中发挥作用。这种异常有几种形式，包括紧张的自主性活动增加或者阻止对恐惧网络信号恰当解释和(或)阻止对限制焦虑和惊恐反应的皮质恰当反馈。因此，生活事件应激和遗传易感性的相互作用是成人惊恐障碍的根本原因。

惊恐障碍是一种致残率较高的疾病，而且惊恐障碍患者与精神活性物质或乙醇使用、躯体疾病及其他精神疾病共病率较高，更不利于预后，加强对惊恐障碍的诊疗与预防，有着极其重要的意义。

二、病因病机

惊恐障碍属中医学情志病、心病范畴，主要由于素体亏虚、脏腑病变、七情所伤及禀赋异质等损伤肝、胆、肾、心、脾等脏腑器官，导致精神异常，而临床显著表现为惊、恐。中医藏情关系不是简单的一脏一情关系，而是多情交织，若因卒恐而伤肾，以致肾精不得上奉心阴，当上者不上，势必造成当下者不降，心火不能下降于肾而独亢，而出现心肾不交和肾气不固的病理现象，而惊归于心，恐归于肾，惊恐多并提。

1. 病因

(1)素体亏虚：《景岳全书》曰："无气则阳虚，阳虚则神不足，故心怯而惊也。真阴精血之不足，阴阳不交，而神有不安其室耳。"指久病之人素体虚弱，阴阳俱伤，不能上奉于心，水不济火，则心阳独亢，心肾失交，热扰神明，神志不宁，而致惊恐。《千金翼方·卷十五·补益》言："气极令人内虚，五脏不足，外受邪气……惊恐头痛……血极令人无色泽，恍惚喜忘，善惊少气……七伤为病，令人邪气多，正气少，忽忽喜忘而悲伤不乐……卧不安席，心如杵春，惊悸失脉，呼吸乏短。"指气极、血极、七伤都能使人惊恐，主要原因与正气虚损有关。

(2)脏气失和：《灵枢·平人绝谷》言："五脏安定，血脉和利，精神乃居。"指人的情绪反应与五脏功能活动有关，五脏安定则精神活动正常，五脏不安则精神活动异常。《素问·灵兰秘典论》言："心者，君主之官，神明出焉。肝者，将军之官，谋虑出焉。胆者，中正之官，决断出焉。"指出惊、恐与心、肝、胆关系最为密切，如若怒气伤肝，或惊气入胆，或思想无穷，暗耗心血，心、肝、胆脏腑功能受损，则发焦虑、惊恐症状。

(3)七情所伤：心藏神而统五志七情，神伤则惊恐发作。《素问·举痛论》言："惊则心无所倚，神无所归，虑无所定，故气乱矣。"即突遇惊恐，内犯心神，心动神摇不能自主而诱惊恐。人或长期忧思，忧思伤脾不能养心，津液不布，聚而为痰，阴血暗耗，血不养心，心神不宁而发惊恐；或郁怒伤肝，肝失疏泄，肝郁气滞，甚则气郁化火，灼津成痰，痰火扰心，心神失宁而致惊恐发作。

(4)禀赋异质：不同个体之间对接受外界刺激的承受能力不同。《灵枢·论勇》言："夫勇士之忍痛者，见难不恐，遇痛不动……怯者见难与痛，目转面眄，恐不能言,失气惊悸,颜色变化,乍死乍生。"指坚强胆大的人,气胆壮,脏气充盛,对外来刺激防御能力强,不论是意志还是体格上都有较强的适应能力,不易发惊恐;胆小怯懦者胆气脆弱,胆不能壮气,一旦受到外来的刺激,超过自身能承受能力,则发惊恐。

2. 病机

(1)发病:初起发病多较急;凡年老体虚,或久病耗伤,脑髓失充,神明失养,发病一般较缓。

(2)病位:本病病位在心、脑,与肝、脾、肾有密切关系。

(3)病性:总属阴阳不交,营卫失和,神明失守。有虚实之分,有寒热之别,涉及五脏六腑、气血阴阳。临床必须首辨虚实。虚者以心胆气虚、血虚失养、阴虚火旺为主;实者以心肝火旺、气滞血瘀、痰湿阻络为多。各证候要素可独立或相互交叉结合形成相应证候。

(4)病势:起病时或实或虚,日久实邪可损伤正气,导致本虚;亦可因虚起病,脏腑功能失常,因虚致实,最终可出现虚实夹杂证候。

三、临床表现

惊恐障碍指反复的、有时为不可预料的焦虑或惊恐发作。发作突如其来,让人极端痛苦,持续几分钟或更久一些。在惊恐障碍中,发作不限于发生在特定的可预料的情境中。惊恐发作后会持续担心再次发作。

1. 惊恐发作

突如其来的气短、头晕或轻度头痛,晕厥,震颤或颤动,口干,难以集中思想或讲话,视物模糊,胸闷,胸痛胸部压紧或疼痛感或呼吸困难,喉头堵塞,即将窒息。心悸,心脏剧跳;手麻,足麻,窒息感,出汗,潮热或寒战,迫切想逃脱,恶心,肌肉紧张,怕死去,失去控制或发疯。同时出现强烈的恐惧感,濒死感。此种发作突然,发作时意识清晰,历时短暂,一般5～20分钟,很少超过1小时,即可自行缓解。

2. 预期焦虑

大多数患者在反复出现惊恐发作之后的间歇期,常担心再次发病,因而紧张不安,也可出现一些自主神经活动亢进的症状。

3. 求助和回避行为

惊恐发作时,由于强烈的恐惧感,患者难以忍受,常立即要求给予紧急帮助。在发作的间歇期,60%的患者由于担心发病时得不到帮助,因而主动回避一些活动,如不愿单独出门,不愿到人多的热闹场所,不愿乘车旅行等;或出门时要他人陪伴,即继发广场恐惧症。

4. 伴随症状

惊恐障碍患者常伴有抑郁症状。

5. 病程

一般病情会在数周内缓解,病情超过6个月,易进入慢性波动病程,不伴有广场恐怖的治疗效果好，伴发广场恐怖的患者预后欠佳。

四、辅助检查

1. 实验室检查

以排除躯体疾病或精神活性物质滥用的干扰，包括甲状腺功能、血糖、电解质、肝肾功能、重要微量元素含量，以及对怀疑有精神活性物质使用史的患者进行血液、尿液的活性物质水平检测。

2. 其他检查

心脏彩超、心电图、CT、磁共振、肺功能等排除器质性病变。

3. 量表检测

目前常用的评价量表是贝克焦虑量表和惊恐障碍严重度量表。

（1）贝克焦虑量表（Beck anxiety inventory，BAI）：含有 21 项焦虑自测问卷，能够反映被试者焦虑状况的严重程度，适用对象为具有焦虑症状的成年人，在心理门诊、精神科门诊或住院患者中均可应用（表 2-3）。量表中将不同焦虑症状的严重程度作为评定指标，采用 4 级评分方法。其标准为"1"表示无；"2"表示轻度，无多大烦扰；"3"表示中度，感到不适，但尚能忍受；"4"表示重度，只能勉强忍受。

①测量办法：受试者将 21 项自评分数相加后得到粗分，再使用公式 $Y = INT(1.19 \times)$ 取整，将粗分转换为标准分。一般将 BAI$\geqslant$45 作为焦虑阳性的判断标准。

②指导语：本量表含有 21 道关于焦虑一般症状的问题，请仔细阅读每一道题，指出最近一周内（包括当天），被各种症状烦扰的程度，并按以下标准进行选择：选 1 表示"无"；选 2 表示"轻度，无多大烦扰"；选择 3 表示"中度，感到不适，但尚能忍受"；选 4 表示"重度，只能勉强忍受。"填在后面括号里。

（2）惊恐障碍严重度量表（panic disorder severity scale，PDSS）：（表 2-4）。请仔细阅读每一条，根据你最近 1 个月的实际感觉，选择适合的答案。

表 2-3　贝克焦虑量表

题目	选择
1. 麻木或刺痛	1—2—3—4 （　）
2. 感到发热	1—2—3—4 （　）
3. 腿部颤抖	1—2—3—4 （　）
4. 不能放松	1—2—3—4 （　）
5. 害怕发生不好的事情	1—2—3—4 （　）
6. 头晕	1—2—3—4 （　）
7. 心悸或心率加快	1—2—3—4 （　）
8. 心神不定	1—2—3—4 （　）
9. 惊吓	1—2—3—4 （　）

（续表 2-3）

题目	选择
10. 紧张	1—2—3—4　（　）
11. 窒息感	1—2—3—4　（　）
12. 手发抖	1—2—3—4　（　）
13. 摇晃	1—2—3—4　（　）
14. 害怕失控	1—2—3—4　（　）
15. 呼吸困难	1—2—3—4　（　）
16. 害怕快要死去	1—2—3—4　（　）
17. 恐慌	1—2—3—4　（　）
18. 消化不良或腹部不适	1—2—3—4　（　）
19. 昏厥	1—2—3—4　（　）
20. 脸发红	1—2—3—4　（　）
21. 出汗(不是因暑热冒汗)	1—2—3—4　（　）

表 2-4　惊恐障碍严重度量表

1. 惊恐发作的频率,包括有限症状的发作
　□ 0,没有惊恐发作或有限症状的发作
　□ 1,轻度,平均 1 周少于 1 次完整的发作,且有限症状最多每天 1 次
　□ 2,中度,1 周 1 次或 2 次完整发作和(或)每天多次有限症状的发作
　□ 3,严重,1 周 2 次以上完整发作,但平均不超过每天 1 次
　□ 4,极度,每天 1 次以上的惊恐发作,有发作的日子多于不发作的日子
2. 惊恐发作时苦恼,包括有限症状发作
　□ 0,没有惊恐发作或有限症状的发作,或发作时无苦恼
　□ 1,轻度苦恼,但能继续活动,几乎没有或完全没有影响
　□ 2,中度苦恼,但仍能控制,能够继续活动和(或)能够维持注意力,但感到有困难
　□ 3,严重,显著的苦恼和影响是去注意力和(或)必须停止活动,但仍能留在房间里或那个
　　　环境中
　□ 4,极度,严重和丧失能力的苦恼,必须停止活动,如有可能就会离开房间或那个环境,否
　　　则不能集中注意力,极度苦恼
3. 预期性焦虑的严重度(惊恐发作相关的害怕,恐惧或担心)
　□ 0,不担心惊恐发作
　□ 1,轻度,对惊恐发作偶尔有害怕、担心或惶惶不安
　□ 2,中度,经常担心,害怕或惶惶不安,但有时候没有焦虑。生活方式有注意得到改变,但
　　　焦虑仍然可控,总体功能不受影响
　□ 3,严重,对惊恐有持续的害怕,担心或惶惶不安,显著地干扰注意力,影响有效功能
　□ 4,极度,几乎持续和致残性的焦虑,因为对惊恐发作的害怕,担心或惶惶不安,不能执行
　　　重要的任务
4. 场景害怕和(或)回避
　□ 0,无,无害怕或回避
　□ 1,轻度,偶尔的害怕和(或)回避,但通常能面对或忍受。生活方式只有很小或没有改变
　□ 2,中度,注意得到的害怕和(或)回避,但仍能控制,回避所害怕的场景,但有人陪伴就能
　　　面对,生活方式有些改变,但总得功能未受损

☐ 3,严重,广泛的回避;生活方式的实质性改变就是需要人陪伴,一般活动有困难

☐ 4,极广泛的致残性的害怕和(或)回避,不得不广泛改变生活方式,不能执行重要任务

5. 与惊恐相关感觉的害怕和(或)回避

☐ 0,没有害怕或回避会触发痛苦躯体感觉的场景或活动

☐ 1,轻度,偶尔害怕和(或)回避。通常会面对或很少苦恼地忍受这些会触发躯体感觉的活动场景。生活方式很少改变

☐ 2,中度,可注意到的回避,但仍能控制;有明确的,但有限的生活方式改变,总体功能不受影响

☐ 3,严重,广泛的回避,造成生活方式的显著改变,或影响功能

☐ 4,极广泛的和致残性的回避,生活方式的广泛改变,不能做重要的事情或活动

6. 因为惊恐发作,工作能力受损或受干扰

☐ 0,没有因惊恐障碍的症状而受损

☐ 1,轻度干扰,感觉工作困难,但表现尚好

☐ 2,中度,症状导致规律的、明确的干扰,但仍能控制。工作表现可能受损,但其他人会说工作还可以

☐ 3,严重,导致显著的职业功能损害,其他人会注意到,可能会耽误工作或某天完全不能工作

☐ 4,极度,失能症状,不能工作(不能上学或不能完成所承担的家务)

7. 惊恐障碍损害或干扰社会功能

☐ 0,无损害

☐ 1,轻度干扰,感到社交行为的质量有所影响,但社交功能尚好

☐ 2,中度,明确的干扰社交生活,但仍能控制,社交活动的频率和(或)人际关系质量有所下降,但仍能参与绝大多数的常见社交活动

☐ 3,严重,造成显著的社会功能损害,社交活动显著减少,和(或)与别人交往有显著困难,仍能强迫自己与他人交往,但不能享受,或不能在大多数社交或人际交往场合中良好表现

☐ 4,极度,致残性症状,几乎不外出或不与他人交往,可能会因为惊恐障碍而终止与他人的关系

说明:测验的计分:7 题之和即为总分。

不伴随广场恐怖的惊恐障碍计分区间

(1)正常:0～1。

(2)介于正常和不正常之间:2～5。

(3)轻度惊恐障碍:6～9。

(4)中度惊恐障碍:10～13。

(5)重度惊恐障碍:14 或以上。

伴随广场恐怖的惊恐障碍计分区间

(1)正常:0～2。

(2)介于正常和不正常之间:3～7。

(3)轻度惊恐障碍:8～10。

(4)中度惊恐障碍:11～15。

(5)重度惊恐障碍:16 或以上。

五、诊断及鉴别诊断

1. 诊断标准

根据《中国精神障碍分类与诊断标准第 3 版(CCMD-3)》中有关惊恐障碍的诊断标准如下。

(1)惊恐障碍:是一种以反复的惊恐发作为主要原发症状的神经症。这种发作并不局限于任何特定的情境,具有不可预测性。惊恐发作为继发症状,可见于多种不同的精神障碍,如恐惧性神经症、抑郁症等,并应与某些躯体疾病鉴别,如癫痫、心脏病发作、内分泌失调等。

(2)症状标准:惊恐发作需符合以下 4 项。

①发作无明显诱因,无相关的特定情境,发作不可预测。

②在发作间歇期,除害怕再发作外,无明显症状。

③发作时表现出强烈的恐惧、焦虑及明显的自主神经症状,并常有人格解体、现实解体、濒死恐惧或失控感等痛苦体验。

④发作突然,迅速达到高峰,发作时意识清晰,事后能回忆。

(3)严重程度标准:患者因难以忍受却又无法解脱而感到痛苦。

(4)病程标准:1 个月内至少有 3 次惊恐发作,或首次发作后继发害怕再发的焦虑持续 1 个月。

(5)排除标准:其他精神障碍继发的惊恐发作;躯体疾病如癫痫、心脏病发作、嗜铬细胞瘤、甲状腺功能亢进或自发性低血糖等继发的惊恐发作。

2. 鉴别诊断

(1)躯体疾病所致焦虑:①内分泌系统疾病,如甲状腺功能亢进、甲状腺功能减低、低血糖症、库欣综合征等;②血液病,如贫血;③心脏系统疾病,如心律失常、冠状动脉粥样硬化性心脏病、瓣膜疾病等;④呼吸系统疾病,如慢性阻塞性肺气肿、肺栓塞、哮喘等;⑤神经系统疾病,如癫痫、前庭功能障碍等。

(2)物质或乙醇滥用或戒断:拟交感药物苯丙胺、可卡因、咖啡因;致幻剂或阿片类物质;其他类固醇、镇静催眠药、抗精神病药、乙醇等,医师可根据患者服药史加以鉴别。

六、治疗

1. 治疗原则

尽早药物干预,控制惊恐发作、预防再发和引起广场恐怖。同时,在处理初次的惊恐发作时,应向患者说明病情,并解释患者的认知偏差,从而防止惊恐障碍的进一步形成。临床实践表明,中医药在一定程度上具有抗焦虑作用,可以有效缓解惊恐,且不良反应少,不易复发,患者依从性好,较西药具有优势。

2. 中医治疗

惊恐障碍属中医学情志病、心病范畴，主要由于素体亏虚、脏腑病变、七情所伤及禀赋异质等损伤肝、胆、肾、心、脾等脏腑器官，导致精神异常，而临床显著表现为惊、恐。

（1）辨证用药

①心肝火旺证

主症：时发惊恐，性情急躁易怒，不思饮食，口渴喜饮，口舌生疮，目赤口苦，小便黄赤，大便秘结，胁肋胀痛，女子可见月经不调，舌红、苔黄，脉弦数。

治法：疏肝泻热，佐以安神。

方药：龙胆泻肝汤加减。龙胆草9g，黄芩10g，山栀子10g，泽泻6g，通草9g，柴胡12g，车前子（包）10g，生地黄30g，当归30g，生龙牡（先煎）各30g。

加减：肝胆实火，肝火上炎之重症，可见头痛欲裂，头晕目眩，大便秘结者，可改服当归龙荟丸（当归、龙胆草、栀子、黄连、黄芩、黄柏、大黄、青黛、芦荟、木香、麝香），以清泻肝胆实火；若肝火旺盛，肝阴不足，可见双目干涩，爪甲不荣，女子月经不调或闭经者，可加白芍10g，酸枣仁30g，川芎10g敛肝阴，补阴血；若肝盛乘脾者，可见口苦咽干、不思饮食者，可加生白术30g，焦三仙各10g，枳壳12g。

常用中成药：丹栀逍遥散、柴胡疏肝散。

②痰火内扰证

主症：时发惊恐，胸闷脘痞，心烦不眠，伴泛呕嗳气，头重目眩，心烦口苦，痰多，或大便秘结，彻夜不眠，舌红、苔黄腻，脉滑数。

治法：化痰清热，和中安神。

方药：温胆汤加减。半夏9g，橘皮12g，竹茹12g，枳实9g，黄连9g，生姜6g，全瓜蒌3g，甘草6g。

加减：心悸频发，惊惕不安者，可加重镇安神剂，如琥珀3g，以镇惊定志；若痰热盛，痰火上扰心神，彻夜不眠，大便秘结者，可改用礞石滚痰丸，以泻火逐痰，方中煅青礞石为君，取其燥悍重坠之性，攻坠痰邪，使"木平气下"；若宿食积滞较甚，见有嗳腐吞酸，脘腹胀痛，可用保和丸消导和中安神；若邪滞日久，而致脾胃虚弱，本虚标实，攻逐痰邪应与健脾和胃并行，加生白术30g，炒薏苡仁30g，茯苓30g等，也可配合选用参苓白术散、二陈汤等，健脾化痰祛湿。

常用中成药：安神温胆丸、清脑复神口服液等。

③血瘀阻络证

主症：时发惊恐，夜寐不安，烦躁，身有痛处，痛有定处，固定不移，面色黧黑，皮肤干燥，肌肤甲错，毛发不荣，舌暗，有瘀斑瘀点，苔薄白，舌下络脉青紫，脉弦涩。

治法：活血化瘀，宁心安神。

方药：血府逐瘀汤加减。桃仁12g，红花12g，生地黄30g，当归30g，白芍10g，川芎 12g,川牛膝 10g,柴胡 12g,枳壳 12g,桔梗 12g,酸枣仁 30g,生龙牡各 30g。

加减:若舌苔白腻,为痰瘀互结,宜加涤痰汤等化瘀涤痰,或加胆星 9g,瓜蒌 30g,陈皮 12g,化痰。

常用中成药:丹参膏、宁神丸等。

④心胆气虚证

主症:时发惊恐,易惊易醒,胆怯,心悸,遇事善惊,气短倦怠,不寐多梦,小便清长,舌淡,脉弦细。

治法:益气镇惊,安神定志。

方药:安神定志丸加减。茯苓 30g,茯神 10g,石菖蒲 12g,远志 6g,党参 20g,龙齿 30g。

加减:若虚烦不寐,形体消瘦,为气血不足,可合用归脾汤,以益气养血,安神镇静;若阴血偏虚则虚烦不寐,失眠心悸,虚烦不安,头晕目眩,口干咽燥,舌质红,脉弦细,宜合用酸枣仁汤;若惊悸频发,可加珍珠母 30g,煅牡蛎 30g,龟甲 30g,以加重安神。

常用中成药:七叶神安片、甜梦口服液等。

⑤心脾两虚证

主症:时发惊恐,心悸健忘,神思恍惚,面色少华,头晕目眩,肢倦神疲,饮食无味,面色少华,或脘闷纳呆,舌淡、苔薄白,或苔滑腻,脉细弱,或濡滑。

治法:补养心脾,益气生血。

方药:归脾汤加减。党参 30g,白术 30g,黄芪 30g,茯神 10g,远志 6g,龙眼肉 10g,酸枣仁 30g,木香 6g,当归 30g,生姜 6g,大枣 10g,炙甘草 6g。

加减:若脾失健运,痰湿内阻,而见脘闷纳呆,苔滑腻,脉濡滑者,加陈皮 12g,半夏 9g,茯苓 20g,温运脾阳而化痰湿;如纳差严重者,可加焦三仙各 10g,鸡内金 9g,枳壳 12g 等。

常用中成药:参芪五味子片、人参归脾丸等。

⑥心肾不交证

主症:时发惊恐,心烦不寐,心悸不安,头晕,耳鸣健忘,腰酸梦遗,五心烦热,口干津少,舌红、少苔,脉细数。

治法:滋阴降火、养心安神。

方药:黄连阿胶汤加减。黄连 12g,黄芩 12g,白芍 10g,鸡子黄 1 枚,阿胶(烊化)10g,肉桂 3g。

加减:面热微红、眩晕耳鸣者,可加牡蛎 30g,龟甲 30g,磁石 30g,以重镇潜阳,使阳升得平,阳入于阴,即可入寐;心烦重者,可加山栀子 10g,淡豆豉 10g,以清心除烦;肾水不足,腰酸梦遗、盗汗明显者,可用左归丸,以滋肾水。

常用中成药:乌灵胶囊等。

⑦肝肾亏虚证

主症：时发惊恐，头晕目眩，心烦心悸，头痛目赤，面色潮红，耳鸣耳聋，腰膝酸软，舌红，苔少，脉沉细。

治法：补益肝肾、安神定惊。

方药：滋水清肝饮加减。柴胡 12g，香附 10g，白芍 10g，当归 30g，酸枣仁 30g，熟地黄 30g，山药 30g，山茱萸 30g，白术 30g，党参 30g，茯苓 30g，泽泻 10g，龙骨 30g，生牡蛎 30g。

加减：虚火上扰，虚烦不寐者，加黄连 9g，山栀子 10g，淡豆豉 10g，以清心除烦；阴虚火旺为甚者，以二阴煎养阴清热；肾阳不足，畏寒肢冷者，以右归丸补肾助阳。

常用中成药：刺五加口服液等。

（2）针灸疗法

①心肝火旺证

主穴：水沟、太冲、合谷、三阴交。

配穴：肝俞、心俞、安眠、足三里。

手法：用 25mm 毫针向上斜刺入水沟，行捻转手法，直到患者有强烈酸胀感、目中流泪为止；太冲、合谷、肝俞、心俞穴用捻转泻法；三阴交穴平补平泻；安眠、足三里穴补法。留针 30 分钟，10 分钟行针 1 次。治疗每日 1 次，治疗 10 次为 1 个疗程。肝火盛者可行刺络放血。

②痰火内扰证

主穴：申脉、照海、丰隆、中脘。

配穴：脾俞、心俞、内关、足三里、三阴交。

手法：申脉、丰隆穴捻转泻法；照海穴补法；脾俞、心俞、内关、足三里、三阴交、中脘平补平泻。留针 30 分钟，10 分钟行针 1 次。治疗每日 1 次，治疗 10 次为 1 个疗程，一般 3 个疗程。

③血瘀阻络证

主穴：太溪、血海、四神聪、内关。

配穴：肝俞、脾俞、心俞、三阴交。

手法：脾俞、心俞、足三里穴补法；血海、四神聪、内关穴平补平泻，太溪、肝俞穴泻法。留针 30 分钟，10 分钟行针 1 次。治疗每日 1 次，治疗 10 次为 1 个疗程。也可取后颈、骶部、风池、内关、神门、三阴交、乳突区、阳性反应区以梅花针叩刺出血，以患者耐受为度。

④心胆气虚证

主穴：肾俞、胆俞、心俞、魄户、志室、阳陵泉、阴陵泉。

配穴：四神聪、内关、足三里、三阴交。

手法:肾俞、胆俞、心俞、魄户、志室穴补法;四神聪、内关、足三里、三阴交穴平补平泻;阳陵泉、阴陵泉穴透刺。留针 30 分钟,10 分钟行针 1 次。治疗每日 1 次,治疗 10 次为 1 个疗程。

⑤心脾两虚证

主穴:脾俞、心俞、内关、百会、阴陵泉。

配穴:足三里、三阴交。

手法:脾俞、心俞、内关、百会、阴陵泉穴补法;足三里、三阴交穴平补平泻,也可用温针灸。留针 30 分钟,10 分钟行针 1 次。治疗每日 1 次,治疗 10 次为 1 个疗程。

⑥心肾不交证

主穴:太溪、神门、百会、阴陵泉。

配穴:肾俞、心俞、内关、足三里、三阴交。

手法:神门穴捻转泻法;太溪、阴陵泉、三阴交穴补法;肾俞、心俞、内关、足三里、百会穴平补平泻。留针 30 分钟,10 分钟行针 1 次。治疗每日 1 次,治疗 10 次为 1 个疗程。

⑦肝肾亏虚证

取穴:百会、人中、印堂、极泉。

配:内关、神门、涌泉。

手法:补法,每日 1 次,每次 30 分钟,留针 10 分钟行针 1 次。

3. 西药治疗

(1)5-羟色胺再摄取抑制药(SSRI):可作为一线药物,特别是对合并强迫症状或社交恐惧症的患者可作为首选。常用药物有:帕罗西汀(每日 20～60mg),氟西汀(每日 20～60mg)、舍曲林(每日 50～150mg)和氟伏沙明(每日 150mg),早晨服用。

(2)SNRI(文拉法辛及其缓释剂),以及 NaSSA(米氮平)等新型抗抑郁药:同样可控制惊恐发作的症状,其效果明确。该药没有抗胆碱能和心血管系统的不良反应,但其特有的不良反应可使一部分患者无法耐受而终止服药。

(3)高效苯二氮䓬类:适用于对各种抗抑郁药不能耐受者;预期焦虑或恐怖性回避很突出,以及需要快速见效的病例可首选。苯二氮䓬类在控制惊恐发作时必须大剂量地使用并持续数月,但会因此引起依赖性和撤药反应。常规使用药为阿普唑仑,该药在治疗剂量时,其效价较地西泮高而镇静作用相对较弱,通常需每日 6mg 才可控制惊恐发作(与 60mg 地西泮相当),加药需 2～3 周,撤药需缓慢,一般在 6 周以上。

由于本病容易复发,各种治疗时期一般不宜短于半年;有的病例需维持用药 3～5 年,才能充分缓解。

4. 心理治疗

用药物治疗控制惊恐发作之后,常需配合心理治疗,才能消除预期焦虑和恐怖性回避。

(1)支持性心理治疗:向患者说明疾病的性质,以减轻患者的精神负担,鼓励患者坚持治疗计划。组织同类患者参加小组治疗,互相帮助,能起到更好的效果。

(2)认知行为疗法:认知疗法是由临床心理医师或精神科医师进行的专业治疗。认知疗法短期效果同药物治疗相当,并有较低的复发率。但该治疗需专科医师进行,一般在行认知疗法前应先行药物治疗。

七、调护

惊恐障碍其发生原因多与日常生活起居和精神心理因素有关,在患者不自觉的过程中缓慢起病。因此,通过详细地询问病史,了解致病原因,并给予正确的生活指导,从根本上消除病因,对于预防疾病发生和复发是十分重要的。

1. 合理饮食

平素饮食不节,恣食肥甘、醇酒厚味,以致宿食停滞,酿成痰热,火炽痰郁,痰热阻遏心窍,扰动心神而致心神不安而发惊恐。正如《景岳全书·不寐》所说:"痰火扰乱,心神不宁,思虑过伤,火炽痰郁"。因此,患者在饮食方面应纠正不良嗜好,少食辛辣、煎炸、肥甘厚味和酒类等食品,避免饥饱无度。尤其老年人与小儿,应避免过饱。此外,薏苡仁、蜂蜜、柏子仁、莲子、桂圆、大枣亦具有良好的养心安神作用,宜经常食用。

2. 起居有常

惊恐患者多因工作或环境的关系,精神紧张,而且不能保证良好的睡眠。因此,加强睡眠卫生教育,指导患者养成良好的睡眠卫生习惯,重视放松训练,包括肌肉放松训练、沉思、瑜伽等。患者可根据自身的具体条件,尽量保持良好规律的作息生活,并选择适宜的运动方式,以改善气血流通,巩固正气。

3. 调畅情志

中医学认为,七情失和,思虑过度,或恼怒悲恐均可导致气机郁滞,心神受扰。由于生活中出现了负性事件或长期处于紧张的工作状态中,使精神紧张、不安。保持轻松愉快的心情,对于失眠的恢复具有十分重要的意义。

八、中医防治进展

中医学认为,人的精神、情感是有物质基础的,这个基础就是身体五脏六腑各器官功能正常。惊恐障碍是由于五脏器官病变、血气不畅及不合理的认知评价不断强化而引起的情绪障碍,由此产生相应的不合理行为,并伴随严重的不可预测的焦虑、恐惧和自主神经躯体症状。惊恐障碍属中医学神志病范畴,以神志活动异常为核心。肾与神志活动关系密切。神志活动产生之根在肾,肾藏精,内寓元阴元阳。精是人体的物质基础,也是神的物质基础。《素问·阴阳应象大论》云:"在脏为肾……在志为恐。"恐即恐惧、害怕,是一种企图摆脱、逃避某种情景而又无能为力的情绪体验。本属病理现象,但亦是生理的情志表现之一,恐为肾之情志,外界各种刺激所产生的恐惧状态皆为肾所担当和调节。因此,肾虚是本病的核心环节,肾虚不能制恐,肾精亏少,髓海空虚,肾虚肝旺、心肾不交,肾精不足、魄无所附等,均是造成惊恐障碍的常见病机,治疗应益肾填精、益肾平肝、交通心肾、益肾定魄为主。有研究显示,针药联合治疗起效较早,其原因可能在于针刺具有调节机体的神经-内分泌-免疫系统,导致相应内脏产生神经源炎性反应,使药物结合的受体表达增多,从而增加病变器官细胞与药物之间的亲和力等。而且,临床有研究表明,针刺对急性惊恐患者有明确治疗作用,其机制可能与改善大脑内海马与皮质关系有关,并能有效调节杏仁核胃动素水平。

临床上单用某一种疗法治疗惊恐障碍往往效果有限,且疗程长,复发率高。根据这个特点,现代中医临床治疗惊恐障碍常采用以中药辨证论治为核心,辅以心理干预,改变不合理认知与行为,并综合采用针灸、推拿按摩等多种方法,体现了中医学物质产生精神,精神又反作用于物质的"形神合一"的辩证唯物观,具有起效快、疗效持久、不良反应小、耐受良好的特点。

九、典型病例

病例 1 王某,女,38 岁。主诉一月前突发惊恐,胸闷心悸,不能自持,由"120"送至医院急诊,相关检查无异常。现胸腹满闷,口苦不思饮食,烦躁不安,胆怯易惊,失眠便秘。患者神清,目光呆滞,神色欠佳,时见唉声叹气。查体心肺未见异常,肝脾未触及,目无黄染,谈吐清晰,其脉沉细而弱,舌苔黄腻。初知为气机不利,很可能为肝气郁滞化火所致。在诊询后,故郁闷在胸成为此疾。患者证属肝郁气滞,有化火之势,予疏肝理气。处方如下:柴胡 9g,当归 9g,黄芩 12g,郁金 9g,山楂 9g,白芍 9g,泽泻 9g,栀子 9g。4 剂,水煎。1 周后复诊,胸腹宽舒,食欲及睡眠好转,二便调,精神佳,苔转薄白,脉沉缓。知其火已退,郁已解,只有脾胃虚弱。故将原方中的黄芩、栀子、郁金减去,加入白术 9g,茯苓 9g,山药 9g,用药 2 月后愈。

病例 2 患者女,39 岁。诉时有惊恐,发作时心悸喘促,有濒死感,于当地心内科诊治无效。现胸闷心悸,失眠,心烦,焦虑,情绪不稳定,善叹息,伴两胁胀满,上腹部不适,纳差,乏力。月经后期,行经腹痛,血色黑,舌淡红、有瘀点,苔白,脉弦。查体和相应理化检查未见异常。诊断:惊恐障碍。辨证为肝气郁结,治以理气解郁。投予越鞠丸加柴胡 15g。服药 10 剂,患者情绪好转,可以自控,心情焦虑程度减轻,但睡眠仍差,乏力,舌脉无明显变化。上方加远志 20g,丹参 15g,黄芪 30g,再进 10 剂。临床症状基本消失,其间行经 1 次,腹痛消失,周期正常。治疗 35 天愈。

病例 3 张某,男,48 岁。因父亲突然去世,心身疲惫,近 1 个月来出现 5～6 次突然发作的心悸、胸闷、憋气、恐惧、出汗等,曾数次认为是心脏病发作去急诊就诊,西医检查心电图正常,血压有时偏高。上述症状未发作时,时时恐惧,因担心再次发作,需有人陪伴,不能独立工作,不敢出差,并伴有口干口苦,头涨痛,烦躁易怒,睡眠不实,腹部胀气,大便秘结。舌暗红,苔黄白厚腻,脉弦数。处方:柴胡 12g,黄芩 10g,黄连 10g,党参 15g,清半夏 10g,竹茹 10g,枳实 12g,生白术 15g,茯苓 15g,胆南星 10g,陈皮 10g,生龙骨(先煎)30g,生牡蛎(先煎)30g,炒酸枣仁 30g,全瓜蒌 15g,夏枯草 15g,生甘草 5g。7 剂,每日 1 剂,水煎服,早晚各 1 次。服药后,发作时心悸、恐惧等症状减轻,大便转畅。在此方基础上略作加减,并在每次就诊时予以心理疏导,调治约 2 个月后未再出现急性焦虑的发作,其余症状也逐渐消失,恢复正常上班、出差。后应患者继续调理的要求,以健脾化痰、疏肝养血之药善后。1 年后随访,该患者未再出现焦虑发作。

第三节　恐惧障碍

一、概述

恐惧障碍(phobia)又名恐惧症,是以恐惧症状为主要临床表现的一种神经症。患者对某些特定的对象或处境产生强烈和不必要的恐惧情绪,而且伴有明显的焦虑及自主神经症状,并主动采取回避的方式来解除这种不安。患者明知恐惧情绪不合理、不必要,但却无法控制,以致影响其正常活动。恐惧的对象可以是单一的或多种的,如动物、广场、闭室、登高或社交活动等。临床上一般被划分为广场恐惧障碍、社交恐惧障碍和特定恐惧障碍三类。

美国国家共病调查研究项目(NCS)结果显示,社交恐惧障碍及特定恐惧障碍的年患病率分别为 3.7% 和 4.4%;社交恐惧障碍的终身患病率为 13.3%。我国恐惧障碍发病率相对较低,可能与分类和诊断标准不同,以及患者有强烈的回避行为而很少就诊有关。但近年来,随着社会环境的改变和压力的增加,以及人们对恐惧障碍概念的逐渐接受,使其发病率有明显上升的趋势。本病的发生与社会心理、遗传、生理等多种因素有关,以青年期与老年期发病者居多,女性发病率高于男性。

恐惧障碍的发病机制目前尚不十分清晰,目前研究与遗传、生化和特殊的条件反射相关。临床研究表明,广场恐惧障碍患者的亲属中惊恐障碍的患病率增高,且女性亲属的患病率较男性亲属高 2 倍。在挪威双生子调查发现,13 对单卵双生子中有 4 对(31%)同患惊恐障碍和(或)广场恐惧障碍。而 16 对双卵双生子的同病率为 0。这类研究结果提示,广场恐惧障碍可能与遗传有关,且与惊恐障碍存在一定联系。社交恐惧症药物治疗的疗效形成了两个基本假设:即社交恐惧症的肾上腺素理论和 5-羟色胺理论,社交恐怖者中枢和周围都有较高的去甲肾上腺素、5-羟色胺代谢产物,提示 5-羟色胺和去甲肾上腺素在本病发病机制中都起了重要作用。有研究表明,有些儿童从小就有一种以持久的抑制行为为特征的特质。这种特质特别多见于有惊恐障碍的父母的子女,他们长大后有严重的害羞的性格,患者在儿童期表现出这种抑制行为,这可能是发病的生物学基础。这种患者的父母较正常儿童的父母对儿童关心更少,或拒绝儿童或过度保护。动物界也观察到个体表现出来支配和服从的个性特征。人类那些表现出支配性个性的人走路多抬头并有目光的交流。而服从型的人倾向于低头走路并回避目光接触。恐怖的发展可能来自某些客体,或情景与害怕和惊恐的反应形成了条件性联系,通过回避恐怖的客体缓解焦虑,使这一条件联系进一步强化。

二、病因病机

恐惧障碍属中医情志病范畴,其病因是多方面的,或由情志过激,脑神不利所致;或因体质素虚,遇有情绪刺激变化,导致脏腑气血阴阳失调而成者。因此,情志因素是主要致病原因,同时素体气血阴阳亏虚、脏腑功能失调是发病的内在原因。临床诊治应区分虚实,虚者多源于心、肝、脾、肾,实者多责之气、痰、火。病之初期多先伤肝,后期多为肝肾阴虚或脾肾阳虚。

1. 病因

(1)情志过极,心失所养:"心者,君主之官,神明出焉"。若精神紧张,忧愁悲哀日久,损伤心气、心血,心失所养而发生一系列病变。若损伤心气,则心气不足,表现为心悸胆怯;心血不足,心失所养,心神失守,以致恐惧易惊。

(2)忧思郁怒,肝气郁结:忧思郁怒,愤懑恼怒等精神因素,均可以使肝失条达,气机不畅,气失疏泄,致肝气郁结,郁久化火,上扰脑神,而生诸多情志症状。

(3)忧愁思虑,脾失健运:由于忧愁思虑,精神紧张,或长期思虑,脾气受损,脾失健运,气血生化乏源,心脾两虚,脑神失养,功能低下,或津聚为痰,上扰清窍,脑神不利,而胆怯易恐。

(4)忧虑恐惧,肾精亏虚:肾在志为恐,惊则气乱,恐则气下。素体肾精不足,长期紧张担忧,忧虑不解,或经历惊吓恐惧,致使肾精受损;或他脏病变日久,久病及肾,亦可导致肾精亏虚。肾主骨生髓,上充于脑,而脑髓为脑神存在的物质基础,故肾精亏虚则脑神失养,出现胆怯惊恐等脑神功能减退之症状。

2. 病机

(1)发病:发病可急可缓,如因情志过极而致气结痰火,起病较急;若为忧愁思虑,担忧恐惧,日久伤及脏腑,则缓慢起病。

(2)病位:在脑,涉及五脏,而以心、肝、脾、肾为主。

(3)病性:初起多为实证,但亦可见虚证,日久则多见虚实夹杂之证。

（4）病势：以实证起病者，初多为气滞痰火，最终导致脏腑气血失调，形成虚实夹杂。而以虚证起病者，初多以心脾两虚，肾精亏虚为主，久则因虚致实，兼见气滞痰火等证。而本病一旦形成虚实夹杂之证，则变证丛生，病程迁延。

三、临床表现

恐惧障碍的临床表现具有一定的临床特征及临床类型。

1. 症状与体征

（1）预期焦虑：接触恐惧对象前，即为之担忧，出现预期性焦虑。病情严重者，可在接触恐惧对象前数小时就出现焦虑。

（2）焦虑：接触恐惧对象时，出现明显的焦虑症状，焦虑的程度与恐惧的对象不相符合。轻重程度不一，可以从一般的焦虑紧张到极度的恐惧害怕，产生惊恐发作。知道恐惧是过分、不合理、不必要的，但无法控制。

（3）回避：回避成为患者缓解焦虑的主要方式，只要有可能，患者尽量回避可能引起恐惧的对象，有些患者可以回避到焦虑产生的最低程度，但有些患者仍然要经常面对引起焦虑的对象，以至要忍受强烈的焦虑不安。回避越典型，说明病情越重，因为回避会影响患者正常的生活。

（4）自主神经症状：焦虑发作时伴有自主神经症状，如心悸、呼吸困难、胸闷、头晕、出汗、恶心、便感、尿频等。

（5）其他症状：病程长者可伴有抑郁症状、睡眠障碍、进食障碍、物质滥用等。

2. 临床类型

（1）广场恐惧障碍：又称场所恐惧障碍、旷野恐惧障碍。患者恐惧的对象主要为某些特定环境，如广场、闭室、黑暗场所、拥挤的场所及交通工具等。患者害怕离家外出、害怕独处。过分担心离家以后处于无能为力或无助的状况，没有即刻能用的出口，不能迅速逃离或得到帮助。严重者可常年在家，不敢出门，甚至在家中也要人陪伴。而在有人陪伴时，上述恐惧可显著减轻。

（2）社交恐惧障碍：又称社交恐惧症、社交焦虑症。患者恐惧的对象是社交场合和人际接触。主要表现为患者害怕处于众目睽睽的场合，害怕大家注视自己，或害怕自己当众出丑，使自己处于难堪或窘困的地步。因而害怕当众说话或表演，害怕当众进食，害怕去公共厕所解便，当众写字时控制不住手发抖。社交恐惧障碍患者常伴有自我评价低和害怕批评。患者尽量避免与他人的接触和交谈，严重者恐惧对象可逐渐扩大，最后发展到不敢外出，拒绝出席一切群体社交活动，内心异常痛苦忧郁，甚至产生消极自杀言行。

（3）特定恐惧障碍：又称特殊恐惧障碍、简单恐惧障碍。患者恐惧的对象是特定的物体或情境，如动物（昆虫、鼠、蛇等）、自然环境（高处、黑暗、雷电等）、血液、注射、损伤等。患者害怕的往往不是与这些物体或情境接触，而是担心接触之后会产生可怕的后果。例如,患者不敢接触尖锐物品,害怕会用这种物品伤害别人;不敢过桥,害怕桥会坍塌,自己掉下水去;害怕各种小动物会咬自己等。

以上各种恐惧障碍可单独出现,也可合并存在。

四、辅助检查

1. 实验室检查

以排除躯体疾病或精神活性物质滥用的干扰,包括甲状腺功能、血糖、电解质、肝肾功能、重要微量元素含量,以及对怀疑有精神活性物质使用史的患者进行血液、尿液的活性物质水平检测。

2. 其他检查

颅脑 CT、磁共振等排除器质性病变。

3. 量表检测

目前常用的评价量表是交往焦虑量表。

交往焦虑量表(interaction anxiousness scale,IAS):用于评定独立于行为之外的主观社交焦虑体验的倾向。IAS 含有 15 条自陈条目,这些条目按 5 级分制予以回答。(1. 一点儿也不符合我;5. 非常符合我)。条目是根据下述两个标准选出的:①涉及主观焦虑(紧张和神经症)或其反面(放松、安静),但并不涉及具体的外在行为。②条目大量涉及意外的社交场合。在这些场合中个体的反应取决于在场其他人的反应,或受其影响(与之相反的,如公开演讲场合)。量表历经四阶段,从最初的 87 条中选出了现在的 15 条。其总评分从 15(社交焦虑程度最低)到 75(社交焦虑程度最高)。

请认真阅读下面的每个条目,并决定其陈述对你适用或其真实的程度。按下面的程度分数在相应的条目前的空格上标出分数(1～5 分)。

1=本条与我一点儿也不相符。

2=本条与我有一点儿相符。

3=本条与我中等程度相符。

4=本条与我非常相符。

5=本条与我极其相符。

＿＿1 即使在非正式的聚会上,我也常感到紧张。

＿＿2 与一群不认识的人在一起时,我通常感到不自在。

＿＿3 在与一位异性交谈时我通常感到轻松。

＿＿4 在必须同老师或上司谈话时,我感到紧张。

＿＿5 聚会常会使我感到焦虑及不自在。

＿＿6 与大多数人相比,我在社会交往中可能较少羞怯。

＿＿7 在与我不太熟悉的同性谈话时,我常感到紧张。

　　__8 在求职面试时我会紧张的。

　　__9 我希望自己在社交场合中信心更足一些。

　　__10 在社交场合中，我很少感到焦虑。

　　__11 一般而言，我是一个害羞的人。

　　__12 在与一位迷人的异性交谈时我经常感到紧张。

　　__13 给不太熟的人打电话时我通常觉得紧张。

　　__14 我在与权威人士谈话时感到紧张。

　　__15 即使处于一群和我相当不同的人群之中，通常我仍感到放松。

　　注意：其中 3、6、10、15 四个项目是反向计分后再算总分，如 5 改为 1。

　　评分标准：依照被试对每个项目的回答计上相应的分数，如果被试回答一点儿也不相符就记 1 分，有一点相符就记 2 分，依此类推，分数越高表示社交焦虑程度越高，分数越低表示社交焦虑程度越低。

五、诊断及鉴别诊断

1. 诊断标准

　　根据《中国精神障碍分类与诊断标准第 3 版(CCMD-3)》中有关恐惧障碍的诊断标准如下：需符合以下 4 项标准诊断才能成立。

　　(1)符合神经症的诊断标准

　　①症状标准：至少有下列 1 项：恐惧；强迫症状；惊恐发作；焦虑；躯体形式症状；躯体化症状；疑病症状；神经衰弱症状。

　　②严重标准：社会功能受损或无法摆脱的精神痛苦，促使其主动求医。

　　③病程标准：符合症状标准至少已 3 个月，惊恐障碍另有规定。

　　④排除标准：排除器质性精神障碍、精神活性物质与非成瘾物质所致精神障碍、各种精神病性障碍，如精神分裂症、偏执型精神病及心境障碍等。

　　(2)以恐惧为主：需符合以下 4 项。

　　①对某些客体或处境有强烈的恐惧，恐惧的程度与实际危险不相称。

　　②发作时有焦虑和自主神经症状。

　　③有反复或持续的回避行为。

　　④知道恐惧过分、不合理，或不必要，但无法控制。

　　(3)突出症状：对恐惧情境和事物的回避必须是或曾经是突出症状。

　　(4)其他：排除焦虑症、精神分裂症、疑病症。

2. 鉴别诊断

　　(1)广泛性焦虑障碍：广泛性焦虑障碍并非对客观存在的明确对象而产生，其焦虑可持续存在，无明显的恐惧，且无回避行为。

　　(2)抑郁障碍：抑郁症可以出现恐惧障碍的症状，不愿意出门，怕与外界接触，而且许多恐惧障碍的病人也会出现抑郁症状,通过完整的病史采集可以判断出先出现的症状。如果能清楚地确定有抑郁症状群,应该做出抑郁障碍的诊断。

六、治疗

1. 治疗原则

临床多以心理治疗和药物治疗联合应用。一般用药物控制焦虑和惊恐发作,以及继发的抑郁情绪,配合心理治疗消除对恐惧对象的回避。

2. 中医治疗

本病属本虚标实,虚实夹杂之证。本虚以肾精亏虚、心脾两虚、肝胆气虚为主;标实以肝郁、痰火为主。治疗当辨别虚实,虚证则予以补肾、健脾、养心、补肝、益胆;实证予以镇惊、安神、清热、化痰。

(1)辨证用药

①肝肾亏虚

主症:善恐易惊,健忘乏力,腰膝酸软,头晕耳鸣,遗精盗汗,阳痿闭经,舌质红、苔薄白或无苔,脉沉细弱。

治法:补益肝肾,养精安神。

方药:左归饮加减。熟地黄 20g,山药 15g,山茱萸 15g,茯苓 15g,枸杞子 15g,白芍 15g,炒酸枣仁 15g,柏子仁 15g,益智仁 15g,炙甘草 10g,龙骨(先煎)15g,牡蛎(先煎)15g。

加减:虚热较甚者,加黄柏 10g,知母 10g,以滋阴清热;偏于肾阳虚、阳痿、畏寒肢冷、小便清长者,可加用右归饮。

常用中成药:六味地黄丸、金匮肾气丸。

②心脾两虚

主症:惊恐不安,心悸气短,精神萎靡,体倦乏力,面色㿠白,失眠多梦,腹胀便溏,舌质淡、苔薄白,脉细弱。

治法:健脾益气,养心安神。

方药:归脾汤加减。党参 15g,茯苓 15g,白术 10g,甘草 6g,黄芪 10g,当归 12g,龙眼肉 15g,酸枣仁 15g,远志 10g,木香 9g,生龙骨(先煎)30g,生牡蛎(先煎)30g。

加减:食欲缺乏者,加砂仁(后下)6g,焦三仙各 15g,健脾开胃;肾阳虚者,加肉桂 6g,附子 5g,龟甲 15g,以温补肾阳。

常用中成药:人参归脾丸。

③肝胆气虚

主症:胆怯易恐,坐卧不安,如人将捕之,心中惕惕不安,心悸气短,失眠多梦,头晕目眩,舌质淡红、苔薄白,脉弦细。

治法:柔肝益胆,镇惊安神。

方药:安神定志丸加减。茯神 15g,远志 15g,人参(单煎)10g,龙齿(先煎)30g,珍珠母(先煎)30g,五味子 9g,酸枣仁 15g,山药 15g,生地黄 20g,熟地黄 25g,肉桂 3g。

加减:肝阴不足,气郁生热,邪热犯胃,吞酸吐苦者,可加用一贯煎。

常用中成药:六君子丸合天王补心丹。

④肝郁脾虚

主症:胆怯恐惧,情绪抑郁,胁满口苦,心烦易怒,食少纳呆,腹胀便溏,妇女月经不调,舌质淡、苔白或腻,脉弦。

治法:疏肝健脾,解郁安神。

方药:逍遥散加减。柴胡 10g,白芍 12g,当归 15g,白术 10g,茯苓 12g,薄荷(后下)6g,甘草 6g,生姜 5g,酸枣仁 15g,柏子仁 15g,豆蔻 6g,木香 5g。

加减:肝郁化火者,加焦栀子 10g,牡丹皮 10g,以清热泻火;热甚伤阴者,可加生地黄 15g,麦冬 10g,五味子 6g,以滋阴。

常用中成药:逍遥颗粒。

⑤痰热内阻

主症:胆怯恐惧,虚烦不眠,胸闷胀满,口苦,干呕呃逆,舌质红、苔白腻,脉弦滑或弦滑数。

治法:清热化痰,宁心安神。

方药:温胆汤加减。半夏 9g,枳实 9g,陈皮 9g,甘草 6g,茯苓 9g,远志 9g,五味子 9g,黄芩 10g,黄连 9g,酸枣仁 15g,柏子仁 15g,生姜 6g,大枣 3 枚。

加减:心胆气虚者,加党参 10g,龙齿(先煎)30g,牡蛎(先煎)30g,以镇惊安神;痰浊闭阻心窍者,加石菖蒲 10g,郁金 10g,全瓜蒌 30g,以化痰开窍。

常用中成药:温胆宁心颗粒。

(2)针灸治疗

主穴:选用四神聪、神庭、心俞、胆俞,以安神定惊。

配穴:心虚胆怯者,以镇惊养心安神,加阳交、解溪、内关,耳针取神门、心、胆、神经衰弱点;气血不足者,以补血益气安神,加通里、神门、足三里;痰热内阻者,以宜清热理气化痰,加丰隆、中脘、阴陵泉;肾精亏虚者,以宜补肾益精,取肾俞、志室、郄门。

3. 西药治疗

(1)苯二氮䓬类药物:如阿普唑仑、劳拉西泮、氯硝西泮等。

(2)5-羟色胺再摄取抑制药(SSRI):可作为一线药物,常用药物有帕罗西汀(每日 20～60mg),氟西汀(每日 20～60mg)、舍曲林(每日 50～150mg)。

(3)SNRI(文拉法辛及其缓释剂)及 NaSSA(米氮平)等新型抗抑郁药:同样可控制惊恐发作的症状,其效果明确。该药没有抗胆碱能和心血管系统的不良反应,但其特有的不良反应可使一部分患者无法耐受而终止服药。

（4）β受体阻滞药：如普萘洛尔（心得安）20mg，有良好的镇静作用，可使心悸、震颤、因害怕而发抖等症状反应减轻。

4. 心理治疗

常用的有行为疗法、认知疗法、分析性心理治疗、森田疗法、催眠疗法及支持性心理治疗等。医师可以根据患者的不同情况采取不同的心理治疗，其中行为疗法和认知疗法是主要的治疗方法，通过配合调息、冥想、肌肉放松训练，使个体学会有意识的，不加判断的客观观察能力，并培养个体保持开放和接纳的态度，从而增强自我控制能力，使躯体进入放松状态，产生正性的情绪，增加个体的积极情感体验，改善个体对消极事件的应激反应方式，形成良好的自我调节方式。

七、调护

建议患者保持适当的户外活动，以有氧运动为佳，如慢跑、登山、游泳等。鼓励患者增加社会接触，培养较广泛的爱好，利于注意力转移，从而有助于疾病的恢复。

自我心理调整很有必要，要通过改变认知从而使病症得到缓解。患者多有自卑、过于看重别人对自己评价的倾向，所以能够改变其认知思维方式，才能够彻底解决其心理问题。患者本人要学会在真实生活处境中合理应用认知技术，治疗过程与自然环境中的行为过程相结合才能增加认知的机会，对不理智的认知观念进行矫正。医护人员在诊疗疾病过程中，要深入了解病史，详细检查，用诚恳、同情、关怀、耐心的态度对待患者，取得患者的充分信任，使患者能正确认识和对待疾病，增强治愈疾病的信心。

八、中医防治进展

1. 病因病机

恐惧症的病因是多方面的，涉及心、肾、肝胆、脾胃多个脏腑，病机有虚、实之不同，但多为虚实夹杂之病证。俞慎初认为，本病是由于素体气血阴阳亏虚、脏腑功能失调，忽受情志内伤或惊恐而诱发，临床诊治应区分虚实，虚者多责之心肝，实者每因痰热扰心所致。崔爱竹等认为，本病为肝气抑郁，阴血暗耗，肝胆虚怯，木不生火，心血亦亏所致。

2. 治则治法

（1）补肾精，滋肝阴，益胆气安神法：《古今图书集成·医部全录》曰："凡人胆怯不敢见人者，少阳胆经虚也，而所以致少阳胆经之虚者，肝木之衰也，而肝木之衰也，又因肾水之不足，法当补肾以生肝木。"

（2）健脾养心，益气补血，安神法：张秀华认为，心藏神而主血，脾主思而统血，心气不足，故易受惊吓，怕光，睡眠差；忧愁思虑，气血不足，而兼气机郁滞，则避不见人，故认为"恐惧独处归脾择"，以归脾汤健脾养心，益气补血。

(3)养阴清肝，祛痰宁心法：俞慎初认为，本证可由肝阴不足，虚火偏盛，灼津为痰，痰火上扰心神而致惊恐不安。故着重以养阴清肝，祛痰宁心为治法。

3. 辨证论治

(1)靳士英将本病分为四型：心脾两虚，用归脾汤加减；胆虚痰热，用温胆汤加减；肝郁气滞，用逍遥丸加减；肾虚，用六味丸加减。

(2)陈利民等认为，神经衰弱、癔症、恐惧症、焦虑症、强迫症同属于神经症，发病原因及临床表现虽各不相同，但多与情志不舒有关，尤以肝气郁滞多见，自拟宁神片治疗神经症 817 例，结果痊愈 605 例，显效 191 例，好转 18 例，无效 3 例。总有效率 99.63%。

(3)刘钦等对 68 例神经症患者辨证分为五型：肝郁化火型；肝郁脾虚型；心脾两虚型；肝肾阴虚型；脾肾阳虚型。其中心脾两虚型、肝肾阴虚型和脾肾阳虚型多见于恐惧症，分别治以育阴清热，理气降逆，用清燥救肺汤加减；化痰解郁，用顺气豁痰汤加减；补益心脾，用归脾汤加减；温养肝肾，强筋壮骨，用地黄饮子加减；温肾健脾，活血利湿，用温肾健脾汤加减。结果 51 例有效，有效率 75%，显效率 45.6%，无效 17 例，占 25%。

基于临床研究的频数分析和聚类分析的数据可以看出，中国古代医家在治疗现代常见情志病之一的恐惧症中更偏重于应用具有安神、补气养血、理气化痰、温阳益气等功效的药物，这为后世治疗恐惧症及类似恐惧症症状的中医病症如"惊悸""怔忡""百合病"等病，以及更好地分析恐惧症的病因、病机、辨证分型、证治机制等都具有理论性的指导意义和良好的借鉴作用。

九、典型病例

病例 1 患者王某某，女，49 岁。主诉：情绪低落伴不愿出门 6 月余。患者半年前工作不顺，病休在家，情绪低落，心神不宁，未系统治疗，病情加重，胆怯易惊，不愿出门，甚者不能独处，终日需人陪伴，失眠，嗳气叹息，纳食欠佳；大便溏结不调，小便次少；月经紊乱，经量多少不定，舌暗红苔薄白，脉弦。患者平素性缓，性格内向。西医诊断：恐惧障碍。中医诊断：郁证，辨证为肝郁脾虚证。治法：疏肝健脾，滋阴补肾。予以加味逍遥散加减：焦栀子 10g，牡丹皮 9g，柴胡 12g，白芍 10g，当归 20g，炒白术 30g，茯苓 30g，薄荷 6g，郁金 12g，香附 10g，知母 10g，墨旱莲 10g，女贞子 10g，酸枣仁 30g，柏子仁 30g，甘草 6g。7 剂，每日 1 剂，水煎服。

二诊：患者诉情绪低落、心神不宁、失眠等症状有所好转，原方继服 7 剂，在中医辨证论治的基础上，全方位了解患者的心理状况和性格特征，并配合相应的心理治疗，减轻患者精神压力，心身同治，症状逐渐消失。

病例 2 患者李某某，男，45 岁，企业干部。主诉：公共场合讲话紧张 1 年，加重半年。1 年前因工作报告时出现失误，遭领导批评，连续数日，寝食难安，夜不能寐,经某医院诊为"神经官能症"。嘱每晚临睡前服用地西泮1片,可勉强入睡,但睡而易醒,或时醒时寐。近半年来症状加重,不能在公共场合讲话(如会议),而且避免与他人的接触和交谈,不能与人对视,排斥出席社交活动,内心异常痛苦忧郁。于是将地西泮增至每次服2片,亦不见效。睡时常被噩梦惊醒,甚至昼夜不眠,心烦易怒,心悸,头目不清,面红目赤,纳差,便溏,舌红、苔白腻,脉弦细。西医诊断:恐惧障碍。中医诊断:不寐,辨证为心肝阴虚。治法:养阴安神,柔肝健脾。处方:白芍20g,丹参30g,酸枣仁30g,柏子仁30g,炒白术30g,茯苓30g,桑叶10g,菊花15g,龙骨30g,牡蛎30g,石决明30g,鸡内金10g,生甘草6g。7剂,水煎服。1周后复诊,患者情绪稳定,入睡好转;上方加鳖甲20g,再予7剂,水煎服。

三诊,梦少寐安,地西泮减至每日1片。

四诊,自诉每晚能安静入睡6小时左右,服药期间偶尔服用地西泮,再予原方10剂。3个月后,门诊随访,自诉每晚能安静入睡,待人接物如常。

病例3 吕某,女,45岁。情怀不畅半年,一月前出差,独自入住山区酒店,夜间突发雷雨,酒店停电,因而受惊,事后终日惕惕不安,白天胆小易惊,夜间不可关灯,独自不能安眠,每晚只入睡2~3个小时,多梦扰,常惊醒,盗汗出。神情焦躁,日夜不安,身体日渐虚弱。当地医院检查诊断为忧郁症,予帕罗西汀治疗,药物治疗后睡眠略有好转,惊恐依然,伴大便干结,腹胀不适,不咳多痰,口有甜味,脉细数,苔薄腻。西医诊断:恐惧障碍。中医诊断:郁病,辨证为痰热内扰。处方:黄连9g,法半夏、茯苓、炒枳壳、制胆星、石菖蒲各12g,陈皮、生甘草各6g,竹茹20g,丹参、龙齿(先煎)、紫贝齿(先煎)各15g,制远志10g。14剂,水煎服。

二诊:惊恐减轻,睡眠稍有改善,胁痛口苦,脉细弦、苔薄白。处方:玫瑰花3g,绿梅花4g,佛手花、代代花、合欢花、菖蒲、远志各10g,生甘草6g,炒白芍、炒川楝子各12g,丹参、龙齿(先煎)、紫贝齿(先煎)各15g。14剂,水煎服。

三诊:服药4周后自觉有效,惊恐减轻,情绪较前安定,夜眠亦有好转,大便正常,食后胃胀不若前甚,脉细弦、苔薄腻。继服14剂。

四诊:生活起居、胃纳、二便基本正常,口干,有时尚觉心悸,夜眠常多梦扰,脉细弦数,苔薄白燥。主气在肺,疏泄在肝。原方出入巩固之。处方:北沙参、生地黄、丹参、柏子仁各12g,麦冬、当归、菖蒲、远志、佛手花、合欢花各10g,绿梅花4g。服14剂而愈。

参 考 文 献

[1] 吴文源.焦虑障碍防治指南[M].北京:人民卫生出版社.北京,2010.

[2] Condren RM,Dinan TG,Thakore JH. A preliminary study of buspirone stimulated prolactin release in generalised social phobia:evidence for enhanced serotonergic responsivity? [J]. Eur Neuropsychopharmacol,2002,12(4).

［3］ Condren RM,Lucey JV,Thakore JH. A preliminary study of baclofen-induced growth hor-
mone release in generalised social phobia［J］. Hum Psychopharmacol,2003,18（2）：
125-130.

［4］ 刘筠,鲍成.认知行为疗法治疗广泛性焦虑障碍患者的比较研究［J］.当代医学,2017,23
（15）:128-129.

［5］ 唐启盛,孙文军,曲淼,等.焦虑性障碍中医药研究述评［J］.北京中医药,2018,37(2):
99-103.

［6］ 徐蕊,孔军辉,杨秋莉,等.广泛性焦虑障碍"思胜恐"情志治疗思路探讨［J］.中医杂志,
2017,58(10):836-840.

［7］ Michael G,Filip C,Paul H. Shorter oxford textbook of psychiatry［M］. New York:Oxford
University Press,2006:193.

［8］ 李奕祺,马五支.论惊与恐［J］.福建中医药大学学报,2011,21(2):46-48.

［9］ 董永丽,蔡静怡,刘全喜,等.中医药治疗惊恐障碍研究现状［J］.河北中医,2015,37(2):
292-297.

［10］ 王娆,孙文军,马向锋.从肾论治惊恐障碍辨析［J］.北京中医药,2015,34(5):374-376.

［11］ 宋薇薇,晏兰,周虎.电针与帕罗西汀治疗惊恐障碍的临床疗效［J］.药学实践杂志,2014,32
(5):376-378.

［12］ 童秋瑜,李嘉,王观涛,等.针刺抗焦虑作用的研究进展［J］.中医药导报,2018,24(7):
109-112.

［13］ Furmark T. Social phobia:overview of community surveys［J］. Acta Psychiatr Scand,2002,
105(2):84-93.

［14］ 刘德荣.俞慎初治疗疑难症经验［J］.中国医药学报,1994,9(4):32-34.

［15］ 崔爱竹,石培星.逍遥散临床运用举隅［J］.河南中医药学刊,1994,9(1):25-26.

［16］ 李成文,李丽.张秀华临证经验举隅［J］.山东中医杂志,2003,22(7):438-439.

［17］ 靳士英.恐症的临床研究［J］.解放军广州医高专学报,1995,18(1):37-39.

［18］ 陈利民,张宇,陈明来.宁神片治疗神经症 817 例［J］.山东中医杂志,2005,24(4):221-222.

［19］ 刘钦,冷小冰,付拥军,等.中西医结合对神经症的辨证分型及施治［J］.实用临床医学,
2003,4(6):130-131.

［20］ 刘舒,王臻,秦竹.恐惧症的古代方药证治概况的统计分析初探［J］.江西中医药,2016,47
(10):74-75.

第 3 章

抑郁障碍

抑郁障碍(depressive disorder)是一种高患病率、高复发率、高致残率和高自杀风险的精神障碍。据 WHO 全球疾病负担研究显示,2004 年抑郁障碍是全球第三大疾病负担,到 2030 年将成为第一大疾病负担。抑郁症状主要表现为情绪低落、兴趣丧失、乐趣缺乏,并可伴有焦虑、激越或迟滞、强迫,乃至自杀观念。多数患者还可出现各种生理症状,如睡眠紊乱、食欲紊乱、性功能减退、精力丧失、头背疼痛和周身不适等。抑郁障碍是具有高度异质性的复杂性疾病,迄今病因和发病机制仍未明了。近年来,有关抑郁障碍的遗传、神经生物学、神经影像学和分类诊断等方面也有许多可喜的进展。

目前国际疾病和相关健康问题分类第 10 版(the Tenth Revision of the International Classification of Diseases and Related Health Problems,ICD-10) 精神与行为障碍分类和诊断标准中,抑郁障碍是心境障碍的一个亚类别,包括重性抑郁症、恶劣心境障碍和未特定的抑郁障碍。正在修订中的 ICD-11 草案也已取消心境障碍的类别,分为双相及相关障碍和抑郁障碍,ICD-11 尚未广泛使用。美国精神障碍诊断与统计手册第 5 版,将抑郁障碍作为独立的类别,包括破坏性心境调节障碍、重性抑郁障碍(major depressive disorder,MDD)、持续性抑郁障碍(心境恶劣)、经前烦闷障碍、物质/药物所致抑郁障碍、其他医学状况相关的抑郁障碍、其他特定的抑郁障碍和非特定的抑郁障碍。与 DSM-Ⅳ 比较主要变化为,抑郁障碍从心境障碍独立成为新的类别;增加 2 个新的诊断名称:经前烦闷障碍(DSM-Ⅳ在附录）和破坏性心境调节障碍(特指儿童呈现极度的易激惹和情绪失调);心境恶劣与慢性重性抑郁障碍整合,现称持续性抑郁障碍(PDD);重性抑郁障碍排除标准居丧反应删除。本章参照 DSM-5 最新分类,重点介绍疑难杂症持续性抑郁障碍(PDD)和重性抑郁障碍(MDD)。

第一节 持续性抑郁障碍

持续性抑郁障碍包括慢性抑郁障碍和心境恶劣。DSM-Ⅳ 将慢性抑郁症(抑郁综合征持续＞2 a)分为 4 型,即慢性重性抑郁症(重性抑郁症持续发作＞2 a)、心境恶劣(轻性抑郁症持续发作＞2 a)、双重抑郁症(两次重性抑郁症发作间歇为心境恶劣状态)和重性抑郁症缓解不全(先有持续＞2 周的重性抑郁症发作,后为持续的心境恶劣状态)。与 DSM-Ⅳ比较,DSM-Ⅴ主要变化为,抑郁障碍从心境障碍独立成为新的类别,心境恶劣与慢性重性抑郁障碍整合,现称持续性抑郁障碍(PDD)。心境恶劣曾称为"神经性抑郁症",或认为是不典型抑郁症,其与典型抑郁症的差别在于是轻性(亚综合征)而不是重性(综合征),是持续而不是发作性;是晚重而不是早重;是贪食而不是厌食,是嗜睡而不是失眠。

一、概述

持续性抑郁障碍是过去的慢性重性抑郁障碍和恶劣心境障碍的综合,其患病率低于重性抑郁障碍,约为 1.5%,也可与重性抑郁障碍共病。在抑郁状态时,须有以下至少 2 项症状:①食欲缺乏或过度进食;②失眠或睡眠过多;③缺乏精力;④低自尊;⑤注意力难以集中;⑥无望感。

抑郁障碍是高发病、高负担病和高致死病,其发病机制至今不明。大量研究资料提示,遗传因素、神经生化因素、神经内分泌免疫因素及心理社会因素对本病的发生有明显影响。风险因素:①遗传方面,一级亲属中有抑郁障碍的个体易感性增高;②气质方面,消极情感,特别是儿童期低自尊是重性抑郁障碍明确的风险因素;③环境方面,儿童期负性生活事件是重性抑郁障碍的风险因素,如童年受虐经历、父母离异、家庭经济条件差等,这类人群再次经历应激事件时更易促发抑郁发作。

二、病因病机

本病病因不清,大量研究资料提示遗传因素、神经生化因素、神经内分泌免疫因素及心理社会因素对本病的发生有明显影响。

1. 西医病机

(1)遗传学:家系、双生子、流行病学研究认为,遗传和环境均是抑郁障碍的重要影响因素。目前比较一致的观点认为,抑郁障碍是由于基因与环境相互作用所致的多基因遗传疾病,其中遗传风险因素占 30%～40%。早年起病,反复发作的抑郁障碍患者遗传风险更高,有时可达 75%。环境因素,如应激和童年负性生活事件通过一系列神经生物学通路(如下丘脑-垂体-肾上腺轴功能障碍、免疫系统功能失调等)介导,并通过复杂的遗传机制进行调节。目前分子遗传学连锁、关联和全基因组扫描分析,均未发现影响抑郁障碍的主要基因位点,抑郁障碍的致病基因尚无明确定位,其主要原因为抑郁障碍具有高度异质性,内表型具有易变性的特点,易感基因研究更加困难。

(2)神经生物学

①单胺神经递质假说:早期研究,抑郁障碍公认的理论是单胺神经递质假说,

随后的研究认为,抑郁是单胺能的信号通路障碍的结果。根据单胺神经递质假说,开发了系列抗抑郁药物,包括单胺氧化酶抑制药(monoamine oxidaseinhibitors, MAOIs)和三环类抗抑郁药物(triciclic antidepressants,TCAs),均成功用于抑郁障碍的治疗,取得非常好的治疗效果,但不良反应也十分突出。选择性5-羟色胺再摄取抑制药(selective serotonin reuptake inhibitors)和5-羟色胺与去甲肾上腺素再摄取抑制药(serotonin/norepinephrine reuptake inhibitors)的研发,更好地减少了 MAOIs 和 TCAs 相关不良反应,但起效延迟,有效率和临床治愈率低,长期治疗性功能障碍等诸多问题,仍然难以满足临床实践需求。随着人们认识不断深入,发现单胺神经递质假说难以全部解释抑郁障碍的病理生理机制。

②谷氨酸能神经递质假说:谷氨酸是大脑内最重要的兴奋性神经递质,脑内大约60%的神经元利用谷氨酸作为主要的神经递质。越来越多的研究证据表明,谷氨酸能神经系统在抑郁障碍的病理生理机制和治疗中起着非常重要的作用。抑郁障碍患者存在血浆、脑脊液及脑组织谷氨酸异常;前临床研究发现,抑郁障碍患者存在谷氨酸信号转导异常,涉及多种谷氨酸能受体和转运体,主要有 N-甲基-D-天门冬氨酸(N-methyl-D-aspartate,NMDA) 受体、α-氨基羟甲基唑丙酸(α-amino-3-hydroxyl-5-methyl-4-isoxazol-propionic acid) 受体和代谢型谷氨酸受体。前临床和临床研究显示,谷氨酸能药物具有抗抑郁作用,如 NMDA 受体非竞争性拮抗药氯胺酮抗抑郁的快速起效性引起了广泛关注,谷氨酸能神经系统是抗抑郁治疗的新靶点之一,为抑郁障碍的治疗开辟新的途径。

③神经再生(neurogenesis):过去10多年研究显示,哺乳动物中枢神经系统保留了可以消除神经元和胶质细胞,并建立新的神经环路的能力。成年啮齿类和灵长类海马、嗅球等部位可产生新的神经元,具有一定再生能力,其新生神经元主要来自2个区域,侧脑室的室管膜下区和海马齿状回颗粒下区。越来越多的证据表明,抑郁障碍与成年神经再生和突触可塑性改变有关,目前已成为神经科学关注的热点问题之一。前临床研究显示,慢性应激抑郁模型海马神经再生障碍,且认为海马神经再生是抗抑郁药物治疗的靶点之一。成年神经再生障碍与机体复杂的信号网络异常有关,主要包括下丘脑-垂体-肾上腺轴功能障碍、神经营养因子(neuro-trophic factors,NTFs)功能不足、miRNAs(MicroRNAs) 表达异常,促炎性细胞因子(proinflammatory cytokine) 调节障碍及胃肠信号肽(gastrointestinal signaling peptides) 传递异常。

(3)神经影像学:随着神经影像学无创伤成像技术和相关统计分析技术的迅速发展,神经成像如结构性磁共振(structural MRI)、功能性磁共振(functional MRI)、弥散张量成像(diffusion tensor imaging,DTI) 和 PET 已成为抑郁障碍生物学研究重要的方法之一。

①脑结构成像抑郁障碍:脑结构成像研究主要集中于前额叶、颞叶(尤其是海

马-杏仁核）和基底节,研究内容包括脑结构的体积、脑白质病理,主要发现有前扣带回、眶额叶皮层、壳核、尾状核、基底节和膝下前额叶皮层体积减小。DTI 研究发现,前额叶、胼胝体和颞叶内侧区白质微结构受损。

②脑功能成像抑郁障碍:脑功能成像主要通过局部脑血流（regional cerebral blood flow）、分子成像、脑代谢、血氧水平依赖（blood oxygenation level-dependent）成像和磁共振波谱（magnetic resonance spectroscopy）技术检测脑功能异常。脑功能神经成像研究文献一致支持,重性抑郁障碍患者存在前额叶异常。PET 成像研究发现,抑郁障碍边缘结构和前额叶皮质多部位局部脑血流和糖代谢异常,但结果不一致。最近 PET 成像研究发现,重性抑郁障碍患者代谢型谷氨酸受体和 5-羟色胺 1B 受体与正常对照存在差异。重性抑郁障碍质子磁共振波谱分析研究发现,前扣带回谷氨酸和谷氨酰胺水平下降,同时也发现 N-乙酰天冬氨酸水平下降。主要神经生化成像发现,额叶白质谷氨酸和谷氨酰胺及 GABA 升高,前扣带回和左背外侧前额叶皮质谷氨酰胺下降,枕叶皮质谷氨酸升高,额叶皮质和皮质下区域 N-乙酰天冬氨酸下降,肌酸和磷酸肌酸下降,枕叶皮质 γ-氨基丁酸下降。

尽管抑郁障碍的脑结构和功能成像研究积累了大量数据,但由于样本含量、样本的同质性、选择的研究方法和数据处理方法等诸多因素不同,获得一致的结论仍须待时日。

2. 中医病机

中医并没有明确提出过抑郁症的病名,但根据其特点大致属于中医"郁病""不寐""癫病""善忘"等范畴,在"百合病""梅核气""脏躁"等病中也有相关表现。郁病是因情志不舒,气机郁滞而致病,以抑郁善忧,情绪不宁,或易怒善哭为主症。抑郁症的发生是由于情志所伤,五脏气血阴阳不和,脑神不利所致。情志因素是抑郁症的致病原因,而"脏气弱"是抑郁症发病的重要内在因素。其病位在脑,涉及五脏,而以心、肝、脾、肾为主。初起时以实证和虚证多见,发病日久则多虚实夹杂之证。本虚以肝肾阴亏、肾精亏虚、心脾两虚为主;标实以肝郁气滞、痰浊、血淤为主。

不少学者从现代中医药理论角度研究抑郁症发病机制,如方氏总结戴思恭郁证"主中焦说";王氏总结张景岳六淫、七情致郁说;金氏提出"七情所扰,病归于肝"的理论,指出七情内伤,是引起肝郁的主要因素;胡氏提出"本病皆因于痰火"的理论;郑氏提出"脑神-心神-五脏神-情志活动"为信息反馈轴心是郁证产生的机制理论。严氏研究表明,肝郁证患者免疫功能的改变与环核苷酸的代谢紊乱、尿糖排泄率下降及血浆皮质酮升高有关。赵氏研究分析认为,免疫指标学异常、免疫力低下是肝郁证的重要发病环节,是神经-内分泌-免疫网络失调的结果。

三、临床表现

1. 西医学临床表现

(1)临床表现:一种以持久的心境低落状态为主的轻度抑郁,从不出现躁狂,常伴有焦虑、躯体不适和睡眠障碍,患者往往有求治要求;或者反复出现心境高涨或低落,但不符合躁狂或抑郁发作的症状标准。

(2)临床症状

①情感障碍:主要表现为显著而持久的情绪低落,抑郁悲观,对生活失去乐趣,患者终日忧心忡忡、郁郁寡欢、愁眉苦脸、长吁短叹,凡事缺乏兴趣,做任何事情都感到无意义,疲乏无力,做事力不从心等症状。

②躯体症状

失眠:躯体症状常首先表现为失眠,尤以早醒最具特征,至少比平时早醒 2 小时以上,醒后不能再睡,而在床上辗转反侧,心境异常低劣,随后逐渐出现精神萎靡、头晕、头痛、心烦等精神症状,形成恶性循环。

躯体疼痛:患者有广泛或特定部位的疼痛,这也是隐匿性抑郁的常见症状。研究显示,躯体疼痛以头痛最为常见,其次为腰背痛、四肢或关节痛、胃痛等。由躯体疼痛伴发的抑郁障碍易被忽视,导致高漏检率。

其他系统症状:以心血管、消化道及神经系统症状最为多见,如心慌、心悸、胸闷、气短、食欲减退、恶心、呕吐、腹胀、便秘、消瘦、头晕头痛、手足麻木,皮肤异常感觉及尿频尿急等症状。

③认知功能障碍:患者常感到思维迟钝、注意力难以集中及记忆力减退,临床表现为应答反应减慢、思考问题困难和主动性言语减少,常回忆不愉快的往事,痛苦的联想增多。80 %左右的患者有记忆力减退的主诉,有类似痴呆表现者占10%～15%,如计算能力、理解判断能力和记忆力下降,智力检查有的发现轻至中度异常。

2. 中医学证候诊断

抑郁症的中医证候诊断,主要通过临床望、闻、问、切四诊得到的信息进行辨证,并将中医辨证体系中的八纲辨证、脏腑辨证、气血津液辨证相结合。

(1)诊断依据:①忧郁不畅,精神萎靡,胸闷胁胀,善太息;或不思饮食,失眠多梦,易怒善哭等症。②有郁怒、多虑、悲哀、忧愁等情志所伤史。③经各系统检查和实验室检查可排除器质性疾病。④应与癫病、狂病鉴别。

(2)证候分类

①肝气郁结:精神抑郁,胸胁作胀,或脘痞,嗳气频作,善太息,月经不调,舌苔薄白,脉弦。

②气郁化火:急躁易怒,胸闷胁胀,头痛目赤,口苦,嘈杂反酸,便结尿黄,舌红、苔黄,脉弦数。

③肝郁痰阻:情绪抑郁,悲观厌世,表情沮丧,反吐痰涎,咽有梗阻感,舌淡红、苔白腻,脉弦滑。

④忧郁伤神:神志恍惚不安,心胸烦闷,多梦易醒,悲忧善哭。舌尖红、苔薄白,

脉弦细。

⑤心脾两虚：善思多虑不解，胸闷心悸，失眠健忘，面色萎黄，头晕，神疲倦怠，易汗，纳谷不馨，舌淡、苔薄白，脉弦细或细数。

⑥阴虚火旺：病久虚烦少寐，烦躁易怒，头晕心悸，颧红，手足心热，口干咽燥，或见盗汗，舌红、苔薄，脉弦细或细数。

四、辅助检查

抑郁的持续时间和严重程度是判定抑郁情绪是否正常的主要依据，抑郁较严重时则会出现病态抑郁，此时则应该去医院精神科咨询，请求医师给予帮助。对于抑郁症的诊断，除临床症状外，最重要的就是相关量表的检查。而抑郁量表种类很多，简单可分为自评和他评量表，各有优势、劣势。而量表检查有太多人为客观因素，受到患者知识水平、理解能力等客观因素影响，同时受到医师主观意识的影响，导致评价不够客观。因此，从抑郁症患者神经-内分泌紊乱的角度进行神经递质水平的客观评价也是诊断抑郁症的重要依据。

1. 评价量表

目前常用的评价抑郁症的量表是抑郁自评量表和汉密尔顿抑郁量表，分别为自评量表和他评量表。

（1）抑郁自评量表（self-rating depress scale，SDS）：抑郁自评量表由 Zung 编制，主要用于评定抑郁的主观感受，适合于评定持续性抑郁，不太适合急性抑郁。适用于具有抑郁症状的成年人（表 3-1）。

指导语：下面有 20 个问题，请仔细阅读每一个问题，然后根据您最近 2 周的实际情况，选择答案并在相应的位置画"√"，请注意答案是按持续时间分类的。

表 3-1 抑郁自评量表

姓名_____性别_____年龄_____ 职业_____文化水平_____日期_____	没有或很少时间	小部分时间	相当多时间	绝大部分或全部时间	工作人员评定
1 我觉得闷闷不乐，情绪低沉	1	2	3	4	
2 我觉得一天之中早晨最好	4	3	2	1	
3 我一阵阵哭出来或觉得想哭	1	2	3	4	
4 我晚上睡不着觉	1	2	3	4	

（续表3-1）

姓名_____性别_____年龄_____ 职业_____文化水平_____日期_____	没有或很少时间	小部分时间	相当多时间	绝大部分或全部时间	工作人员评定
5 我吃得跟平时一样多	4	3	2	1	
6 我与异性密切接触时和以往一样感到愉快	4	3	2	1	
7 我发觉我的体重在下降	1	2	3	4	
8 我有便秘的苦恼	1	2	3	4	
9 我的心跳比平常快	1	2	3	4	
10 我无缘无故地感到疲乏	1	2	3	4	
11 我的头脑跟平常一样清楚	4	3	2	1	
12 我觉得经常做的事情并没有困难	4	3	2	1	
13 我觉得不安而平静不下来	1	2	3	4	
14 我对将来抱有希望	4	3	2	1	
15 我比平常容易生气激动	1	2	3	4	
16 我觉得做出决定是容易的	4	3	2	1	
17 我觉得自己是个有用的人,有人需要我	4	3	2	1	
18 我的生活过得很有意思	4	3	2	1	
19 我认为如果我死了,别人会生活得好些	1	2	3	4	
20 平常感兴趣的事我仍然照样感兴趣	1	2	3	4	

粗分:标准分:____

SDS自评量表说明

评分标准:总粗分、标准分(Y＝总粗分× 1.25后取整)

结果解释

标准分(中国常模):轻度抑郁:53～62;中度抑郁:63～72;重度抑郁:＞72。分界值为53分

SDS总粗分的正常上限为41分,分值越低状态越好。标准分为总粗分乘以1.25后所得的整数部分。我国以SDS标准分≥50为有抑郁症状。

(2)抑郁他评量表(Hamilton Depression Scale,HAMD):汉密尔顿抑郁量表(HAMD)是由汉密尔顿(Hamilton) 于1960年编制,是临床上评定抑郁状态时应用得最为普遍的他评量表,具有较高的信度、效度及实用性(表3-2)。

HAMD 大部分项目采用 0～4 分的 5 级评分法：(0)无,(1)轻度,(2)中度,(3)重度,(4)很重。

少数项目评分为 0～2 分的 3 级评分法：(0)无,(1)轻至中度,(2)重度。依据各项目反映的症状特点,HAMD 可分为 5 个因子,分别为：①焦虑/躯体化,由精神性焦虑、躯体性焦虑、胃肠道症状、疑病、自知力、全身症状 6 项组成;②体重,即体重减轻 1 项;③认知障碍,包括自罪感、自杀、激越 3 项;④阻滞障碍,由抑郁情绪、工作和兴趣、迟缓和性症状 4 项组成;⑤睡眠障碍,由入睡困难、睡眠不深和早醒 3 项组成。每个因子各项目得分的算术和即为因子分。因子分可以更为简捷清晰地反映出抑郁症患者的实际特点。

表 3-2　抑郁他评量表

1	忧郁情绪	0	1	2	3	4
2	有罪感	0	1	2	3	4
3	自杀	0	1	2	3	4
4	入睡困难	0	1	2	0	0
5	睡眠不深	0	1	2	0	0
6	早醒	0	1	2	0	0
7	工作和兴趣	0	1	2	3	4
8	阻滞	0	1	2	3	4
9	激越	0	1	2	3	4
10	精神性焦虑	0	1	2	3	4
11	躯体性焦虑	0	1	2	3	4
12	胃肠道症状	0	1	2	0	0
13	全身症状	0	1	2	0	0
14	性症状	0	1	2	0	0
15	疑病	0	1	2	3	4
16	体重减轻	0	1	2	0	0
17	自知力	0	1	2	0	0
18	日夜变化 A. 早	0	1	2	0	0
	B. 晚	0	1	2	0	0
19	人格或现实解体	0	1	2	3	4

(续表 3-2)

20	偏执症状	0	1	2	3	4
21	强迫症状	0	1	2	0	0
22	能力减退感	0	1	2	3	4
23	绝望感	0	1	2	3	4
24	自卑感	0	1	2	3	4

汉密尔顿抑郁量表(HAMD)说明

五级评分项目:(0)为无 (1)轻度 (2)中度 (3)重度 (4)很重。

三级评分项目:(0)为无 (1)轻度至中度 (2)重度。

1. 抑郁情绪

(1)只在问到时才诉述 --- 1

(2)在言语中自发地表达 --- 2

(3)不用言语也可从表情、姿势、声音或欲哭中流露出这种情绪 --------- 3

(4)患者的自发语言和非自发语言(表情、动作),几乎完全表现为这种情绪 ---- 4

2. 有罪感

(1)责备自己,感到自己已连累他人 ------------------------------- 1

(2)认为自己犯了罪,或反复思考以往的过失和错误 ------------------ 2

(3)认为目前的疾病,是对自己错误的惩罚,或有罪恶妄想 ------------- 3

(4)罪恶妄想伴有指责或威胁性幻觉 ------------------------------- 4

3. 自杀

(1)觉得活着没有意义 --- 1

(2)希望自己已经死去,或常想到与死有关的事 --------------------- 2

(3)消极观念(自杀念头) -- 3

(4)有严重自杀行为 --- 4

4. 入睡困难

(1)主诉有时有入睡困难,即上床后半小时仍不能入睡 --------------- 1

(2)主诉每晚均有入睡困难 --------------------------------------- 2

5. 睡眠不深

(1)睡眠浅多噩梦 --- 1

(2)半夜(晚上 12 点以前)曾醒来(不包括上厕所) ----------------- 2

6. 早醒

(1)有早醒,比平时早醒 1 小时,但能重新入睡 ------------------ 1+

(2)早醒后无法重新入睡 --- 2

7. 工作和兴趣+

(1)提问时才诉述 --- 1++

(2)自发地直接或间接表达对活动、工作或学习失去兴趣,如感到无精打采,犹豫不决,
    不能坚持或需强迫自己去工作或活动 --------------------------- 2

(3)病室劳动或娱乐不满 3 小时 ---------------------------------- 3

(4)因目前的疾病而停止工作,住院患者不参加任何活动或者没有他人帮助便不能

　　完成病室日常事务 - - - - - - - - - - - - - - - - - - - 4

8. 迟缓：指思维和语言缓慢，注意力难以集中，主动性减退

(1)精神检查中发现轻度迟缓 - - - - - - - - - - - - - - 1

(2)精神检查中发现明显迟缓 - - - - - - - - - - - - - - 2

(3)精神检查进行困难 - - - - - - - - - - - - - - - - - - 3

(4)完全不能回答问题（木僵） - - - - - - - - - - - - - 4

9. 激越

(1)检查时表现得有些心神不定 - - - - - - - - - - - - 1

(2)明显的心神不定或小动作多 - - - - - - - - - - - - 2

(3)不能静坐，检查中曾站立 - - - - - - - - - - - - - - 3

(4)搓手，咬手指，扯头发，咬嘴唇 - - - - - - - - - - 4

10. 精神性焦虑

(1)问到时才诉述 - 1

(2)自发地表达 - 2

(3)表情和言谈流露明显忧虑 - - - - - - - - - - - - - - 3

(4)明显惊恐 - 4

11. 躯体性焦虑：指焦虑的生理症状，包括口干、腹胀、腹泻、呃逆、腹绞痛、心悸、头痛、过度换气、叹息及尿频和出汗等

(1)轻度 - 1

(2)中度，有肯定的上述症状 - - - - - - - - - - - - - - 2

(3)重度，上述症状严重，影响生活或需加处理 - - - - 3

(4)严重影响生活和活动 - - - - - - - - - - - - - - - - 4

12. 胃肠道症状

(1)食欲减退，但不需他人鼓励便自行进食 - - - - - - 1

(2)进食需他人催促或请求或需要应用泻药或助消化药 - - 2

13. 全身症状

(1)四肢、背部或颈部沉重感，背痛，头痛，肌肉疼痛，全身乏力或疲倦 - - - 1

(2)上述症状明显 - 2

14. 性症状：指性欲减退、月经紊乱等

(1)轻度 - 1

(2)重度 - 2

(3)不能肯定，或该项对被评者不适合（不计入总分）

15. 疑病

(1)对身体过分关注 - - - - - - - - - - - - - - - - - - - 1

(2)反复考虑健康问题 - - - - - - - - - - - - - - - - - - 2

(3)有疑病妄想 - 3

(4)伴幻觉的疑病妄想 - - - - - - - - - - - - - - - - - - 4

16. 体重减轻

(1)一周内体重减轻1斤以上 - - - - - - - - - - - - - - 1

(2)一周内体重减轻2斤以上 - - - - - - - - - - - - - - 2

17. 自知力

(1)知道自己有病,表现为忧郁 - 0

(2)知道自己有病,但归于伙食太差、环境问题、工作过忙、病毒感染或需要休息等 - - - 一1

(3)完全否认有病 - 2

18. 日夜变化(如果症状在早晨或傍晚加重,先指出哪一种,然后按其变化程度评分)

(1)轻度变化 - 1

(2)重度变化 - 2

19. 人格解体或现实解体:指非真实感或虚无妄想

(1)问及时才诉述 - 1

(2)自发诉述 - 2

(3)有虚无妄想 - 3

(4)伴幻觉的虚无妄想 - 4

20. 偏执症状

(1)有猜疑 - 1

(2)有关系观念 - 2

(3)有关系妄想或被害妄想 - 3

(4)伴有幻觉的关系妄想或被害妄想 - 4

21. 强迫症状:指强迫思维和强迫行为

(1)问及时才诉述 - 1

(2)自发诉述 - 2

22. 能力减退感

(1)仅于提问时方引出主观体验 - 1

(2)患者主动表示能力减退感 - 2

(3)需鼓励、指导和安慰才能完成病室日常事务或个人卫生 - - - - - - - - - - - - 3

(4)穿衣、梳洗、进食、铺床或个人卫生均需他人协助 - - - - - - - - - - - - - - 4

23. 绝望感

(1)有时怀疑"情况是否会好转",但解释后能接受 - - - - - - - - - - - - - - - - 1

(2)持续感到"没有希望",但解释后能接受 - - - - - - - - - - - - - - - - - - - 2

(3)对未来感到灰心、悲观和绝望,解释后不能排除 - - - - - - - - - - - - - - - 3

(4)自动反复诉述"我的病不会好了"或诸如此类的情况 - - - - - - - - - - - - - 4

24. 自卑感

(1)仅在询问时诉述有自卑感(我不如他人) - - - - - - - - - - - - - - - - - - - 1

(2)自动诉述有自卑感(我不如他人) - 2

(3)患者主动诉述:"我一无是处"或"低人一等",与评2分者只是程度的差别 - - - - 3

(4)自卑感达妄想的程度,例如"我是废物"类似情况 - - - - - - - - - - - - - - - 4

结果分析:总分<8分:正常;总分在8~20分:可能有抑郁症;总分在20~35分:肯定有抑郁症;总分>35分:严重抑郁症。

2. HRV(heart rate variability,心率变异)检测

也称精神压力分析,包括自主神经平衡检查(HRV,)和血管老化检查(APG)。检测方法:仪器 SA-3000P(韩国产),一般采集左侧无名指末端微小信号。被检者

采取舒适的坐姿、保持平稳的心态、呼吸平稳等放松状态下，HRV 检查 180 秒/次和 APG 检查 90 秒/次。

多数抑郁患者神经活性降低，副交感神经张力明显增加，并引起交感神经和副交感神经平衡失常；部分焦虑抑郁型患者表现交感神经张力明显增加及交感神经和副交感神经平衡失常。

3. 脑神经递质活性检测

采用 SOLAR1848 定量数字脑电图仪及 SET 分析软件，在屏蔽、安静的环境下检测脑功能。电极安置按照国际通用的 10-20 系统电极安置法安置于头皮部位。被检者取舒适坐位，闭目、清醒、安静、保持姿势不动。SET 分析采集脑电波 18 分钟，不做任何诱发试验。

我国自行研发的"脑讯息搜索"（SET，Search of Encephalo-Telex）系统有着独特的优势，其价格低廉、灵敏度高、特异度高、无创伤且操作方便。SET 系统在神经递质编码研究中，获得 6 种递质的编码模型。更意外收获是在递质编码研究中，没有任何导致特定递质间产生相反效应的外加因素，拮抗现象却几乎是出乎意料地在特定递质间自动涌现。兴奋性递质与抑制递质之间（INH/EXC），乙酰胆碱与去甲肾上腺之间（ACH/NE），以及多巴胺与 5-羟色胺之间（DA/5-HT），都出现了其编码模型间的拮抗关系，梅氏称之为"拮抗对"。拮抗对递质模型间有显著的负相关值，拮抗对一方上升，另一方则下降，反之亦然。目前，SET 系统可直接分析额、顶、枕、颞等 12 脑区 5-HT、DA、ACH、NE、抑制氨基酸（INH）、兴奋氨基酸（EXC）、阿片肽（Opi）七种神经递质激活信息，并给出常态人群的三对"递质拮抗对"飞鸟状示意图。递质拮抗对的发现，为我们研究多递质间的复杂表达及推演临床意义，带来特别启示。

我们既往的研究数据提示：抑郁症患者表现为多脑区多神经递质的振荡失衡，而非单一的神经递质变化为主。抑郁症患者 ACH 激活值以降低为主，表现为全脑平均 ACH 降低，在各脑区表现双中央、左枕区、双顶、双前后颞、右额区 ACH 降低，而右枕区及左额区 ACH 升高。当 ACH 降低时，与其相拮抗的 NE 激活值往往增高，如左前颞、左顶和右后颞伴随 NE 升高；除左额区有 EXC 升高和 INH 降低的趋势外，整个脑区 EXC 以降低为主，同时伴随 INH 升高，或 INH 升高为主，同时伴随 EXC 降低。表现为双枕、双中央、双前后颞、右额与右顶区的 EXC 降低和 INH 升高成对出现，全脑平均为 INH 升高和 EXC 降低趋势；除右后颞、左额区有 DA 升高和 5-HT 降低的趋势外，其余绝大部分脑区均表现为 DA 激活值降低为主，而与其相拮抗的 5-HT 激活值以升高为主。表现在双枕、双中央、双前颞、左后颞、右额与右顶区 DA 下降和 5-HT 升高，其激活脑区除右后颞外，与 INH 升高和 EXC 降低基本完全一致。总之，抑郁症人群各脑区表现为 ACH 激活值降低，INH 升高和 EXC 降低，DA 下降和 5-HT 升高为主要优势。但不排除还有少部分患者恰好是完全相反的变化规律,如 5-HT 下降和 DA 升高。各递质对间(EXC 和 INH,DA 和 5-HT,ACH 和 NE)有明显的拮抗关系,而各脑区间的相同递质亦有明显的正相关。

五、诊断及鉴别诊断

1. 诊断

(1)症状标准:以持续存在的心境低落为表现,至少有下述症状中的 3 项:

①精力或活动减少。②失眠。③自信心丧失或感到自信心不足。④集中注意困难。⑤经常流泪。⑥在性活动或其他乐事中失去兴趣和乐趣。⑦无望感或绝望。⑧感到无能力承担日常生活中的常规责任。⑨对前途悲观或沉湎于过去。⑩社会退缩。⑪言谈比平时少。

(2)严重标准:社会功能受损较轻,自知力完整或较完整。

(3)病程标准:①符合症状标准和严重程度标准,至少已 2 年。②这 2 年中,很少有持续 2 个月的心境正常间歇期。

(4)排除标准:①心境变化并非躯体病或精神活性物质和非成瘾物质的直接后果。②排除躁狂或抑郁发作。

2. 鉴别诊断

(1)重性抑郁障碍(MDD):DSM-Ⅲ(1980)首先使用此概念,指完全发作的抑郁综合征,DSM-Ⅳ(1994)仍用此名,也有译为"主要抑郁障碍",易被误解为严重或重度抑郁障碍,实际上 MDD 严重程度有很大差别。ICD-10 将其划分为轻度、中度和重度 3 个量别等级,不采用此名,而用"抑郁发作"取代,我国 CCMD-Ⅳ 也用抑郁发作一词。名称虽不同,但含义和诊断标准大致相当。诊断标准详见第二节。

(2)单相/双相障碍:前者指曾出现多次抑郁发作而无躁狂发作;后者指既有抑郁发作又有躁狂或轻躁狂发作。就抑郁发作而言,可诊为双相障碍。单、双相的划分有重要临床意义,治疗方法也有很大区别。

(3)原发性/继发性抑郁:继发于躯体(包括脑)疾病、其他精神病、药物,乃至重大心理因素所致的抑郁称为继发性抑郁,反之为原发。继发者除用抗抑郁药对症治疗外,还要针对躯体病因进行治疗。

内源性/反应性抑郁:假定抑郁症的原因有生物源性(内源性)和心理源性(反应性)两种。直接由生物原因或内在因素所致者称为内源性抑郁,与原发性抑郁相当;直接由心理应激所致者称为反应性抑郁。前者多伴有躯体症状,或精神病性症状,对药物治疗反应较好,即所谓的典型抑郁症。由于多数患者病前常有不愉快生活事件或处境,绝无诱因的纯粹内源性抑郁十分罕见。因此,DSM-Ⅳ 或 ICD-10 回避此病因学假定。只要患者符合描述性症状学标准,无论发病前是否存在负性生活事件,均可做出抑郁障碍的诊断。反应性抑郁在当前分类中多归为抑郁发作,少数可归为急性应激反应，或创伤后应激障碍。

（4）更年期抑郁/老年期抑郁：前者指发生于女性绝经后的抑郁，或在更年期复发的抑郁，临床以焦虑、激越和自主神经症状较突出。由于家族史调查和用性激素治疗无效，不支持作为单独分类单元，故现代分类体系中没有更年期抑郁的独立诊断。DSM-Ⅲ-R 以伴忧郁的 MDD 取代。老年期抑郁发生在老年人群或在老年期复发的抑郁症，为老年期 3 种常见精神障碍之一（痴呆、抑郁和健忘）。它不是一个独立的疾病分类单元，临床上和青壮年患者无质的不同，但因受老化过程生理和心理变化的影响，具有某些特点，如抑郁、焦虑和激越往往共存；忧郁心情不能很好表达，常以心里难受、没意思来表述；躯体症状明显，食欲减退，口干，便秘十分常见；认知功能差，注意力、记忆力下降。简易精神状况量表（MMSE）检查可呈假阳性，此即抑郁性假性痴呆。它和脑器质性痴呆不同，为可逆性的，抗抑郁药物治疗有效。

（5）隐匿性抑郁：作为抑郁的一个类别或亚型未获公认，其临床表现为各种躯体不适和自主神经，如头痛、头晕、心悸、胸闷、气短、四肢麻木等症状。抑郁情绪往往被躯体症状掩盖，这类患者常到综合医院就诊，如不进行细致精神检查则很难发现其抑郁的情感体验，因而被误诊为"神经衰弱""神经官能症""自主神经功能紊乱"，帕金森病、老年性痴呆等。

（6）其他类型精神障碍：某些精神疾病可伴有抑郁症状，如精神分裂症、物质依赖或药物所致抑郁等。以下两种情况易造成误诊。

①广泛性焦虑障碍：焦虑和抑郁往往伴发，二者的鉴别有时很困难，当焦虑和抑郁共存时可能有以下几种情况：焦虑重抑郁轻，抑郁症状不符合抑郁发作诊断标准，此时应诊断焦虑障碍伴有抑郁；抑郁重焦虑轻，焦虑症状不足以诊断为焦虑性障碍，应诊为抑郁症；抑郁和焦虑均较重，且均符合各自诊断标准，按 ICD-10 的说明，此时应同时诊断为抑郁症和焦虑症。

②神经衰弱：为诊断上争议较大、最难处理的问题。ICD-10 中神经衰弱的诊断标准中必须满足以下两条：①轻微脑力活动后，持续疲劳和身体虚弱；②至少存在下列症状之一：头晕；紧张性头痛；肌肉痛；睡眠紊乱；无法放松；易激惹。轻微脑力活动后，持续疲劳和身体虚弱不能通过放松或娱乐缓解，症状持续至少 3 个月。据此标准，神经衰弱的诊断，应在排除抑郁的诊断后做出。

六、治疗

1. 西医治疗原则

西医目前对于抑郁症的治疗主要有躯体疗法和精神疗法两种。

（1）躯体疗法：主要指的是药物治疗，其中还包括电休克治疗和睡眠剥夺疗法，但电休克治疗和睡眠剥夺疗法在临床上用得较少。

目前治疗抑郁症的药物主要包括三环类抗抑郁药,四环类抗抑郁药,二环类抗抑郁药,单环类抗抑郁药,选择性 5-HT 再摄取抑制药(SSRIs),单胺氧化酶抑制药,抗焦虑药和抗精神病药等。

(2)精神疗法:抑郁症的心理治疗方法分为交互作用心理治疗、人际关系治疗、行为疗法、认知疗法等。

(3)中医治疗原则

中医学历来强调"形神合一""天人合一""心身相关",对于抑郁症的治疗更是提倡心身综合治疗,主要有根据望、闻、问、切四诊收集的资料进行辨证论治的中药治疗,植物药提取物治疗,针灸治疗、走罐治疗等,此外还有认知引导、情志相胜等疗法。辨证论治应当注意辨别阴阳虚实,注重虚实兼顾之大法,实证予以理气开郁,或兼活血、清热、化痰、祛湿;虚证予以养心、健脾、滋肝、补肾。

2. 中医治疗

中医的躯体治疗主要包括通过患者患病的具体情况进行的辨证论治,以及相应的中药及其提取物、针灸、走罐的综合治疗。

(1)辨证用药

①肝气郁结

主症:精神抑郁,胸胁作胀,或脘痞,嗳气频作,善太息,月经不调,舌苔薄白,脉弦。

治法:疏肝理气解郁。

方药:柴胡疏肝散(出自《景岳全书》)加减。柴胡,白芍,香附,枳壳,川芎,陈皮,炙甘草等(Ⅲb级)。

用法:煎药时加冷水超过药面,二煎水量酌减,头煎沸后,再煎 20 分钟,二煎沸后,再煎 15 分钟,煎药未沸时用武火,沸后用文火,头煎和二煎药共计药汁 300ml左右,混合后,分早晚饭后服用。

加减:嗳气频频,胸脘不畅者,酌加旋覆花、代赭石;兼有食滞腹胀者,加鸡内金、焦山楂;若胸胁胀痛不移,或女子月事不行,脉弦涩者,为气滞血瘀之象,可合用血府逐瘀汤(出自《医林改错》):桃仁,红花,当归,生地黄,川芎,赤芍,牛膝,桔梗,柴胡,枳壳,炙甘草等(Ⅲa级)。

中成药:逍遥丸(出自《太平惠民和剂局方》),每次 1 丸(1 丸 9g),每日 2 次,口服。(Ⅱb级);越鞠丸(出自《丹溪心法》),每次 1 丸(1 丸 9g),每日 2 次,口服(Ⅴ级)。

②气郁化火

主症:急躁易怒,胸闷胁胀,头痛目赤,口苦,嘈杂反酸,便结尿黄,舌红、苔黄,脉弦数。

治法:清肝泻火,解郁和胃。

方药：丹栀逍遥散（出自《内科摘要》）加减。柴胡，白术，芍药，茯苓，当归，牡丹皮，山栀子，炙甘草等（Ⅰb级）。

用法：煎药时加冷水超过药面，二煎水量酌减，头煎沸后，再煎20分钟，二煎沸后，再煎15分钟，煎药未沸时用武火，沸后用文火，头煎和二煎药共计药汁300ml左右，混合后，分早晚饭后服用。

加减：胃脘嘈杂吞酸，口苦严重者，加黄连，吴茱萸；口苦，苔黄，大便秘结者，加龙胆草，大黄。

③肝郁痰阻

主症：情绪抑郁，悲观厌世，表情沮丧，泛吐痰涎，咽有梗阻感，舌淡红、苔白腻，脉弦滑。

治法：化痰散结，利气解郁。

方药：半夏厚朴汤（出自《金匮要略》）加减。半夏，厚朴，茯苓，生姜，紫苏叶等（Ⅴ级）。

用法：煎药时加冷水超过药面，二煎水量酌减，头煎沸后，再煎20分钟，二煎沸后，再煎15分钟，煎药未沸时用武火，沸后用文火，头煎和二煎药共计药汁300ml左右，混合后，分早晚饭后服用。

加减：酌加制香附，枳壳，佛手，旋覆花，代赭石等，以增强疏肝化痰理气的功效；如兼见呕恶，口苦，苔黄而腻，证属痰热，可选用温胆汤（出自《三因极一病证方论》）加减：半夏，竹茹，枳实，橘皮，炙甘草，茯苓，生姜，大枣等（Ⅲb级）。

④忧郁伤神

主症：神志恍惚不安，心胸烦闷，多梦易醒，悲忧善哭，舌尖红苔薄白，脉弦细。

治法：养心安神。

方药：甘麦大枣汤（出自《金匮要略》）加减。甘草，小麦，大枣等（Ⅲa级）。

用法：煎药时加冷水超过药面，二煎水量酌减，头煎沸后，再煎20分钟，二煎沸后，再煎15分钟，煎药未沸时用武火，沸后用文火，头煎和二煎药共计药汁300ml左右，混合后，分早晚饭后服用。

加减：酌加柏子仁，酸枣仁，茯神，合欢花等，以加强药力。

⑤心脾两虚

主症：善思多虑不解，胸闷心悸，失眠健忘，面色萎黄，头晕，神疲倦怠，易汗，纳谷不馨。舌淡、苔薄白，脉弦细或细数。

治法：健脾养心，益气补血。

方药：归脾汤（出自《济生方》）加减。白术，茯神，黄芪，龙眼肉，酸枣仁，人参，木香，炙甘草，当归，远志，生姜，大枣等（Ⅲa级）。

用法：煎药时加冷水超过药面，二煎水量酌减，头煎沸后，再煎20分钟，二煎沸后，再煎15分钟，煎药未沸时用武火，沸后用文火，3～5分钟搅拌一次，头煎和二煎药共计药汁 300ml 左右,混合后,分早晚饭后服用。

加减:心情抑郁重,失眠者,加郁金,合欢花以开郁安神。

⑥阴虚火旺

主症:病久虚烦少寐,烦躁易怒,头晕心悸,颧红,手足心热,口干咽燥,或见盗汗,舌红,苔薄,脉弦细或细数。

治法:滋阴清热,镇心安神。

方药:滋水清肝饮(出自《医宗己任篇》)加减。生地黄,山茱萸,茯苓,当归身,山药,牡丹皮,泽泻,白芍,柴胡,山栀子,酸枣仁等(Ⅲa级)。

用法:煎药时加冷水超过药面,二煎水量酌减,头煎沸后,再煎 20 分钟,二煎沸后,再煎 15 分钟,煎药未沸时用武火,沸后用文火,头煎和二煎药共计药汁 300ml 左右,混合后,分早晚饭后服用。

加减:眩晕,失眠严重者,加珍珠母,磁石,以重镇安神;腰酸,遗精,乏力者,加龟甲,知母,杜仲,牡蛎,以益肾固精;月经不调者,加香附,益母草,以理气开郁调经。

(2)针灸治疗:针灸治疗抑郁症也有较好的疗效,具体内容可参见《WHO 西太区:针灸治疗抑郁症的中医学指南》。

(3)走罐疗法:与抗抑郁药合用,可以缩短抗抑郁药的起效时间,降低抗抑郁药的不良反应,提高患者的生活质量,并对躯体不适有显著的改善作用,从而取得更好的疗效。

走罐方法:选用普通玻璃罐,容积为 30~60 ml,其口边宽厚光滑,不易漏气,吸拔时可观察到皮肤的变化情况,便于掌握时间和刺激量。背腰部督脉及两侧足太阳膀胱经的腧穴即"背俞穴"。

患者取俯卧位,肩部放平。先采用连续闪罐法把罐吸拔在背俞穴上,随后用腕力取下,由上至下反复操作,以皮肤潮红时为止。然后在取穴部位的皮肤表面和玻璃罐口涂上少许甘油,用闪火法把罐吸拔在大椎穴处,向下沿督脉至尾骶部,上下推拉数次后,推拉旋转移至背俞穴,依次垂直于脊柱方向上下推拉,吸拔力的大小,以推拉顺手,患者疼痛能忍为宜,观察经走罐部位皮肤充血,颜色变为紫红色尤以局部出现紫色血瘀为最佳。起罐后将甘油擦净。每周 2 次,6 周为 1 个疗程(Ⅲa级有选择性的推荐)。

(4)其他疗法

①银杏叶提取物(舒血宁):采用多中心随机双盲对照研究进行观察,结果显示,银杏叶提取物可以增强抗抑郁疗效(Ⅰb级推荐使用)。

②圣约翰草提取物:采用随机双盲对照研究进行观察及随机对照的 Meta 分析,结果显示,圣约翰草提取物治疗中重度抑郁症有疗效,且耐受性好(Ⅰa级推荐使用)。

③藏红花提取物:采用随机双盲对照研究进行观察,结果显示,藏红花提取物治疗轻中重度抑郁症有效,不良反应少(Ⅰb级有选择性的推荐)。

3. 西医治疗

(1)药物治疗:①选择性5-羟色胺再摄取抑制药(SSRIs),代表药物有氟西汀、舍曲林、草酸艾斯西酞普兰等,常被用于门诊患者;②选择性5-羟色胺和去甲肾上腺素再摄取抑制药(SNRIs),代表药物有文拉法辛、度洛西汀,常被用于住院患者;③ 多巴胺和去甲肾上腺素再摄取抑制药(DaSRIs),代表药物有安非他酮。

(2)心理咨询:循证医学已经证明,一些心理咨询方法对重性抑郁障碍有效。首选认知行为疗法(cognitive behavior therapy,CBT)帮助患者调整负性认知,教会患者应对策略等;使用家庭治疗与人际关系治疗,帮助患者处理与家人、同事、领导等的人际关系;将有类似困扰的患者组成团体,使用团体治疗来大幅提升治疗效果。心理咨询应贯穿治疗的全阶段。

(3)电休克治疗(electroconvulsive therapy,ECT):当药物和心理咨询效果不理想时,可使用ECT。

七、预后与调护

中医是天人合一、心身合一的整体医学,在预防疾病方面更是强调要"未病先防""已病防变"。因此,对于抑郁症的预防和调护,中医除了用躯体治疗外,还重视通过适应自然的规律和变化,综合调节患者的心理、日常生活的饮食和起居等,使患者形神合一,恢复健康状态。

专家共识和建议:对抑郁症的患者预防和调护,主要应使患者的生活起居适应自然规律,并从患者心理和饮食起居上加以调护。

在《黄帝内经·素问·四气调神大论》中提到:"春三月,此谓发陈,天地俱生,万物以荣,夜卧早起,广步于庭,被发缓形,以使志生,生而勿杀,予而勿夺,赏而勿罚,此春气之应,养生之道也。夏三月,此谓蕃秀,天地气交,万物华实,夜卧早起,无厌于日,使志无怒,使华英成秀,使气得泄,若所爱在外,此夏气之应,养长之道也。秋三月,此谓荣平,天气以急,地气以明,早卧早起,与鸡俱兴,使志安宁,以缓秋刑,收敛神气,使秋气平,无外其志,使肺气清,此秋气之应,养收之道也。冬三月,此谓闭藏,水冰地坼,无扰乎阳,早卧晚起,必待日光,使志若伏若匿,若有私意,若已有得,去寒就温,无泄皮肤,使气亟夺,此冬气之应,养藏之道也。"以上《黄帝内经》的一段话高度概括了一年四季如何根据自然界的变化从心理、情绪、生活起居上适应自然,达到天人合一的效果。

建议患者怡情易性;鼓励患者用积极正面的心态去生活,逐渐消除患者消极的思维模式,促进人格的成熟;学会积极地与人沟通,清晰表达自己的情感;通过文艺活动调整心情,通过体育活动愉悦心身,学会放松训练,消除焦虑;学会五乐原则:

进取为乐、助人为乐、以苦为乐、知足常乐、自寻其乐。

抑郁症患者应有适当的户外运动,应以有氧运动为佳,如慢跑、登山等。户外运动可增加光照,呼吸新鲜空气,有利于情绪的稳定。

抑郁症患者的日常饮食应提倡营养均衡,注意食用富含蛋白质的牛瘦肉、猪肉、鱼肉、鸡蛋、牛奶、大豆及其制品;同时也要吃含有丰富维生素的麦子、小米、动物肝及新鲜蔬菜和水果等。还应注意纠正偏食、节食等不良习惯,摄入足量的含有较多微量元素的食物,应多吃杂粮、粗粮,最好粗细搭配。

八、中医防治进展

中医学认为,抑郁症的病因病机主要为肝气郁结、脾失健运及心失所养。肝郁不疏,则影响脾的健运,以致脾气虚弱;心主神明,肝气郁结,也使心神不明。故中医治疗抑郁症多从疏肝解郁、补脾益气及化痰开郁等方面着手。而从肝论治是治疗抑郁症的基本大法。其具体治疗方法包括辨证论治、针灸治疗及综合治疗等。

中医学对抑郁症病位的认识则主要有如下方面:有的医家认为,抑郁症的病位在"脑",治疗上需用辨证施治,如因痰蒙清窍,应以化痰开窍醒神为主;若因肾精不足、髓海失养,则应以补肾填精益智为主。有的医家认为,抑郁症的病位在"心",治疗上当以宁心安神为主。大多数医家认为,抑郁症的病位在"肝",其病因病机是情志失调、肝气郁结,治疗上以疏肝解郁为主。少数医家认为,抑郁症的病位在"胆",治疗上应以消痰利胆为主。一部分医家认为,抑郁症的病位在"中焦",治疗上应以理气解郁、疏畅中焦气机为主。中医传统理论认为,各脏腑间存在相互依存、相互为用的关系,因此在对抑郁症进行辨证论治时,不应当局限于一脏一腑,而应以一脏或一腑为主,兼顾其他脏腑。

中医专家共识认为,抑郁症的病变部位在脑,涉及肝、心、脾、肺、肾等脏腑,以气机郁滞为标,脏腑虚损为本,虚实夹杂,久则由实致虚。中医治疗抑郁症主要有复方治疗、单方验方治疗、针灸治疗及中医心理治疗等。用药强调疏导、宣泄、肃降、畅达,力倡因势利导,注意五脏均调,防治结合。

由于本病是多种因素综合作用的结果,缠绵难愈,需长期服药,简便易行的治疗方法会受到患者的欢迎,因此采用综合治疗方法,可有效防止本病的发生,对于本病的治疗也可收到提高疗效、减小服用剂量、减轻不良反应、缩短疗程、提高患者治疗依从性及降低治疗成本等良好效果,且治愈后可有效防止本病的复发。除中医药辨证论治外,其他诸如家庭治疗、音乐治疗、职业治疗、舞蹈治疗、游戏治疗、运动治疗及良好的社会支持系统都对防治抑郁、巩固疗效有不可估量的作用。此外,患者参加新型心理疾病康复和心理互助组织、了解自我心理保健和康复之道也是防治抑郁的有效途径。总之,抑郁症采用综合治疗手段,心身兼治,往往能收到事半功倍的效果。

九、典型病例

病例 1 李某,男,24 岁,新闻工作者。2012 年 10 月 9 日初诊。自诉长期失眠,多梦,颈项强痛,咽中如有梗阻,吐之不出咽之不下(3 年前西医诊断为慢性咽炎)。近日由于工作任务加重,休息时间减少,诸症加剧,复添寒热往来无定时发作之苦,现以失眠为主诉求医。现症:神情呆钝,反应迟缓,失眠多梦,颈项强痛,咽部不舒,善太息,大便黏滞不爽,小便可,纳差,舌尖偏红,苔白腻,脉弦数。中医诊断:梅核气病,辨证为邪入少阳,湿阻中焦之郁证。遂以小柴胡汤合半夏厚朴汤加减以和解少阳,化湿和胃,理气解郁:柴胡 10g,黄芩 15g,法半夏 10g,薄荷 10g,川厚朴 15g,生龙骨 30g,生牡蛎 30g,广木香 6g,砂仁 10g,茯苓 15g,知母 20g,麦冬 20g,藿香 10g,佩兰 10g,甘草 5g。7 剂,每日 1 剂,水煎分 2 次服。

16 日复诊:患者精神明显好转,自诉诸症皆减,但仍纳食欠佳,查其舌脉已基本恢复正常,惟舌中部残存少许白苔,故原方去生龙骨、知母,加神曲 10g,麦芽 20g。6 剂,每日 1 剂,水煎,分 2 次服。22 日再诊,诸症皆无。

陈少辉,沈强．沈强教授治疗抑郁症经验．湖南中医杂志,2010,26(1):26-28.

病例 2 段某,男,48 岁。2005 年 3 月 7 日初诊。主诉:心烦失眠 2 个月。因工作原因终日忧心忡忡,日久渐出现失眠心烦,神情淡漠,甚则彻夜不眠,善太息、嗳气频作,纳呆,腹胀,大便干,小便黄,舌质红、苔黄厚腻,脉弦滑。汉密尔顿抑郁量表评分:46 分,汉密尔顿焦虑量表评分:38 分。中医辨证为痰火扰心。治法:清心安神、疏肝解郁。予清心安神汤:清半夏 15g,陈皮 12g,茯苓 15g,白术 12g,枳壳 10g,胆南星 12g,黄连 10g,栀子 9g,竹茹 10g,远志 10g,酸枣仁 30g,合欢皮 30g,生龙骨 30g,郁金 12g,甘草 6g。每日 1 剂,水煎服。并给予心理疏导,服药 10 剂,病情好转。再服 10 剂,诸症明显减轻,患者精神明显好转。继服 10 剂,诸症消失,后坚持服用逍遥丸 4 个月,恢复如常,随访 2 年无复发。

姜林芳,方习红．王法德辨治抑郁症经验．中医杂志,2010,51(6):495＋509.

病例 3 王某,女,28 岁。2005 年 10 月 8 日初诊。主诉:失眠 1 个月。患者 1 个月前曾行剖宫产,产后即出现失眠,乏力,纳呆,情绪低落,紧张,焦虑,逐渐加重来诊。症见:失眠,每晚仅睡 1~2 小时,且稍有响动即醒,不能照看婴儿,紧张恐惧,周身乏力,气短懒动,面色苍白,纳呆,便秘,舌淡有齿痕、苔薄白,脉沉细弱。中医辨证为心脾两虚,血虚肝郁。方用补心安神汤加减:人参 10g,茯苓 20g,白术 12g,熟地黄 20g,白芍 20g,川芎 10g,何首乌 15g,阿胶(烊化)10g,酸枣仁 30g,五味子 10g,柏子仁 30g,远志 10g,木香 9g,甘草 6g。每日 1 剂,水煎服。7 剂后,精神状态明显好转,睡眠较前增多,每晚能睡 4 小时左右。效不更方,继服 7 剂,乏力减轻,情绪明显好转,纳增,大便调,面色较前红润。后又服 14 剂,诸症基本消失。改服人参归脾丸,每次 9g,每日 2 次。服半个月后,恢复正常。

第二节　重性抑郁障碍

重性抑郁障碍（MDD）是最常见的一种精神障碍，DSM-Ⅲ（1980）首先使用此概念，指完全发作的抑郁综合征，DSM-Ⅳ（1994）仍用此名，也有译为"主要抑郁障碍"，易被误解为严重或重度抑郁障碍，实际上MDD严重程度有很大差别。ICD-10将其划分为轻度、中度和重度3个量别等级，不采用此名，而用"抑郁发作"取代，我国CCMD-Ⅳ也用抑郁发作一词。名称虽不同，但含义和诊断标准大致相当。抑郁发作是一种因多种原因导致的以持续情绪低落为主要症状的精神疾病。临床表现为心情抑郁、思维迟缓、兴趣减低、意志活动减少，并伴有焦虑不安、躯体疼痛、食欲下降、性功能减退、睡眠障碍等症状。中国精神障碍分类与诊断标准第3版（CCMD-3）和美国精神障碍诊断与统计手册第4版（DSM-Ⅳ）将其归属于情感性精神障碍范畴。

抑郁障碍主要包括重性抑郁障碍、持续性抑郁障碍、经前期烦躁障碍、破坏性心境失调障碍，该组障碍的共同特征是悲伤、空虚或易激惹的心境。重性抑郁障碍以心境低落、兴趣丧失为主要表现，患病率为7%。持续性抑郁障碍指慢性的抑郁心境，要求2年内半数以上时间存在悲伤、沮丧的心境。经前期烦躁障碍的患者在月经前1周开始严重抑郁、易激惹、紧张，症状随月经来潮而逐渐减轻、消失。破坏性心境失调障碍的核心特征是慢性的、严重而持续的易激惹，诊断对象为6－18岁儿童或青少年。

一、概述

重性抑郁发作的重要症状是情绪低落，但在美国，个体缺乏情绪低落的主观体验时也可做出诊断。美国精神病学专家认为：某些个体，特别是那些病情严重的患者，已经丧失了感受悲痛的能力；另一部分患者可能来自某种特殊的文化环境或具有不同的认知模式，他们的悲痛体验总是被压抑的。故而DSM-Ⅳ诊断系统中把"兴趣减退"和"情绪低落"视为抑郁症的等位症状，两者只要有一项再同时合并有抑郁的其他4项症状时即可诊断为"重性抑郁发作"；而在CCMD-3诊断系统中，如果没有"情绪低落"症状，即使有"兴趣减退"也不能诊断"抑郁发作"。这种差异是导致两个诊断系统不一致的最主要原因。这种差异是说明我国对抑郁的诊断过严还是说明美国对抑郁的诊断过松，有待于进一步研究商榷。

重性抑郁障碍（MDD）具有高复发、高致残性（功能损害），重性抑郁障碍是自杀率最高的精神疾病，也是全球致残的主要原因之一。因此，如何降低重性抑郁障碍的自杀率对于降低全球疾病总负担，改善患者的工作、学习和家庭生活至关重要。临床表现主要为心境低落、兴趣缺乏、精力下降、活动减少、注意力集中困难，同时伴有食欲下降、睡眠困难等。重性抑郁障碍是当今世界第一大健康问题,2020年所造成的疾病负担将位于我国所有疾病负担的第二位,仅次于心、脑血管疾病。很多躯体疾病病程中会出现严重程度不同的抑郁问题,严重者会出现自杀行为,特别是在心血管疾病、神经系统疾病、内分泌代谢性疾病肿瘤感染及慢性肾病等。而重性抑郁障碍本身也增加了罹患慢性躯体疾病的风险。重性抑郁障碍不仅直接导致患者个人功能水平和生活质量的降低,而且还会影响躯体健康和原有躯体疾病的预后,增加健康服务的利用和死亡的风险。

二、病因病机

参见"持续性抑郁障碍"。

三、临床表现

1. 核心特征

重性抑郁障碍的患病率约为7％,女性患者比男性多1.5～3.0倍,高发期在二十多岁。在2周内,出现下述9种症状中的至少5个,其中1种症状必须是抑郁心境或兴趣丧失:①抑郁心境;②兴趣丧失;③体重减轻或增加;④失眠或睡眠过多;⑤精神运动性激越或迟滞;⑥精力不足;⑦无价值感;⑧注意力难以集中;⑨自杀想法或企图。

2. 风险因素

(1)遗传方面:一级亲属中有抑郁障碍的个体易感性增高。

(2)气质方面:消极情感,特别是儿童期低自尊是重性抑郁障碍明确的风险因素。

(3)环境方面:儿童期负性生活事件是重性抑郁障碍的风险因素,如童年受虐经历、父母离异、家庭经济条件差等,这类人群再次经历应激事件时更易促发抑郁发作。

四、辅助检查

参见"持续性抑郁障碍"。

五、诊断及鉴别诊断

1. 诊断

MDD包括单次、反复发作。

DSM-5中关于抑郁障碍症状的诊断标准如下。

(1)A项:在连续2周内有5项(或更多)下述症状,并且是原有功能的改变,其中至少有1项症状是①心境抑郁或②对活动失去兴趣或者愉快感。

①几乎每天大部分的时间心境抑郁,主观体验(如感到悲伤或空虚),或他人观察到(如流泪)。注意:儿童和青少年可以是易激惹。

②几乎每天大部分时间对所有的或几乎所有活动的兴趣或者愉快感显著减少(主观体验或他人观察到)。

③没有节食时体重明显下降,或体重明显增加(如 1 个月内体重变化超过5%),或几乎每天都有食欲减退或者增加。儿童要考虑体重没有得到预期增加。

④几乎每天都有失眠或者睡眠过多。

⑤几乎每天都有精神运动性激越或者迟滞(不仅主观感到坐立不安或者迟滞,而且别人也能观察到)。

⑥几乎每天都感到疲倦或者缺乏精力。

⑦几乎每天都感到自己无用,或者有不恰当的过分的内疚(可以达到罪恶妄想的程度;不仅是为患病而自责或者内疚)。

⑧几乎每天都有思维能力或注意集中能力减退,或者犹豫不决(主观体验或者他人观察到)。

⑨反复出现死的想法(不只是怕死),反复出现自杀的意念但无特定的计划,或有自杀未遂,或有特定的自杀计划。

(2)B项症状:引起具有临床意义的苦恼或者社交、职业或其他重要功能的损害。

(3)C项症状:不是由于物质(如成瘾药物、处方药物)或者躯体情况(如甲状腺功能减退)的直接生理效应所致。

2. 鉴别诊断

(1)持续性抑郁障碍(PDD)诊断标准:详见"持续性抑郁障碍"。

(2)单相/双相障碍:前者指曾出现多次抑郁发作而无躁狂发作;后者指既有抑郁发作又有躁狂或轻躁狂发作。就抑郁发作而言可诊为双相障碍。单、双相的划分有重要临床意义,治疗方法也有很大区别。

(3)原发性/继发性抑郁:继发于躯体(包括脑)疾病、其他精神病、药物,乃至重大心理因素所致的抑郁称为继发性抑郁,反之为原发。继发者除用抗抑郁药对症治疗外,还要针对躯体病因进行治疗。

内源性/反应性抑郁:假定抑郁症的原因有生物源性(内源性)和心理源性(反应性)两种。直接由生物原因或内在因素所致者称为内源性抑郁,与原发性抑郁相当;直接由心理应激所致者称为反应性抑郁。前者多伴有躯体症状,或精神病性症状,对药物治疗反应较好,即所谓的典型抑郁症。由于多数患者病前常有不愉快生活事件或处境,绝无诱因的纯粹内源性抑郁十分罕见。因此,DSM-Ⅳ或ICD-10回避此病因学假定。只要患者符合描述性症状学标准,无论发病前是否存在负性生活事件,均可做出抑郁障碍的诊断。反应性抑郁在当前分类中多归为抑郁发作,少数可归为急性应激反应，或创伤后应激障碍。

（4）更年期抑郁/老年期抑郁：前者指发生于中年后如女性绝经后的抑郁，或在更年期复发的抑郁，临床以焦虑、激越和自主神经症状较突出。由于家族史调查和用性激素治疗无效，不支持作为单独分类单元，故现代分类体系中没有更年期抑郁的独立诊断。DSM-Ⅲ-R 以伴忧郁的 MDD 取代。老年期抑郁：发生在老年人群或在老年期复发的抑郁症，为老年期 3 种常见精神障碍之一（痴呆、抑郁和健忘）。它不是一个独立的疾病分类单元，临床上和青壮年患者无质的不同，但因受老化过程生理和心理变化的影响，具有某些特点：抑郁、焦虑和激越往往共存；忧郁心情不能很好表达，常以心里难受、没意思来表述；躯体症状明显，食欲减退，口干，便秘十分常见；认知功能差，注意力、记忆力下降。简易精神状况量表（MMSE）检查可呈假阳性，此即抑郁性假性痴呆。它和脑器质性痴呆不同，为可逆性的，抗抑郁药物治疗有效。

（5）隐匿性抑郁：作为抑郁的一个类别或亚型未获公认，其临床表现为各种躯体不适和自主神经，如头痛、头晕、心悸、胸闷、气短、四肢麻木等症状。抑郁情绪往往被躯体症状掩盖，这类患者常到综合医院就诊。如不进行细致精神检查则很难发现其抑郁的情感体验，因而被误诊为"神经衰弱""神经官能症""自主神经功能紊乱"帕金森病、老年性痴呆等。

（6）其他类型精神障碍：某些精神疾病可伴有抑郁症状，如精神分裂症、物质依赖或药物所致抑郁等。以下两种情况易造成误诊。

①广泛性焦虑障碍：焦虑和抑郁往往伴发，二者的鉴别有时很困难，当焦虑和抑郁共存时可能有以下几种情况：焦虑重抑郁轻，抑郁症状不符合抑郁发作诊断标准，此时应诊断焦虑障碍伴有抑郁；抑郁重焦虑轻，焦虑症状不足以诊断为焦虑性障碍，应诊为抑郁症；抑郁和焦虑均较重，且均符合各自诊断标准，按 ICD-10 的说明，此时应同时诊断为抑郁症和焦虑症。

②神经衰弱：为诊断上争议较大、最难处理的问题。ICD-10 中神经衰弱的诊断标准中必须满足以下两条：轻微脑力活动后，持续疲劳和身体虚弱；至少存在下列症状之一：头晕；紧张性头痛；肌肉痛；睡眠紊乱；无法放松；易激惹。轻微脑力劳动后，持续疲劳和身体虚弱不能通过放松或娱乐缓解，症状持续至少 3 个月。据此标准，神经衰弱的诊断，应在排除抑郁的诊断后做出。

六、治疗

1. 治疗原则（中西结合治疗思路）

参见"持续性抑郁障碍"。

抑郁障碍的治疗方法包括药物治疗、心理咨询和电休克治疗等。悲伤、空虚或易激惹的心境是抑郁障碍的共同特征，常伴随躯体症状与认知改变。药物联合心理咨询比单独任意一种治疗对抑郁障碍效果更佳,80％～90％的患者能从治疗中获益。

2. 西医治疗

目前仍以抗抑郁药物为主,辅助物理治疗和心理治疗。已经面世的抗抑郁药物有数十种,总体以三环类抗抑郁药、单胺氧化酶抑制药、5-HT 再摄取抑制药和5-HT 与去甲肾上腺素再摄取抑制药、褪黑色素等不同药物机制为主。研究显示,患者在第一次接受为期 6 周的抗抑郁药治疗后,仅有 30％左右获得缓解,且需要2～4 周时间才能起效。

3. 中医治疗

中国古代主要医家及医学文献记载治疗抑郁症的方剂:归脾汤、甘麦大枣汤、小柴胡汤、天王补心丹、柴胡疏肝散、逍遥散、血府逐瘀汤、半夏厚朴汤、酸枣仁汤等。这些方剂不但疗效明确、显著,现代医者也广泛应用于抑郁症的治疗中。辨证施治参见"持续性抑郁障碍"。

七、预后与调护

由于本病是多种因素综合作用的结果,缠绵难愈,需长期服药,简便易行的治疗方法会受到患者的欢迎,因此采用综合治疗方法,可有效防止本病的发生,对于本病的治疗也可收到提高疗效、减小服用剂量、减轻不良反应、缩短疗程、提高患者治疗依从性及降低治疗成本等良好效果,且治愈后可有效防止本病的复发。家庭治疗、舞蹈治疗、职业治疗、艺术治疗、游戏治疗、运动治疗及良好的社会支持系统都对防治抑郁、巩固疗效有不可估量的作用。此外,患者参加新型心理疾病康复和心理互助组织、了解自我心理保健和康复之道也是防治抑郁的有效途径。总之,抑郁症采用综合治疗手段,往往能收到事半功倍的效果。

一般认为,急性抑郁症预后较好,但并非间歇期症状全部消失。其预后与年龄、家族史、长期人格适应不良、躯体疾病、缺乏社会支持、治疗不充分等因素有关。为此,充分调动患者的积极性,树立战胜疾病,适应社会的信心与勇气,指导其生活、工作和服药,不宜过早停药。抑郁症的发病与情感因素有一定的关系,中医认为因七情过度所伤,因此在疾病的缓解期要充分做好心理治疗,帮助患者摆脱心理压力。

此外,抑郁症自杀行为危险最大,应提高警惕,小心看护。

八、中医防治进展

中医学认为,抑郁症的病变涉及肝、心、脾、肺、肾等脏腑,以气机郁滞为标,脏腑虚损为本,虚实夹杂,久则由实致虚。中医治疗抑郁症主要有复方治疗、单方验方治疗、针灸治疗及中医心理治疗等。用药强调疏导、宣泄、肃降、畅达,力倡因势利导,注意五脏均调,防治结合。中医学十分重视心理治疗与调适,并创立了情志相胜法、从欲顺志法、开导劝慰法、移情易性法、暗示疗法、转移注意法等方法治疗抑郁发作。

1. 中药复方制剂抗抑郁作用的研究

黄花宁神颗粒处方是针对"郁证"肝郁气滞、元神被扼、脑窍郁闭、神机不运的重要病机,参阅古今文献,将费伯雄的《医醇剩义·卷二·劳伤》萱草忘忧汤,东汉张仲景《金匮要略》甘麦大枣汤、百合地黄汤化裁而成的临床经验方,以黄花和合欢花为君药,香附、郁金和石菖蒲为臣药,麦芽、浮小麦、大枣、百合、茯神和生地黄为佐药,甘草为使药。诸药合用,制成醒脑开窍、疏肝解郁的方剂。为了保持该药汤剂的特点,确保中药复方的临床疗效,运用现代药学制剂技术,将其开发研制成高效低毒、便于服用、携带方便的颗粒制剂,充分发挥中药在抗抑郁治疗中的作用。

2. 单药抗抑郁作用的研究

对于单味中草药的研究发现,具有抗抑郁、缓解焦虑、安神宁心作用的中药有很多种,并已广泛应用于临床。目前有对黄花、合欢花、郁金、石菖蒲、香附、甘草、刺五加、附子等数十味中草药进一步研究,均被证实有抗抑郁、缓解焦虑、安神宁心作用。黄花又名萱草,以根、叶和花都入药,具有抗氧化、抗肿瘤、抗抑郁、肝保护等功效。通过进一步对黄花治疗失眠作用的临床研究和机制探讨显示,黄花的镇静安眠作用较强且不良反应较少。1998 年,Uezu 进行了黄花对小鼠睡眠的影响的研究,黄花可以明显延长小鼠夜间慢波睡眠和异相睡眠的时间,提示黄花不但可以促进睡眠,还可提高睡眠质量。合欢花是豆科植物合欢的干燥花序,味苦,具有解郁安神的功效,常用于治疗心神不安、忧郁失眠等症状,合欢花及其提取物具有镇静催眠、抗抑郁等多种药理作用。如宁侠等运用花类药物,如合欢花、玫瑰花等治疗精神疾病,包括焦虑症、抑郁症,双向情感障碍等,总结出合欢花有解肝郁且安神功效。甘草苷的抗抑郁作用比较显著,肖渊研究了甘草苷抗抑郁的作用及其作用机制。在研究甘草苷对 BV2 细胞的保护作用时发现,甘草苷虽然不能完全阻止谷氨酸损伤导致 BV2 细胞死亡,但可以降低其死亡率。石菖蒲是天南星科多年生草本植物的干燥根茎、性味辛、苦、温,具有开窍豁痰,醒神益智,化湿和胃的功效。临床上用于健忘失眠,耳鸣耳聋,脘痞不饥,噤口下痢的治疗。在用小鼠尾悬挂试验和大鼠强迫游泳试验抑郁模型实验中显示,石菖蒲水煎液对于行为绝望的动物有明显的抗抑郁作用,其机制与石菖蒲中的 α-细辛醚能提高小鼠的全脑单胺类物质5-羟色胺(5-TH)的含量有关系。目前对于抗抑郁活性的研究中不仅证实多种中草药的有抗抑郁作用,并发现其抗抑郁的有效机制,这有助于中药制剂的研发及应用。

九、典型病例

病例 1 患者张某,女,50 岁。2014 年 7 月 9 日初诊。主诉:停经 1 年,伴情绪低落、阵阵想哭,加重 1 个月。现病史:自诉一年前因家庭事故,经常感觉情绪不稳定,善悲欲哭,近 1 个月情绪低落明显,无愉快感,对任何事情都不感兴趣,内心忧郁痛苦,身心疲乏无力,伴心慌,胸闷气短,善叹息,偶有面红潮热,汗出时心烦,腰酸背痛,眼睛干涩,记忆力减退,食欲欠佳,失眠多梦,大便溏稀,小便正常。既往无其他疾病史及手术史,无家族精神病遗传史。查舌质红、苔薄白、脉弦细、尺脉弱。四诊合参,诊断为肾虚肝郁型围绝经期抑郁症,并影响心、脾脏腑。治则:滋补肝肾,调肝解郁,兼以宁心健脾。临床辨证组方,内服孟安琪教授自拟"调更解郁汤"加减,治以滋补肝肾,调肝解郁。"调更解郁汤"基本组成:熟地黄、白芍、女贞子、山茱萸、山药、枸杞子各 20g,柴胡、当归、墨旱莲、陈皮、香附各 15g,枳壳、甘草各 10g。方中加百合、麦冬、酸枣仁、淡豆豉、丹参、党参各 15g,茯神 20g,浮小麦 25g,黄芪、何首乌藤各 30g。10 剂,水煎,取汁 300ml,分 3 次口服,每日早饭前、晚饭后(半小时左右)各温服 100ml。配合艾灸,主穴中取百会、气海,加足三里、内关穴以滋肾调肝,健脾安神。并告诉患者穴位位置、灸的时间、方法,嘱患者要小心,避免烫伤。同时,给予患者心理疏导,劝慰,嘱患者一定要保持心情愉悦,多参加社会活动,锻炼身体,按时起居。

二诊:患者自觉情绪低落好转,心慌、汗出、乏力、食欲等缓解,现仍觉眼睛干涩,失眠缓解不明显。前方去香附、丹参、淡豆豉,加龙眼肉、桑椹各 15g 以加强滋阴安神功效。10 剂,服用方法同前。继续配合艾灸疗法,并嘱其放松心情。

三诊:患者精神状态比初次就诊时明显好转,自诉心情舒畅,有愉悦感,身体症状也逐渐好转,睡眠质量缓解。在二诊方药基础上浮小麦改 20g,黄芪改 20g,何首乌藤改 25g,去桑椹、女贞子、墨旱莲、茯神,加茯苓 15g。共 15 剂,水煎服。

四诊:患者症状基本消失,继续服用三诊方药 10 剂,以巩固疗效,并配合艾灸,以防复发。2 个月后电话回访,患者症状消失,情绪稳定。

病例 2　张某,男,58 岁。2013 年初诊。自诉烦躁易怒,失眠多梦 2 个月。2 个月前曾患脑卒中在外院神经内科住院治疗半月,病愈出院后终日忧心忡忡。担心再次发病,日久渐渐失眠多梦,神情淡漠,精神恍惚,心神不宁,甚则彻夜不眠。自服舍曲林 3 日后,因躁动不安,头闷、头晕,语言不利而停药,有轻生念头,遂家属求治。刻诊见:失眠多梦,烦躁不宁,头闷口苦,悲忧善哭,嗳气频作,纳呆,胸闷,腹胀,大便干,面色晦暗,右侧肢体麻木,舌质暗昏脉弦,血压正常。汉密尔顿抑郁量表评分 45 分。中医诊断郁证,系痰瘀互结,蒙蔽心窍。治则:活血化浊,解郁安神。方选经验方活血化浊饮加味:橘红、法半夏、赤芍、胆南星、郁金、地龙、石菖蒲、天竺黄、醋柴胡各 10g,远志、白蒺藜各 15g,水蛭 3g,生龙骨、生牡蛎各 30g。5 剂,水煎服,并给予心理治疗。

二诊:服上药 5 剂,病情好转,能夜休 6 小时,仍觉心烦,头晕,记忆差。效不更方,守上方加茯神、百合各 30g。10 剂水煎服。

三诊：服上药诸症悉减，遂用上方稍化裁，继服 10 剂。半年后随访，病愈，已能正常生活，担忧心理消除。

病例 3 施某，女，42 岁。2015 年 8 月 7 日初诊。情怀不畅半年，又复因故受惊，事后终日惕惕不安，白天胆小易惊，无故悲伤，夜间不能安眠，每晚只入睡 2～3 个小时，多梦扰，常惊醒，盗汗出，内心纠结，神情焦躁，日夜不安，身体日渐虚弱。当地医院检查诊断为抑郁症，服帕罗西丁治疗后睡眠略有好转，其余症状依然，出现大便干结，腹胀不适，不咳多痰，口有甜味，脉细数，苔薄腻。处方：黄连 3g，法半夏、茯苓、炒枳壳、制南星、石菖蒲各 12g，陈皮、生甘草各 6g，竹茹 20g，丹参、龙齿（先煎）、紫贝齿（先煎）各 15g，制远志 10g。14 剂，水煎服。

二诊：症状依旧，但内心悲哀感觉已消，脉细弦，苔薄白少津。处方：玫瑰花 3g，绿梅花 4g，佛手花、代代花、合欢花、菖蒲、远志各 10g，生甘草 6g，炒白芍、炒川楝子各 12g，丹参、龙齿（先煎）、紫贝齿（先煎）各 15g。14 剂，水煎服。

三诊：服药 4 周后自觉有效，神情焦躁减轻，情绪较前安定，心情稍觉开朗，夜眠亦有好转，大便正常，食后胃胀不若前甚。脉细弦，苔薄腻。效不更方。原方继服 14 剂。

四诊：生活起居、胃纳、二便基本正常，口干，有时尚觉心悸，夜眠常多梦扰，脉细弦数，苔薄白燥。主气在肺，疏泄在肝。原方出入巩固之。处方：北沙参、生地黄、丹参、柏子仁各 12g，麦冬、当归、菖蒲、远志、佛手花、合欢花各 10g，绿梅花 4g。14 剂，水煎服。半年后随访，诸症悉除，病愈。

参 考 文 献

[1] 许明智.抑郁障碍研究的机遇与挑战[J].广东医学,2015,36(1):1-3.

[2] World Health Organization. The Global Burden of Disease:2004 Update[R]. Geneva: WHO,2008.

[3] American Psychiatric Association. Diagnostic and statistical manual of mental disorders,ed 5 (DSM-5)[M]. Arlington:American Psychiatric Association,2013.

[4] 郝凤仪,张道龙.抑郁障碍的核心特征与治疗[J].四川精神卫生,2017,30(4):370-372.

[5] AkiskalHS,CassanoGB. Dysthymia and the spectrum of chronic depressions[M]. New York:The Guiford Press,1997:1-217.

[6] 吴敏.中医药防治抑郁症的研究进展[J].中医药导报,2006,12(5):82-84.

[7] 王祖新.抑郁障碍的分类[J].中国社区医师,2006,22(296):11.

[8] 张道龙,刘春宇,张小梅,等,译.精神障碍诊断与统计手册[M].美国精神医学学会.5 版.北京:北京大学出版社,2015:149-180.

[9] 迈克尔·弗斯特.张小梅,张道龙,等,译.DSM-5 鉴别诊断手册[M].北京:北京大学出版社,2016:141-146.

[10] 唐启盛,李侠,马良.中医内科常见病诊疗指南·西医疾病部分[M].北京:中国中医药出

版社,2008:294-296.

[11] CCMD-3 中国精神障碍分类与诊断标准(3 版)(CCMD-3)中华医学会精神科分会.心境障碍(情感性精神障碍).CCMD-3 中国精神障碍分类与诊断标准[M].3 版.济南:山东科学技术出版社,2001:83-91.

[12] First MB,Spitzer RL,Gibbon M,et al. Structured clinical interview for DSM-Ⅳ axis Ⅰ disorders-patient edition (SCID-Ⅰ/P)(Version 2.0)[M]. New York:Biometrics Research Department,New York State Psychiatric Institute,1998:36-37.

[13] 黄雄,老帼慧.抑郁症诊疗新进展[J].广东医学,2015,36(1):4-5.

[14] 姜晓梅,金永新,向蓉,等.抑郁症的中医药治疗研究现状[J].甘肃医药,2017,36(9):728-730.

[15] 金永新,马肖,康玉龙,等.黄花宁颗粒质量标准的研究[J].甘肃医药,2014(10):777-779.

[16] 安英,沈楠,赵丽晶,等.萱草药理作用研究进展[J].吉林医药学院学报,2015,36(2):132-135.

[17] 黄世敬,谭赛,陈宇霞.合欢抗抑郁研究进展[J].吉林中医药,2014,34(3):318-321.

[18] 宁侠,毛丽军,周绍华.花类药在精神疾病治疗中的应用[J].北京中医药,2012,31(6):461-463.

[19] 肖渊.甘草苷的抗抑郁作用及其机理研究[D].北京中医药大学,2009.

[20] 苏国林,刘育辰.甘草苷的提取纯化方法和药理作用研究进展[J].中国现代中药,2011,13(10):48-51.

[21] 王睿,费洪新,李晓明,等.石菖蒲的化学成分及药理作用研究进展[J].中华中医药学刊,2013(7):1606-1610.

[22] 国家药典委员会.中华人民共和国药典[M].北京:中国医药科技出版社,2010:85.

[23] 李明亚,陈红梅.石菖蒲对行为绝望动物抑郁模型的抗抑郁作用[J].中药材,2001,24(1):40-41.

第4章

进食障碍

进食障碍（eating disorders，EDs）是一组以进食行为异常为主的精神障碍，主要包括神经性厌食症（anorexia nervosa，AN）和神经性贪食症（bulimia nervosa，BN）。过度担心肥胖和对体型体重的歪曲认识与期望是 AN 和 BN 共同的心理特征。EDS 多见于青少年女性，发病年龄在 10－30 岁，30 岁以后发病的很少，目前该病在人群中的患病率为 0.5％～1％。近年来，由于普遍崇尚偏瘦体形及受西方文化不断渗透等因素的影响，导致 EDs 发病逐渐升高。

进食障碍病因的研究一直都是热点问题，国内外研究者们的讨论大致都围绕在生理、心理及社会文化三个方面。生物学因素及基因遗传对进食障碍的影响已被证实。研究发现，厌食症较贪食症有更强的遗传性。此外，神经生物学研究表明，边缘系统失衡、神经内分泌异常等与进食障碍的产生有一定的联系。心理因素研究发现，进食障碍和一些典型的人格特征密切相关，包括完美主义倾向、低自尊、无效感、成熟恐惧、对他人不信任等。社会因素外界环境压力及由公共观念内化而产生的内在压力无时无刻不在影响人类的行为，而目前已经确诊的心理障碍中，进食障碍与社会文化的相关性最强。正是源于大众传媒对于瘦的推崇，使很多女性认为身材苗条比身体健康更为重要。1996 年，一次世界范围的进食障碍调查显示，减肥是进食障碍发病原因中主要的因素。此外，家庭沟通方式、成员关系、父母婚姻、管教子女的态度和方式、父母本身的人格特征及父母的进食行为，都会影响子女进食障碍的形成。对此，治疗进食障碍时应根据不同的病因采取不同的治疗策略，除药物治疗外，心理治疗的作用不容忽视。

第一节　神经性厌食症

一、概述

神经性厌食症是一种以长期拒食或过度节食为特征的慢性进食障碍，多由心理和生理因素相互作用下起病。患者因主动拒食、导吐或腹泻，导致极度的营养不良、消瘦、闭经,甚至死亡。青少年是进食障碍的高发人群,AN 主要见于 13－20 岁的年轻女性,其发病的两个高峰为 13－14 岁和 17－18 岁。AN 患病率估计在 1‰,虽然 AN 的发病率相对较低,但死亡率高达 20％。对于 AN 的治疗目前尚无特效方法,主要采用心理治疗和饮食治疗,必要时可辅助施以药物治疗。另外,手术治疗 AN 的案例也越来越多。

AN 的发病机制尚未阐明,该病的病因学复杂,多因素相互影响,涉及社会文化、心理学和生物学等多方面。

1. 社会文化因素

以往,AN 常常被认为是与西欧和北美文化密切相关的疾病,在西方国家,存在着"瘦"的文化压力,大量的媒体信息和营销策略营造出节食促进成功这样的氛围,女性在她们早年社会化过程中就认为瘦的女性比胖的女性更具有吸引力、更成功。以至于美国 DSM-Ⅳ 中,"肥胖恐惧"一直被认为是 AN 的"核心"病理心理学。近年来,随着全球化的发展,广告业飞速发展、饮食习惯发生改变、健身行业大量涌现及妇女社会角色也出现了转变,有越来越多的证据表明,许多非西方社会包括中国、马来西亚、印度、新加坡和日本等地,AN 的发病率也逐渐升高。许多研究者认为,AN 作为文化象征物,通过食物和体型改变体现出快速的疾病演化特点。

2. 心理学因素

迄今,心理学家们已提出 AN 产生和持续的各种特殊的心理学理论,有关 AN 发展的心理因素,着重有以下几点。①婴幼儿期有饮食问题;②患者的父母过于关注饮食;③家庭关系影响了儿童期自我认同的发展,是对青少年期情绪问题的回避。有研究表明,对主要进食障碍患者的核心症状的心理影响因素进行了探索,发现不同进食障碍亚型患者核心症状与多种临床心理问题有关。具体而言,完美主义、冲动性分别是各亚型患者求瘦、暴食症状的共同影响因素。

3. 生物学因素

神经性厌食症患者存在明显的下丘脑功能异常的表现,如月经紊乱或闭经;血液中甲状腺素水平低;食欲及进食量的异常,情绪低落或烦躁等。多年来,对这些广泛的下丘脑功能异常进行研究的结果表明,可能是调节下丘脑功能活动的某些环节存在异常。有研究发现,患者脑脊液中去甲肾上腺素、5-羟色胺水平有改变。但目前为止,尚无一致的肯定性结论。

二、病因病机

1. 病因

(1)情志不遂,气机失常:恼怒伤肝,抑郁寡欢,情怀不舒,则肝气疏泄无能,气机不畅,影响脾胃之升降功能;或烦恼,甚至暴怒不已,肝气过盛,疏泄太过,致肝气横逆犯脾胃;或忧思伤脾,情志失调,意欲不遂;或思虑过度,暗伤心脾,气机郁结不畅,均使脾胃升降功能受阻。惊恐亦使气机逆乱,伤及肝胆,进而影响脾胃,而不进食。

(2)饮食不节,内伤脾胃:饥饱无度,或过食肥甘辛辣生冷;内伤脾阳,阻滞胃腑升降,气血运行失常,或不进食,或食后唯吐方快。

(3)禀赋不足,后天失养:肾为先天之本,若素体羸弱,肾气不足,脑失所充,脾失所用;或素体脾胃虚弱,运化无力,易导致饮食内伤,且易肝木克伐。因此,稍有饮食、劳倦、忧思或恼怒则损伤脾胃之气,气虚血行不畅而发本病。

2. 病机

(1)发病:因忧愁思虑日久,伤及脏腑,影响气机升降,脾胃受纳失常,缓慢起病。

(2)病位:在脾胃,涉及五脏,而以心、肝、脑、肾为主。

(3)病性:多见虚实夹杂之证。

(4)病势:以实证起病者,多为七情所伤,或食滞痰火,最终导致脏腑气血失调,而成虚实夹杂。以虚证起病者,初多以脾胃亏虚,肾精不足为主,久则因虚致实,兼见气滞痰火。而本病一旦形成虚实夹杂之证,则变证丛生,病程迁延。

三、临床表现

(1)好发于女性,特别是 12－18 岁的青春前期或青春早期者,30 岁以后发病罕见。

(2)近半数患者起病前有社会心理因素,或有轻度肥胖史。

(3)过度节制饮食,进食量远较常人为少,部分患者在病程中不能耐受饥饿,而有阵发性贪食,呈少食或禁食和贪食交替出现。

(4)极度担心发胖,常采用过度运动,致吐,导泻,服用食欲抑制药或利尿药,藏匿或抛弃食物的方法减轻体重。

(5)体重减轻,严重者可达消瘦程度。

(6)营养不良,病态面容,少发、脱发,皮肤干燥,指甲易碎,便秘,水肿,低血压,心动过缓,甚则心力衰竭,水电解质和酸碱平衡紊乱。

(7)性功能及性发育障碍,女性闭经,男性性敏感减退或阳痿,青春前期者,性心理和生理发育迟缓。

(8)可伴强迫性症状及抑郁情绪。

四、辅助检查

1. 实验室检查

在严重的 AN 患者中血液生化学变化明显,贫血、白细胞减少及骨髓有不同程度抑制。血纤维蛋白水平降低,低钾血症及血脂异常。血管紧张素水平在血浆及脑脊液中均升高。血浆锌、钙降低,铁结合力降低,但血清铁正常。另需检测甲状腺功能、血糖、肝肾功能等以排除躯体疾病。

2. 心电图检查

可见心率减慢、低电压、Q-T 时间延长,ST 段非特异性改变,出现 U 波及心律失常。

3. 电子胃肠镜及影像学

电子胃肠镜排除器质性病变,头颅 CT、MRI 检查排除下丘脑、垂体占位性病变。

4. 量表检测

(1)进食障碍调查量表(eating disorders inventory 1,EDI-1):EDI-1 量表为自评问卷。由 8 个分量表组成,即对瘦的追求(drive for thinners,DT)、贪食(bulimia,B)、对身体不满意(body dissatisfaction,BD)、无效感(ineffectiveness,I)、完美主义(perfection,P)、对他人不信任(interpersonal distrust,ID)、内省(interoceptive awareness,IA)、成熟恐惧(maturity fears,MF)。

EDI-1 量表共有 64 项条目。每条目均为 6 级:总是、经常、时常、有时、很少、从不。有两种对这些级别的赋值方法:一种是采用 6、4、3、2、1 的方法;一种是 3、2、1、0、0、0,即这种方法将"有时""很少""从不"均赋值为 0 分。得分越高,表示问题越重。

(2)症状自评量表 SCL-90:本测验共 90 个自我评定项目。测验的 9 个因子分别为:躯体化、强迫症状、人际关系敏感、抑郁、焦虑、敌对、恐怖、偏执及精神病性。

①躯体化:包括 1,4,12,27,40,42,48,49,52,53,56 和 58,共 12 项。该因子主要反映主观的身体不适感。

②强迫症状:3,9,10,28,38,45,46,51,55 和 65,共 10 项,反映临床上的强迫症状群。

③人际关系敏感:包括 6,21,34,36,37,41,61,69 和 73,共 9 项。主要指某些个人不自在感和自卑感,尤其是在与其他人相比较时更突出。

④抑郁:包括 5,14,15,20,22,26,29,30,31,32,54,71 和 79,共 13 项。反映与临床上抑郁症状群相联系的广泛的概念。

⑤焦虑:包括 2,17,23,33,39,57,72,78,80 和 86,共 10 个项目。指在临床上明显与焦虑症状群相联系的精神症状及体验。

⑥敌对:包括 11,24,63,67,74 和 81,共 6 项。主要从思维,情感及行为三方面来反映患者的敌对表现。

⑦恐怖:包括 13,25,47,50,70,75 和 82,共 7 项。它与传统的恐怖状态或广场恐怖所反映的内容基本一致。

⑧偏执:包括 8,18,43,68,76 和 83,共 6 项。主要是指猜疑和关系妄想等。

⑨精神病性：包括 7,16,35,62,77,84,85,87,88 和 90,共 10 项。其中幻听,思维播散,被洞悉感等反映精神分裂样症状项目。

⑩其他：19,44,59,60,64,66 及 89 共 7 个项目,未能归入上述因子,主要反映睡眠及饮食情况。我们在有些资料分析中,将之归为因子 10(其他)。

本测验的目的是从感觉、情感、思维、意识、行为直到生活习惯、人际关系、饮食、睡眠等多种角度,评定一个人是否有某种心理症状及其严重程度如何。它对有心理症状(即有可能处于心理障碍或心理障碍边缘)的人有良好的区分能力。适用于测查某人群中哪些人可能有心理障碍,某人可能有何种心理障碍及其严重程度如何。

五、诊断及鉴别诊断

1. 诊断标准

参照《实用内科学》第 13 版及《中国精神障碍分类与诊断标准(第 3 版)》(CCMD-3)诊断标准如下。

(1)进食量明显低于常人。

(2)节食致体重减轻,至少达到下述标准之一。

①比原先体重减轻 25% 以上(减 15% 以上为可疑病例)。

②比标准体重低 25% 以上(减 15% 以上为可疑)。

③Qutelet 体重指数[体重 kg/(身高 m²)]低于 17.5。身高厘米数减 105,即得正常体重的千克数,Qutelet 指数即体重千克数/(身高厘米数),Qutelet 指数为 17.5 或更低,可视为符合诊断的体重减轻。

(3)担心发胖,且认为自己太胖。

(4)如系女性患者,常有闭经。

(5)厌食和体重减轻并非躯体疾病或其他精神疾病所致。

2. 鉴别诊断

除消化道疾病、消耗性疾病等躯体疾病所致的体重减轻外,还需与下列精神科疾病进行鉴别。

(1)精神分裂症幻觉妄想支配下的拒食、诱吐和体重减轻。

(2)抑郁症所致的食欲下降和体重减轻。

(3)躯体化障碍所致的胃肠不适、进食困难和体重减轻。

(4)强迫症所致的进食食物种类限制、时间延长、进食减少等所致的营养不良等。

六、治疗

1. 治疗原则

神经性厌食患者常有治疗动机不足、抵触,甚至拒绝治疗的问题存在,严重低体重常常因加重了病态歪曲的认知而加大了治疗的障碍。病情严重患者通常建议住院治疗,以保证营养改善和体重增加,改善治疗效果。对没有其他严重并发症,且有治疗动机的患者,可以尝试门诊强化治疗,即心理药物联合治疗,定期评估。如治疗有效,则可继续,否则需住院治疗。中医辨证论治,形神兼治,调和脏腑,中西医结合治疗往往取得较好效果,且患者易于接受。

2. 中医治疗

神经性厌食属中医"纳呆""郁病""虚劳"范畴,病位以脾胃为核心,涉及肝、心、肾、脑,病性虚实夹杂,虚则责之气滞、肝火、痰浊,虚则多为脾胃虚弱,肾元不足。治疗当以顺气解郁化痰,健脾和胃补肾为法。

(1)辨证用药

①肝郁脾虚,痰蒙清窍

主症:患者性格孤僻,节食减肥,有强迫倾向,可出现恶食,呕吐,嗳气吞酸,闭经,失眠,舌暗、质淡红、苔腻,脉弦滑。

治法:疏肝理脾,化痰解郁。

方药:逍遥散合顺气导痰汤加减。柴胡 12g,当归 30g,白芍 10g,茯苓 30g,炒白术 30g,陈皮 15g,姜半夏 9g,胆南星 6g,木香 6g,香附 10g,枳实 6g,甘草 6g,焦三仙各 15g。

加减:肝郁化火,肝火上炎,可见烦躁激惹,头晕目眩,大便秘结者,可加黄芩 6g,青黛 10g,生大黄 6g,以清泻肝胆实火;若肝火旺盛,肝阴不足,可见双目干涩,女子月经不调或闭经,可加白芍 10g,酸枣仁 30g,川芎 10g,墨旱莲 10g,女贞子 10g,敛肝阴,补阴血;痰热内盛者,加全瓜蒌 30g,知母 10g,橘红 12g,以清热化痰。

常用中成药:丹栀逍遥丸、木香顺气丸。

②胃阴亏虚,阴虚火旺

主症:患者不思饮食,食则干呕,消瘦,心烦不寐,五心烦热,口干便秘,舌质红,舌中可有裂纹,脉细数或细弱无力。

治法:养阴清热,生津开胃。

方药:玉女煎合益胃汤加减。生石膏 15g,熟地黄 15g,麦冬 12g,知母 19g,牛膝 15g,沙参 9g,生地黄 15g,玉竹 10g,百合 30g,神曲 15g,炒麦芽 15g。

加减:兼灼痛嘈杂反酸者,加黄连 6g,吴茱萸 3g,以疏泻肝热。肝火伤阴者,加牡丹皮 10g,栀子 10g,石斛 10g,清泻肝热而养阴;兼有气郁气滞者,宜用绿萼梅 10g,香橼 10g,佛手 10g 等,疏肝解郁而不伤阴的理气药。

常用中成药:养胃舒胶囊、阴虚胃痛颗粒。

③肾阳亏虚,失于温煦

主症:患者病程较长,忧思寡欢,神疲乏力,失眠,脱发,面色无华,皮肤干燥,形寒怯冷,闭经,舌淡红、少苔,脉细涩或沉弱。

治法：温补肾阳，平补肾气。

方药：金匮肾气丸合二神丸加减。熟地黄 20g，山茱萸 15g，山药 15g，茯苓 10g，牡丹皮 9g，泽泻 6g，肉桂 3g，附子 3g，肉豆蔻 10g，补骨脂 10g，木香 5g，砂仁 6g。

加减：兼见泛吐酸水痰涎者，加陈皮 10g，姜夏 9g，炒白术 15g，以健脾助运、化痰除湿；兼嘈杂反酸者，加海螵蛸 10g，煅瓦楞 10g，吴茱萸 3g，以暖肝制酸；内寒偏盛者，加蜀椒 10g，加强温中散寒之力。

常用中成药：右归胶囊、附子理中丸等。

（2）针灸疗法

①肝郁脾虚，痰蒙清窍

主穴：中脘、内关、足三里、肝俞、胃俞、申脉、照海、丰隆。

配穴：脾胃阳虚者，加脾俞、气海、三阴交。胃阴不足者，加三阴交、太溪、照海。胃热停滞者，加下脘、天枢、内庭。

手法：申脉、丰隆穴捻转泻法；照海穴补法；中脘、内关、足三里、肝俞、胃俞穴平补平泻。

②胃阴亏虚，阴虚火旺

主穴：足三里、三阴交、内庭、胃俞。

配穴：中脘、太冲、内关、合谷。

手法：足三里、胃俞、三阴交穴用补法；内庭、中脘、合谷、内关穴用捻转泻法；太冲穴用捻转提插泻法。

③肾阳亏虚，失于温煦

主穴：百会、四神聪、照海、三阴交、内关。

配穴：气海、丰隆、脾俞。

手法：手法以补法为主。

3. 西药治疗

临床上常见药物包括 SSRI 类药物（氟西汀）、非典型性精神病药物（奥氮平）、苯二氮䓬类药物等。然而，支持 AN 药物治疗的临床证据非常缺乏，现有证据均较弱，单独使用药物治疗 AN 是不适当的，尤其在改变患者的进食态度和行为上必须配合心理干预。

4. 心理治疗

（1）行为治疗：对治疗存在抵触心理或根本拒绝治疗是神经性厌食症患者的特点，单纯的营养重建计划和心理支持、纠正认知等往往难以达到治疗目标，所以在厌食症的心理治疗中行为治疗是非常重要的组成部分，其目的在于保证患者的营养重建、体重增加，为进一步的心理康复提供基础。

包括制订进食计划、执行进食计划、纠正相关异常行为三部分。进食计划包括一日三餐和加餐计划,在保证热能摄入和营养平衡的基础上,与患者协商进食内容、次数和时间;进食计划的执行包括监督和自我监督,住院患者应在护士的监督下完成进餐,门诊患者应在协商同意的情况下接受家人的监督或自我监督;针对不同患者的相关异常行为,纠正异常行为的内容常包括防止患者拒食、藏匿食物、呕吐、过度运动及使用泻药、利尿药、减肥药等有害物质。针对异常行为的出现设置矫正措施,住院患者常包括集体就餐、限制活动范围和量、安全检查排除有害物质使用的可能等。

(2)支持治疗:与患者建立良好的治疗关系是行为治疗及其他治疗得以进行的关键,这通常通过支持治疗来获得。支持治疗一般包括肯定和鼓励患者治疗的愿望,肯定其面临的困难和努力,支持患者对生活的追求,保证治疗可以带来积极的改变而不是灾难性的后果(通常指变成大胖子),保证在治疗中的陪伴和关怀,并积极提供相关健康教育的内容——营养学知识等。

(3)认知疗法:针对患者有关食物和体型的超价观念进行,如针对体型——她们常常认为体型决定了人际关系的好坏,决定了人生的成败,完美的体型可以改变人生;针对食物——只要开始吃就会失控,多吃一小口就会长胖,体重会无限制地长下去等。针对体相障碍的患者,要明确指出这种感知的病理性,鼓励其忍受痛苦、为所当为。

(4)家庭治疗:以患者个人的症状反映了家庭关系的问题为理论依托,与家庭成员一起工作,发现家庭内部僵化的、适应不良的关系模式,尝试通过改变家庭成员之间的互动来促进症状的改善。尤其对于18岁以下和仍与父母同住的患者,家庭治疗应是治疗中必要的部分。

5. 躯体辅助治疗

包括营养重建和治疗并发症。

(1)营养重建:是指帮助厌食症患者重新开始摄入足够的营养,以改善严重的营养不良,恢复健康体魄。原则上根据患者每日平均需要的基础能量再加上恢复先前的损耗所需的额外能量来设定患者每日需摄入的营养量,然后根据患者的消化吸收功能和心理承受能力来制订饮食计划。保证营养重建计划的执行是治疗成功的关键,这里的行为治疗是必要的。对恶病质和进食困难及体重明显减轻而不配合治疗者,可采用鼻饲法,也可以静脉输入高营养液。严重者需强制住院治疗。

(2)治疗并发症:包括处理由于严重营养不良已经造成的各种躯体并发症,如贫血、低血钾、低血磷、感染、水肿、饥饿性酮症、消化不良、便秘、营养不良性肝功能异常、甲状腺功能低下等。另外,需要特别关注的一个问题是预防营养重建过程中的危机——再喂养综合征,指长期进食量很少或不进食的患者在恢复进食后出现的一系列水、电解质及相关的代谢紊乱。一般在进食3~4日内出现,早期评估高危患者:严重营养不良、再进食速度太快、肠内营养的患者容易出现再喂养综合征。

预防措施包括住院监测，控制营养补充的速度，以及及时发现指征并对症处理。

七、预后与调护

厌食症患者内在的心理紊乱外化到进食行为问题上，其病因和发病机制涉及生物、心理及社会文化等多因素，因此针对不同的患者应采取不同的治疗方法，从个体及更大的系统角度上进行干预。相当多厌食症患者的家庭气氛充满敌对、冲突，缺乏良好的教育环境，导致患者产生孤独感，甚至长期抑郁。家庭治疗是一种把关注的焦点置于人际关系上的心理治疗范式，需要对家庭中不利于患者身心康复的因素进行干预，通过引入新的观点或做法，来改变与病态行为相互关联的认知态度。除药物和心理治疗外，对社会环境的正面宣导同样十分重要。大众传媒要倡导个体形象的多样性，以防"以瘦为美"的局限性思维。青少年是厌食症的主要发病群体，基于此，对青少年进行学校家庭健康教育、社会文化及媒体引导尤为重要，学校、家庭应该采取相应措施进行干预。此外，对正确的健康"美"的教育也必不可少。传媒和时尚界要宣传健康"美"，使当下女性认识到过分消瘦是一种自虐行为。平日饮食多注重蛋白质、脂肪和糖类的补充，如多吃肉类、蛋、奶类及蔬果等；三餐定时定量进食；饭后不独处，以防催吐；保持生活规律，心情愉快；培养自己正确的审美观，不要盲目追求时尚；无法自制时，须及早就医治疗，或住院控制。

八、中医防治进展

西医治疗主要以药物和心理治疗为主。近年来，对于一些重症患者给予手术治疗，但治疗有局限性。《内经》云："形神合一。"中医对于神经性厌食症的治疗越来越受到关注与重视，且利于患者接受，尤其是针灸等外治法的治疗，可以对边缘系统、5-羟色胺、炎性因子等系统的失衡均有调节作用。中医强调未病先防，已病防变，愈后防复尤为重要。积极发挥中医药特色，早期诊断治疗，可以有效减少误诊率和复发率。中医对于神经性厌食症的治疗尽管前景可观，临床疗效较好，但相对疗程长，需要患者及家庭的积极配合，且在临床研究上缺少可靠的评价标准、实验研究缺少大样本等。

九、典型病例

病例1 李某，女，18岁。患者因胃脘部胀痛不适反复发作2年，加重1个月就诊。患者近1个月来，时觉胃脘部胀痛不适，恶心，进食后呕吐明显。曾于当地医院诊断为神经性厌食症，并住院治疗，症状好转出院，具体用药不详。半月来，无明显原因症状加重。现症见：胃胀，恶心，进食后加重，不欲饮食，无乏力，眠差，小便调，大便偏干，日一行，舌质淡，苔腻厚略黄，脉弦滑，形体消瘦，发育迟缓，月经量少，近来体重下降约6kg。中医诊断：厌食症（肝郁脾虚证）。西医诊断：神经性厌食症。治疗应以疏肝健脾、和胃理气为法,以黄芪建中汤合逍遥散加减处方:生黄芪 30g,赤白芍各 20g,桂枝 9g,生姜 6g,大枣 10g,柴胡 10g,当归 10g,白术 15g,茯苓 10g,香附 10g,炒枳壳 20g,焦三仙各 15g,清半夏 10g,鸡内金 15g,荷叶 15g,黄连 9g。上药煎煮,共 600ml,每 4 小时服 1 次,每日 3 次,每次 200ml,连服 4 剂。并嘱少食多餐,调畅情志,饮食清淡。

二诊:服药平妥,患者胃脘部闷堵减轻,食量有所增加,时有恶心呕吐,大便略稀,小便调,舌质淡,苔白腻,脉象滑。原方加煅海螵蛸 30g,石菖蒲 15g,佩兰 15g。共 7 剂,水煎 400 ml 分早晚饭前温服。

三诊:服药后,恶心呕吐减轻,食量明显增加,大便略干,每日 1 次,舌淡苔薄黄,脉滑数。上方加熟大黄 10g。共 7 剂,水煎 400 ml 分早晚饭前温服。服药后,食欲增加,体重渐增。遂按原方服用 15 剂后,体重达到正常指标而愈。

病例 2 女性患者,17 岁,因厌食、消瘦、闭经 10 月余就诊。症见 10 个月前因嫌肥胖节食减肥,每日主食仅吃 50～100g,拒食鱼、肉、蛋奶,时常以少量点心充饥,有时甚至不吃,且喜避人独食,或食后自我诱吐,对进食有明显的恐惧心理,体重急剧下降,由原来的 50kg 降为 36kg,闭经 10 个月,伴双下肢水肿,舌淡红、苔薄腻,脉弦细。证属痰气郁阻,迷塞心窍,肝肾亏虚,精血不足。治以疏肝理气,化痰开窍。用基本方:胆南星 9g,石菖蒲 12g,栀子 9g,清半夏 9g,远志 12g,香附 12g,陈皮 9g,茯苓 15g,天麻 9g,木香 6g,炒酸枣仁 30g,砂仁 6g,甘草 3g。服 6 剂后,患者怪异进食行为消失,对体重增加的恐惧心理明显减轻,但仍食欲缺乏,治以柔肝养阴,生津开胃。用基本方:杭芍 12g,石斛 9g,黄芪 15g,佛手 12g,玫瑰花 9g,乌梅 6g,鸡内金 12g,炒谷麦芽(各)15g,砂仁 9g,甘草 3g。水煎早晚分服。上方加减服 36 剂后,食欲渐开,饭量逐渐增加至每日 300～400g,另加鸡蛋、牛奶,病情显著好转,唯月经尚未来潮,另用基本方:熟地黄 9g,山茱萸 9g,山药 30g,云苓 15g,菟丝子 15g,杜仲 12g,当归 15g,何首乌 18g,红花 12g,鸡血藤 30g,鸡内金 9g,炒谷芽 12g,麦芽 12g,甘草 3g。水煎早晚服。上方随症加减,服 60 余剂,半年后体重增至 44kg,月经来潮,色量正常。

病例 3 崔某,女,31 岁,厌食,进行性消瘦 1 年余。患者 1997 年 5 月间,因与家人生气后 5 日未进食,后出现食后腹胀、纳差、懒言少动,精神倦怠,每因情志因素而加重。近半年,胃脘隐痛、头晕乏力,惧怕进食,体型渐瘦,月经不规则,曾先后行肝功能、B超、胃镜及 CT 扫描等检查,均未发现异常。至上海求诊,拟诊神经性厌食症,给予西咪替丁等药治疗未效,靠间断性输液维持。前医有投四君子汤多剂未效。诊见:神疲、消瘦、目眶凹陷、肌肤涩燥、情绪忧郁、舌红、苔薄、脉弦、辨证:肝郁脾虚。治则:疏肝解郁,健脾和营。逍遥散加减:柴胡 15g,白术、当归、白芍、茯苓、川楝子、槟榔、炙甘草各 10g。14 剂,水煎服,每日 1 剂。腹胀减轻,情绪好转,食欲稍增,但胃痛隐隐,口燥咽干,口渴,大便干燥,舌红少津,脉弦细,乃阴虚胃痛。

治则：养阴益胃，缓急止痛。养胃汤合芍药甘草汤加减：沙参15g，麦冬、天花粉、石斛、川楝子、扁豆、白芍、玉竹各10g，甘草5g。14剂，水煎服。精神舒畅，纳食香，二便通畅。后复投四君子汤加减调理脾胃，扶正固本，2月后体质渐复，重新工作。

病例4 女性患者，15岁。因腹胀、厌食、进行性消瘦半年余于我院就诊。患者学习紧张，自觉胃腹胀满，多食难受而产生厌食，继之体重减轻，从46kg下降到35.5kg，形寒怕冷，已停经4月。外院拟诊：胃窦炎，十二指肠球炎，予抗溃疡治疗，食欲未明显增加，而来我院求诊。患者面白无华，形寒肢冷，舌红苔薄，脉细弱无力。辨证为思虑伤脾，运化失司，致腹胀厌食，厌食日久，伤及真阴真阳，气血枯竭而形瘦经闭。治宜醒脾开胃，补肾培元。方药：炒党参9g，苍白术9g，白术15g，木香3g，淫羊藿15g，仙茅9g，佛手9g，石菖蒲9g，炒白芍9g，神曲6g，炒谷芽、炒麦芽各30g，炙鸡内金5g，茯苓15g，青陈皮6g。治疗5周复诊，患者胃胀减轻，食量稍增加，见双下肢踝部肿胀，面色苍白，心率减慢，嘱其加服蛋白粉，卧床休息。上方去菖蒲9g，仙茅9g，加枳壳6g，黄芪9g。7剂，一周后复诊，食量稍增，双下肢踝部肿胀消退，再予健脾醒胃助运中药：党参9g，川厚朴4.5g，炙鸡内金6g，淫羊藿15g，佛手9g，枳壳6g，神曲15g，苍白术9g，砂仁3g，茯苓15g，青陈皮各6g，炒莱菔子15g，淮山药12g。两周后复诊，食欲增加，体重渐增，正值考毕放假，予静脉营养一周，体重增至35kg，代谢转旺，心率75次/分，继以上述中药巩固治疗一月。复诊患者食欲佳，脱发较多，两便调。此属脾肾两虚，血虚不能养发，故方药转为健脾补肾，养血为治。处方：党参12g，炒白术9g，怀山药12g，淫羊藿15g，仙茅9g，菟丝子9g，当归9g，炒白芍12g，覆盆子9g，鸡血藤15g，茯苓9g，制何首乌9g，大枣5枚，陈皮6g，巴戟天9g等。随证加减一二味，治疗2个月后，患者体重增至40kg，面色红润，舌红苔薄腻，脉细数，进入冬至，遂以上述开胃方合补肾养血方，调护3个月，患者神采奕奕，脸色红润，体重达43kg。

第二节　神经性贪食症

一、概述

神经性贪食症，又名贪食症，是一种进食障碍，特征为反复发作和不可抗拒的摄食欲望及暴食行为，患者有担心发胖的恐惧心理，常采取引吐、导泻、禁食等方法以消除暴食引起发胖的极端措施，给患者带来躯体上及精神上的痛苦。BN以年轻女性（<30岁）多见，并多在青春期和成年初期起病，年轻女性BN的发病率是3%～6%，女性的终身患病率为2%～4%，女性发病率较男性高，比例约为10:1。

BN发病机制目前尚不清楚，当前研究认为，多与生物、心理、社会文化因素有关。在生物遗传方面，神经性贪食症孪生子同病率很高，而且单卵孪生子较双卵孪生子同病率高。另外,神经性贪食症家族成员中,药物依赖(尤其酒依赖)、情感障碍和单纯性肥胖症的发生率均较高。有研究提示,下丘脑-垂体-肾上腺素轴功能紊乱,对突触后 5-HT 受体敏感性发挥抑制效应,5-HT 受体敏感性降低,以及在下丘脑或下丘脑以上水平 5-HT 受体敏感性的类似改变,可引起发作性暴食和其他行为症状;BN 的发病与心理和人格因素有关,各种研究中报道的 BN 患者的病理心理特点表现为完美主义、自我概念损害、情感不稳定、冲动控制能力差,对发育和成熟过程适应能力较差,具体包括低自尊、外控、高神经质水平、抑郁、焦虑、冲动、强迫、对亲密关系的恐惧、无能感、歪曲的身体表象、对躯体不满、追求苗条的动机、体内刺激知觉障碍、对社会赞许和避免冲突的强烈需要、自我期望高等。BN 患者较 AN 患者更善于交际、更愤怒和更冲动,缺少和 AN 患者相当的超我控制和自我力量;社会文化因素在 BN 发病过程中起着重要作用。工业化导致社会能够生产充足的食物,并将之做快食简装处理,这种诱惑与女性"苗条"的审美观之间发生了矛盾;美在女性角色定型中占据中心位置。即使是职业女性也把控制体重、追求苗条作为一项自我成就。某些特定环境看来也会增加危险性,寄宿学校和大学已被认为是滋生 BN 的地方。另一些亚文化看来也放大了社会文化压力。高社会阶层的女性体重偏见更深,BN 的发生率也高。BN 在时装模特或芭蕾舞演员中的发生率远高于一般群体。同样,对体重要求较高的特殊亚文化中的男性(如大学中的摔跤和赛马运动员、同性恋者、演员等)易患 BN。随着社会愈来愈移向苗条的价值标准,再加上社会的发展也导致了男女角色的改变,女性对自己体形的关注直接与个人的自尊、自我价值感有关;某些社会观点,如越苗条的女性就越有魅力,节食、苗条促进成功,使得女性对于自己的体形异常敏感。

二、病因病机

1. 病因

(1)七情内伤:忧思恼怒日久,肝气郁滞,木不疏土,痰湿内生;痰气交阻,郁火内生,火郁日久伤津,肝胃郁热,与脾土寒湿相混杂,而成贪食异候。

(2)脏气失调:脏腑衰弱,功能失调,易受邪侵,肝胆脾胃不和,痰瘀内生,内扰神明,气机逆乱,升降失常,亦可引发此病。

2. 病机

(1)发病:多见于年轻女性。慢性起病,可急性发作,可伴全身多系统症状,伴见情志异常和心理障碍。

(2)病位:主要在肝,与脾、胃密切相关。

(3)病性:有虚、实之分。实证、热证多源气郁、火热。而久病体弱,伤及脏腑,而发胃阴不足,脾阳不振,阴阳失衡。本虚可生标实,标实日久亦可导致和加重本虚。临床多见虚实夹杂,本虚标实之证。

（4）病势：邪实者，多因情志刺激等因素而发，火热痰浊，伤及脏腑，正气虚弱，渐为本虚标实证。亦有久病体弱、素体禀赋不足之人初起即为虚证，多慢性起病、病势较缓，随后日渐加重。该病初期正气尚足，病轻易治，而病久耗损，正虚邪恋，病情加重。

三、临床表现

1. 心理、行为障碍

BN 的行为特征主要为暴食-清除循环，表现为冲动性暴食行为，缺乏饱食感，伴有失控感。这些行为常与空虚、孤独、挫折感或有诱惑的食物有关。BN 患者通常在出现罪恶感、极度痛苦或躯体不适（如恶心、腹胀、腹痛时终止暴食行为），继之是补偿性排泄行为，以防止体重增加。常用的清除行为有用手指探吐或自发呕吐、过度运动、禁食，滥用利尿药、泻药、食欲抑制药和加速机体代谢的药物（如甲状腺激素等）。暴食-清除行为可以反复循环。暴食和补偿性清除行为的秘密性是 BN 的另一特征，其行为常不被家人和朋友注意。此外，BN 患者中还常见偷窃食物及乙醇滥用、性紊乱、自伤、自杀企图等冲动行为。

BN 和其他精神障碍关系密切，可合并心境障碍、焦虑障碍、物质滥用，特别是乙醇和兴奋剂滥用。BN 患者人格障碍的共病率较高，主要表现为边缘性、反社会性、表演性和自恋性人格障碍。

2. 躯体障碍

BN 的躯体障碍可表现为开始轻微或一过性症状（如疲乏、腹胀和便秘等），发展到慢性的，甚至威胁生命的障碍（如低钾血症、肾功能和心功能损害等）。暴食行为可导致一系列胃肠道症状，以恶心、腹痛、腹胀、消化不良和体重增加较为常见，而严重的并发症急性胃破裂较为少见。BN 患者最常用的补偿性清除行为是自我诱导呕吐，可引起一系列严重躯体不适或躯体疾病：胃酸反流导致牙齿腐蚀或溃疡、食管与咽部损害；反复的呕吐可致腮腺和唾液腺肿胀、腮腺炎；自我诱导呕吐时，手指和牙齿及口腔黏膜摩擦或刺激可引起口或手损伤；频繁的呕吐导致 K^+、Cl^-、H^+ 丢失过多，引起低血钾、低氯性碱中毒，甚至出现心律失常或肾损害。此外，继发性代谢紊乱还可表现为疲乏无力、抽搐和癫痫发作等。BN 的常见躯体并发症还有泻药依赖、慢性胰腺炎等。

四、辅助检查

1. 实验室检查

水电解质紊乱，代谢性碱中毒，低血钾、低血钠、低镁血症；雌激素分泌异常；高胆固醇血症、肝功能异常、血清淀粉酶水平轻度升高。

2. 心电图检查

可见心律失常。

3. 电子胃肠镜检查

可见食管炎/胃炎,胃肠道出血。

4. 脑电图、头颅 CT、MRI 检查

可诱发癫痫,可逆性脑萎缩。

5. 量表检测

(1)压力知觉量表(perceived stress scale,PSS):这份量表是询问在最近一个月来,您个人的感受和想法,请您于每一个题项上作答时,指出您感受或想到某一特定想法的频率。虽然有些问题看是相似,实则是有所差异,所以每一题均需作答。而作答方式尽量以快速、不假思索方式填答,亦即不要去思虑计算每一题分数背后之含义,以期确实反映您真实的压力知觉状况。而每一题项皆有下列五种选择:0:从不;1:偶尔;2:有时;3:时常;4:总是。得分越高,表示问题越重。

请回想最近一个月来,发生下列各状况的频率。

①一些无法预期的事情发生而感到心烦意乱。

②感觉无法控制自己生活中重要的事情。

③感到紧张不安和压力。

④成功地处理恼人的生活麻烦。

⑤感到自己是有效地处理生活中所发生的重要改变。

⑥对于有能力处理自己私人的问题感到很有信心。

⑦感到事情顺心如意。

⑧发现自己无法处理所有自己必须做的事情。

⑨有办法控制生活中恼人的事情。

⑩常觉得自己是驾驭事情的主人。

⑪常生气,因为很多事情的发生是超出自己所能控制的。

⑫经常想到有些事情是自己必须完成的。

⑬常能掌握时间安排方式。

⑭常感到困难的事情堆积如山,而自己无法克服它们。

(2)进食态度调查表(eatting attitude test,EAT):EAT 量表共有 26 项条目。每条目均为 6 级:总是、经常、时常、有时、很少、从不。"有时""很少""从不"均赋值为 0 分,1 分(经常),2 分(常常),3 分(总是);其中第 26 项为反向计分题。分为 3 个维度:节食:1、6、7、10、11、12、14、16、17、22、23、24、26;贪食和食物关注:3、4、9、18、21、25;口腔控制:2、5、8、13、15、19、20。

①我很怕超重。

②即使肚子饿,我也会避免吃东西。

③我时常惦记着食物。

④我不能控制暴饮暴食。

⑤我进食的速度缓慢。

⑥我担心食物会令自己发胖。

⑦我避免吃高糖分的食物（米饭、馒头、面包、土豆等）。

⑧其他人希望我多吃点。

⑨我进食后会呕吐。

⑩我进食后很内疚。

⑪我很想再瘦一点。

⑫我做运动来消耗脂肪。

⑬别人觉得我太瘦。

⑭整天觉得身上有过多脂肪。

⑮比别人需要更长时间进食。

⑯避免吃有糖分的食物。

⑰服用减肥药。

⑱觉得食物控制了我。

⑲有抑制进食的表现。

⑳觉得别人比我吃更多的食物。

㉑我在食物上放的时间和精力太多。

㉒吃糖果后，我感到不安。

㉓我有节食的行为。

㉔喜欢空肚子的感觉。

㉕喜欢品尝没吃过且味道好又肥腻的食物。

㉖我在进食后会有呕吐的冲动。

五、诊断及鉴别诊断

1. 诊断标准

根据《中国精神障碍分类与诊断标准（第3版）》（CCMD-3）中有关神经性贪食症的诊断标准如下。

（1）存在一种持续的难以控制的进食和渴求食物的优势观念，并且患者屈从于短时间内摄入大量食物的贪食发作。

（2）至少用下列一种方法抵消食物的发胖作用：①自我诱发呕吐；②滥用泻药；③间歇禁食；④使用厌食药、甲状腺素类制剂或利尿药。如果是糖尿病患者，可能会放弃胰岛素治疗。

（3）常有病理性怕胖。

（4）常有神经性厌食既往史，二者间隔数月至数年不等。

（5）发作性暴食至少每周2次，持续3个月。

(6)排除神经系统器质性病变所致的暴食及癫痫、精神分裂症等精神障碍继发的暴食。

2. 鉴别诊断

(1)神经性厌食：若已明确诊断为神经性厌食，或交替出现的经常性厌食与间歇性暴食症状者，均应诊断为神经性厌食症。

(2)Klein-Levin 综合征：又称周期性嗜睡贪食综合征，表现为发作性沉睡(不分日夜)和贪食，持续数天。患者醒了就大吃，吃了又睡。一次患病后体重增加明显。无催吐、导泻等控制体重行为，亦无对身体外形或体重不满的表现，故与神经性贪食症易于鉴别。

(3)重性抑郁症：患者可出现过量饮食，但没有为减轻体重不恰当的补偿行为，如催吐、导泻等，故与神经性贪食症不同。

(4)精神分裂症：该症患者可继发暴食行为，患者对此视之默然，无任何控制体重的行为，且有精神分裂症的其他症状。

(5)癫痫等器质性疾病：可出现暴食行为，病史、体检和各项实验涉及 EEG 等功能检查，均有器质性病变基础，则不考虑神经性贪食症，而且这类患者缺乏控制体重的不恰当行为。

六、治疗

1. 治疗原则

BN 的治疗需要多学科专业人员之间密切合作，并且治疗计划的个体化很重要。治疗目标在于缓解症状，防止复发。根据 BN 患者情况不同，可选择门诊治疗或住院治疗。当患者的精神症状或躯体状况对生命造成威胁，而患者又拒绝住院治疗，必须首先考虑强制性治疗。BN 躯体并发症相对 AN 较少，多数可在门诊治疗。主要治疗方法有药物治疗、心理治疗和综合治疗。药物方面，临床证据多支持高剂量抗抑郁药的使用，其严重的药物不良反应，使患者依从性较差。因此，配合中医中药辨证论治，发挥个体化优势，可以有效提高疗效，减轻不良反应，患者易于接受。

2. 中医治疗

病位在肝，与脾胃有关。其病机为情志内伤，或脏气失调，肝气郁滞，木不疏土、脾土不能健运水湿；气机不畅，亦能导致郁火内生，火郁日久伤津，形成肝胃郁热，阴亏与脾土寒湿相混杂，导致诸证。故本病为本虚标实，虚实夹杂。治疗当以疏肝理气，滋阴清热，温补脾阳为主。

(1)辨证用药

①肝郁胃热证

主症：食欲亢进，餐无定数，呕吐，腹胀，大便秘结，心烦，嘈杂吐酸，口苦或黏。

舌质红、苔黄或腻,脉数。

治法:疏肝理气,清热和胃。

方药:化肝煎合左金丸加减。青皮 12g,陈皮 12g,芍药 19g,牡丹皮 12g,栀子 10g,泽泻 6g,生石膏 30g,知母 10g,黄连 9g,吴茱萸 3g。

加减:若火热伤阴,肾水不足,可见女子月经不调或闭经,可加白芍 10g,川芎 10g,旱墨莲 10g,女贞子 10g,滋肾阴、补阴血;内热夹痰,烦躁失眠者,加全瓜蒌 30g,竹茹 10g,法半夏 9g,酸枣仁 30g,以清热化痰安神。

常用中成药:牛黄清胃丸、左金丸。

②阴虚火旺证

主症:多食,易呕,心烦不寐,五心烦热,口干便秘,舌质红,舌中可有裂纹,脉细数或细弱无力。

治法:养阴清热,生津和胃。

方药:益胃汤合芍药甘草汤加减。北沙参 10g,麦冬 10g,生地黄 30g,玉竹 10g,白芍 20g,淡竹叶 10g,生石膏 30g,天冬 10g,甘草 6g。

加减:兼灼痛嘈杂反酸者,加黄连 6g,吴茱萸 2g,以疏泄肝热;肝火伤阴者,加牡丹皮 6g,栀子 10g,石斛 10g,清泻肝热而养阴;肝胃火盛,灼烁肾阴者,加黄柏 6g,知母 10g,熟地黄 30g,栀子 10g,泄肝肾之火,肝肾之阴滋。

常用中成药:养胃舒胶囊、阴虚胃痛颗粒。

③脾阳不振证

主症:多食,易呕,面色萎黄,手足不温,口淡流涎,舌淡有齿痕,舌苔薄白,脉沉细迟。

治法:益气健脾,温胃和中。

方药:黄芪建中汤合理中汤加减。黄芪 30g,党参 15g,桂枝 12g,白芍 10g,干姜 9g,甘草 6g,炒白术 30g。

加减:兼见反吐酸水痰涎者,加陈皮 12g,姜夏 9g,茯苓 30g,以健脾助运、化痰除湿;兼嘈杂反酸者,加海螵蛸 15g,煅瓦楞 15g,吴茱萸 3g,以暖肝制酸;内寒偏盛者,加附子 6g,蜀椒 6g,去桂枝改用肉桂 6g,以加强温中散寒之力。

常用中成药:温胃舒胶囊、香砂六君丸。

(2)针灸疗法

①肝郁胃热证

取穴:中脘、足三里、太冲、内庭。

刺穴方法:中脘、足三里、内庭穴用捻转泻法。太冲穴用捻转提插泻法。

②阴虚火旺

主穴:足三里、三阴交、中脘、胃俞。

配穴:太冲、内关、内庭、合谷。

刺穴手法：足三里、胃俞、三阴交穴用补法；内庭、中脘、合谷、内关、太冲穴用捻转泻法。

③脾阳不振证

主穴：脾俞、胃俞、中脘、足三里、内关、三阴交。

配穴：气海、公孙。

刺穴方法：脾俞、胃俞、三阴交、足三里穴用补法；中脘、内关、气海、公孙穴用泻法。

3. 西药治疗

(1)选择性 5-HT 再摄取抑制药(SSRIs)：氟西汀是美国食品与药物管理局(FDA)批准的用于治疗 BN 的药物。有研究表明，氟西汀为治疗 BN 的一线药物，大量证据表明了其有效性。氟西汀可以改善暴食、清除及 BN 的相关症状，每日 60mg 比每日 20mg 效果要好。氟西汀(每日 60mg)显著改善了进食态度、对体型的关注与不满、偏食等心理。临床上，一般 8 周的治疗时间可评估出功效。此外，氢溴酸西酞普兰、盐酸舍曲林均有证据表明可以有效减少暴食和清除的频率。

(2)5-HT2 受体拮抗药及 5-HT 再摄取抑制药(SSRIs)：大剂量曲唑酮可以减少患者暴食与清除的频率及对进食的恐惧感，但未发现改善患者的抑郁、焦虑情绪。

(3)5-HT3 拮抗药：昂丹司琼(Ondansetron)具有止吐作用，与安慰剂相比，可以减少暴食和催吐。价格昂贵，但用在顽固性和重病患者是值得考虑的。

(4)抗精神病药：尚未发现可以有效治疗 BN 的抗精神病药物。仅在 2007 年，有 1 项病例报告，3 例 BN 患者，予阿立哌唑每日 7.5～15mg 配合抗抑郁及抗癫痫药，可以明显改善暴食发作、体型观念及焦虑、抑郁、强迫观念。另外，使体重逐渐恢复，社会功能得到提高。考虑抗精神病药物与体重增加及改善食欲有关，会加剧暴食发作。另外，中枢神经及自主神经系统、锥体外系等不良反应，使 BN 患者难以耐受，临床多不予推荐。

4. 心理治疗

研究表明，神经性贪食症患者的个体心理特点包括低自尊、抑郁、焦虑、完美主义等。除此之外，应激性事件越多的患者，神经性贪食症的风险越大，如双亲离异、亲人死亡、失恋等。因此，针对不同问题进行积极心理干预，对 BN 有效，可降低暴食发作次数，改善清除症状。

(1)认知行为治疗(CBT)：CBT 治疗的目标是打破暴食-清除恶性循环，控制 BN 症状，预防复发。CBT 方法认为规律进食非常重要，并采用行为技术减少贪食行为，包括回避易发生暴食的各种情形，改变对问题的思维方式，教给患者预防复发的技术等，同时使用自我监测方式详细记录自己的饮食情况。

(2)人际关系心理治疗(IPT)：与 CBT 方法不同，IPT 并不直接关注 BN 的症状，而专注和矫正"有问题的人际关系"。通过改变 BN 患者人际关系的方式，达到控制和缓解症状的目的，故 IPT 显效慢，需要时间长。系列比较研究发现，CBT 显效快，而 IPT 显效慢，治疗开始 CBT 优于 IPT，随后经 IPT 的 BN 患者症状继续改善；尽管 CBT 和 IPT 起效时间不同，但两种治疗方法疗效相当。

（3）行为治疗（BT）：BT 的治疗方式很多。据报道，暴露和反应预防（ERP）治疗对 BN 效果较理想，ERP 治疗源自治疗强迫症的减轻焦虑模式。BN 患者接受 ERP 治疗，绝大部分症状改善甚至达显著改善。长期随访研究发现，CBT 和 IPT 优于 BT，与前两种方法相比，BT 患者易出现复发。

（4）精神动力性心理治疗：虽然 CBT 已经成为治疗 BN 的首选的心理治疗方法，但精神动力性心理治疗（以精神分析理论为基础心理治疗）仍有一定作用，尤其是当限时的心理教育和 CBT 对 BN 无效时，适合采用精神动力性心理治疗。在一项设计严密的 CBT 与动力学治疗的对照研究中，最初认知行为治疗组的结果较好，但在较长的随访期中，两种治疗方法在疗效上几乎相同。

（5）家庭治疗：在 BN 的治疗中，以支持、教育及可能的家庭治疗为形式的家庭干预也是需要的。由于 BN 常常是维系家庭平衡的一部分，因此家庭治疗或是结合个别治疗的家庭干预，常常是必需的。

（6）团体心理治疗：以精神分析为取向的团体心理治疗也是一种有效的辅助治疗方法。

5. 综合治疗

在临床工作中，为了获得最佳疗效多采用心理治疗合并药物治疗的综合性治疗措施。CBT 单独使用或结合药物的治疗效果均优于单独采用药物治疗。此外，部分患者还需躯体支持治疗，禁用导泻药物，对水电解质代谢紊乱者予以对症处理。

七、预后与调护

重视心理干预在贪食症治疗中的作用，常用的心理治疗有认知-行为疗法、家庭疗法及精神分析疗法。贪食症的产生和发展有着重要的社会文化因素，因此对厌食症和贪食症的干预不仅仅需要个人、家庭和医院的努力，还需要社会和政府职能部门的共同参与。培养正确价值观，对抗那些负向的身体意向。

BN 是一种病程波动的慢性疾病。总体而言，BN 的预后较 AN 好。从短期来看，能参与治疗的 BN 患者超过 50% 暴食和排泄行为有改善；然而，在改善期间患者并非是毫无症状，病情较轻的一些患者可获得长期缓解。部分患者需收住入院治疗；在一些未治疗的 BN 患者中，自然缓解发生在 1～2 年后。预后有赖于排泄后果的严重性，即患者是否有电解质紊乱，以及频繁呕吐导致食管炎、淀粉酶血症、唾液腺增生肿大和牙龈溃疡等并发症的程度。有边缘型、自恋型、表演型和反社会型人格障碍、冲动素质和低自尊者预后差。临床护理,多予以心理支持,规定患者进食时间和进食量,尽量减少或制止呕吐行为。

八、中医防治进展

中医药治疗抑郁症从传统的辨证论治入手,采用疏肝理气等治法,充分发挥独特优势,不良反应较小,且疗效显著。中药还可以改善神经性贪食症患者抑郁的程度,目前抗抑郁活性的单味中药实验研究中主要有地黄、巴戟天、姜黄、淫羊藿等,这些单味中药抗抑郁效果明显。针灸具有很好的双向调节作用,可以改善进食障碍患者胃肠功能紊乱的状态,使其恢复正常。有研究者认为,BN 患者的脑脊液 5-HT 降低,5-HT 受体敏感性降低,针刺可能通过调整 BN 患者体内 5-HT 含量控制患者频繁大量的进食行为。BN 患者血清中的瘦素水平较正常人低,而瘦素水平与贪食障碍的病程和暴食或者呕吐的频率成反比,即瘦素水平的上升有可能改善BN 患者的暴食行为。针刺可以影响下丘脑瘦素受体基因表达水平,上调瘦素受体基因转录水平表达,从而降低瘦素水平,减少进食量。

九、典型病例

病例 1 患者,女,40 岁,2014 年 8 月 6 日初诊。患者精神烦闷,食欲增强 3 月余。患者每日不断进食,无法自控,除正餐外,不断进食各种零食,直至自觉食物已堵在喉咙处,实在无法咽下为止,致胃脘胀满不适。进食后患者自责后悔,伴有精神郁闷,心烦,心悸,失眠,口干,舌燥等症状。近 3 个月体重明显增加,增重近10kg,大便干结,小便可,舌质红,苔黄燥,脉弦数。患者感到非常痛苦,心烦,焦虑,自觉生不如死,但求治欲很强。患者曾于多家医院就诊,相关检查:血常规、尿常规、肝功能、肾功能、甲状腺功能、上腹部彩超、泌尿部彩超、颅脑 CT 均未见明显异常,诊断为神经性贪食症。患者经心理治疗和高剂量抗抑郁药治疗未能得到良好的治疗效果。本病证属阴水亏虚,胃热内盛之证。西医诊断:神经性贪食症。方以玉女煎化裁,以清胃热为主,兼养肾阴,加用解郁除烦之品。方用:生石膏 30g,生地黄 15g,麦冬 30g,珍珠母 30g,生龙牡各 15g,知母 10g,牛膝 15g,生栀子 15g,淡豆豉 10g,龙胆草 10g,甘草 6g。7 剂,每日 1 剂,水煎服。同时予以患者心理疏导,帮助患者从心理上克服强烈饮食的欲望,从而纠正其异常的进食行为。

二诊:患者心烦、心悸症状缓解,食欲有所减退,睡眠较前好转,舌质偏红、苔黄,脉弦。考虑胃热减退,阴虚症状尚存,予生石膏 30g,生地黄 15g,麦冬 30g,珍珠母 30g,生龙牡各 15g,知母 10g,牛膝 15g,生栀子 15g,淡豆豉 10g,远志 10g,百合30g,甘草 6g。继服 7 剂后诸症缓解。患者无不良反应发生,饮食基本恢复正常。半年后随访未再复发。

病例 2 某女,22 岁,大学生,未婚。首诊自诉多食 4 年,不可控制的强烈摄食欲望,进食无分餐,食品无选择。开始没有注意,后发展至食入即吐,呃逆,腹胀,并因此影响学业。曾于各大医院进行全面检查,排除器质性病变,在某心理医院确诊为神经性贪食症。服氟西汀稍有缓解。刻诊:患者食欲亢进,餐无定数,呕吐,腹胀,大便秘结,心烦,自汗,盗汗,夜寐多梦,手足不温,月经量少,面目晦暗,舌胖,色淡,苔白腻,微黄,脉弦。自诉体重并未增加。既往有癔症性抽搐病史(已愈)。自拟方保神汤:郁金、丹参、川芎、酸枣仁等7味药,加黄芪、石菖蒲、半夏、火麻仁、厚朴、白芍、当归各20g,青皮、陈皮各20g,柴胡、远志、石斛、生地黄、麦冬、益智仁、乌药各20g治疗。1个月后复诊,患者自诉症状有所减轻,虽多食,但无恶心、腹胀,二便正常,夜寐安,舌淡,苔白,脉弦。在原方的基础上去火麻仁、麦冬,嘱其1个月后复诊,但患者由于经济原因未来诊而自服上方。2004年5月12日电话随访,患者自诉仍多食,每日需5~6餐,但可控制食量,并无心烦。2004年6月25日来诊时患者每日只需3餐,食量与病前无明显改变,余症状均消失,并申请复学。

参 考 文 献

[1] Tamburrino MB,Mcginnis RA. Anorexia nervosa. A review. Panminerva Med,2002,44(4): 301-311.

[2] Ben-Dor DH,Laufer N,Apter A,et al. Heritability,genetics and association findings in anorexia nervosa. Isr J Psychiatry Relat Sci,2002,39(4):262-270.

[3] 陈珏,张明岛,肖泽萍.神经性厌食症的社会心理因素[J].上海精神医学,2004,16(5): 298-300).

[4] 王钰萍,刘强,陈珏,等.进食障碍患者核心症状的影响因素[J].临床精神医学杂志,2018, 28(2),88-92.

[5] 陈晓鸥.神经性厌食症的治疗进展[J].四川精神卫生,2017,30(1):93-96.

[6] 左川弋,诸毅晖,雷茹雪,等.针灸治疗进食障碍机制研究[J].新中医,2016,48(5): 286-288.

[7] Miles G F,Spindler A M,Buddeberg C,et al. Axes Ⅰ and Ⅱ comorbidity and treatment experiences in eating disorder subjects[J].Psychother Psychosomatics,2003,72(6):276-285.

[8] 洪晓虹,刘炳仓.神经性贪食症的认识进展[J].国外医学精神病学分册,1994,21(2): 71-74.

[9] 左衍涛.神经性贪食症的发生率、危险因素及心理治疗[J].中国心理卫生杂志,1994,8(3): 137-140.

[10] 何敏佳.神经性贪食症的成因和影响[J].现代养生,2018,(3),43-44.

[11] 张晨辰,张凌瑞,代宇,等.神经性贪食症干预措施的概述[J].世界最新医学信息文摘, 2017,17(40):52-52,60.

第5章

睡眠障碍

第一节 失 眠 症

现代社会生活压力日益增大,睡眠质量与生活质量息息相关,不少人都经历过不同程度的失眠。该病在中医学范畴内称之为不寐,又称"不得眠""目不瞑"。不寐是经常不能获得正常睡眠为特征的一类病症,常因情志不调、劳神太过,导致阴阳失调,神情不宁,主要表现为睡眠时间、深度的不足,轻者入睡难或寐而不酣、时寐时醒,或醒后不能再寐;重者彻夜不寐,影响人们的正常生活、工作和心身健康。

一、概述

2002 年,全球 10 个国家失眠流行病学研究结果显示,45.4％的中国人在过去 1 个月中曾经历过不同程度失眠。睡眠紊乱对于人的生活有非常严重的影响,对患者的社会心理、职业和健康状态产生损伤。失眠常伴有各种心理问题,其中最为常见的是焦虑、抑郁。还有少数人遇到生活应激事件后开始引发抑郁,抑郁又导致失眠,造成恶性循环。此外,失眠患者因睡眠不好而产生的另一个问题是认知行为损害。睡眠障碍患者存在不同程度的社会功能障碍,易出现警觉性和注意力受损,学习成绩或工作能力下降。从心身医学角度而言,睡眠障碍同时对患者身体有着显著的影响,其表现为免疫系统功能的紊乱和降低,而免疫力下降又易导致疲劳、虚弱无力进而引发疾病。失眠是消化系统肿瘤患者中最常见的睡眠障碍,是影响患者身心健康和生活质量的一个重要因素。此外,失眠也常引起紧张性头痛、非特异性疼痛和过敏反应等,均对健康造成很大影响。据调查显示,成年人出现睡眠障碍的比例高达 35％。60 岁以上的老年人 57％会出现睡眠障碍,一些城市中 2—4 岁儿童中发生睡眠障碍的占 27％～50％。此外,孕妇在妊娠末期睡眠障碍的发生率可达 75％,而脑卒中、帕金森病等脑血管常见病患者也会出现不同程度的睡眠障碍。

二、病因病机

《黄帝内经》指出人体阴阳的运动变化,与自然界昼夜节律相通应,具体体现在卫气日行于阳经则寤,夜行于阴经则寐。《灵枢·大惑论》明确指出了失眠的病机是阳不入阴,是中医学最早关于失眠的病机认识。自此,后世医家多遵从《黄帝内经》所提出的阳不入阴的病机纲领。后世医家结合临证治疗中遇到的实际问题,逐渐认识到神志对于睡眠的主导作用,进一步深化了《黄帝内经》脏腑藏神的理论,直接建立了失眠的脏腑病因病机学说。《伤寒论》认为,其大体上可分为气血阴阳失调,热邪滋扰和胃腑失和。张仲景更将脏腑阴阳气血的失调作为失眠的首要病机。其后,医家多从精神情志方面考虑,形成了五脏藏神为理论基础,脏腑功能失调为根本,以心胆为中心的病因病机体系。宋代中期后的医家越来越认识到肝、脾、肾的重要性,形成了肝、脾、肾、肺并重的辨治体系。自明代起,阳不入阴、脏腑气血、精神情志、体质因素等认识得以交融并进、综合发展,使失眠的病因病机学说得到了进一步的完善。

1. 病因

(1)感受外邪:《素问至真要大论》曰:"夫百病之生也,皆生于风、寒、暑、湿、燥、火。"说明外感六淫可引起各种疾病,亦可引起失眠。《灵枢·淫邪发梦》曰:"邪从外袭内,而未有定舍,反淫于藏,不得定处,与营卫俱行,而与魂魄飞扬,使人卧不得安而喜梦。"说明感受外邪可引起失眠。清代医家何其伟在《医学妙谛》云:"失眠总由阳不交阴所致,若因外邪而致失眠者,当速去其邪"。亦说明感受外邪可引起失眠,并提出治疗方法"攘外安内"。

(2)情志失调:由于自身调节情绪能力差及外界因素长期刺激的特点,中医怒、喜、忧、思、恐分属五脏,情志太过或不及都影响五脏功能,知识气血运行不畅、脏腑功能受扰从而引发疾病。《类证治裁·不寐》云:"思虑伤脾,脾血亏损,经年不寐",说明思虑过度可致失眠。随着现代社会的竞争愈来愈激烈,生活节奏的不断加快,工作和生活的压力越来越大,不断挑战着人们脆弱的神经,情志因素已成为失眠引起的主要原因。张霎静等通过对失眠患者进行临床调查,发现由情志不畅所引发的失眠占 77.74%。

(3)饮食不节:过食生冷油腻或饥饱失常,日久使脾胃的运化功能下降,导致饮食停滞于中焦,痰湿内生,日久化热,痰热扰心而发为不寐,即所谓《素问·逆调论》说的:"胃不和则卧不安"。《张氏医通·不得卧》云:"脉滑数有力不得卧者,此为胃不和则卧不安也",说明宿食停滞于中焦,是导致胃不和则卧不安的原因。随着生活水平的提高,人们的饮食结构也发生变化,大量摄入辛辣油炸的食物,加之因工作生活的原因,使人们不能按时饮食,日久可伤及脾胃而化湿生痰生火,痰热之邪上扰心、神而引起不寐。

（4）年老、劳倦、病后体虚：《灵枢·营卫生会》云："老者之气血衰，其肌肉枯，气道涩，五脏之气相搏，其营气衰少而卫气内伐，故昼不精，夜不瞑。"说明老年人气血虚弱而致不寐。《景岳全书·不寐》云："劳倦思虑太过者，必致血液耗亡，神魂无主，所不眠。"说明劳倦思虑太过致血液耗竭而引起不寐。巢元方《诸病源候论》曰："大病之后，脏腑尚虚，荣卫未和，故生于冷热。阴气虚，卫气独行于阳，不入于阴，故不得眠。"说明病后体虚亦可导致不寐。

2. 病机

（1）阳不入阴，阴阳失交：《灵枢·大惑论》曰："卫气不得入于阴，常留于阳，留于阳则阳气满，阳气满则阳跷盛，不得入于阴则阴气虚，故目不瞑矣。"本该夜行于阴经的卫气反而留于阳跷，导致阴阳失交而发为不得眠。人体阴阳消长与天地的阴阳变化相应，阳主动，阴主静。阳气虚，阴气盛，则睡眠；阳气盛，阴气虚，则觉醒，昼醒而夜寐。某些病因使阴阳不能顺利转化，就会导致失眠症的发生。另外，阴阳失交也是导致不寐的重要病机，阴虚火旺可致失眠。人为造成脏阴亏虚的原因有：思虑劳倦太过，伤及心脾，心伤则精血暗耗；或长期不寐，暗耗人体精神气血，虚阳亢奋；或素体虚弱，肾阴不足，不能上济私阴。《伤寒论》曾有关于阳虚失眠的记载，如大青龙汤方后注说："若复服，汗多亡阳，遂虚，恶风烦躁，不得眠也"，就明确提出过汗亡阳可致失眠。

（2）营卫失和：《黄帝内经》中岐伯答曰："老者之气血衰，其肌肉枯，气道涩，五脏之气相搏，其营气衰少而卫气内伐，故昼不精，夜不瞑。"老者气血衰弱，肌肉枯萎，营卫运行通道不畅；再加上脏腑功能下降，营卫化生不足，营卫失和而发为不寐。《黄帝内经》中强调营卫气血调和与经脉通畅则寤寐正常的观念。后世医家将营卫失和所导致的失眠病机发挥为气血亏虚与瘀血阻滞等。《外台秘要》中有记载"病后气阴两伤"，症状为"百病之后，虚劳烦扰，不得眠卧"。气血是构成人体的物质基础，当各种原因引起气滞血瘀、气血亏虚时，则会心神不安，从而虚烦不得眠。《金匮要略》记载："虚劳烦不得眠，酸枣仁汤主之。"不得眠是由肝阴不足，心血亏虚所致。肝阴不足则郁热内生，心血不足则心神不安，所以虚烦不得眠。痰瘀阻滞人体津血失于转输运化则停滞为病理产物痰饮、瘀血互结，胶着难化，阻滞脏腑经络，营卫运行失常，以致寤寐异常。王清任《医林改错》独创"血府逐瘀汤"用于治疗不寐，开创了从瘀治失眠的历史。其认为在血府逐瘀汤各种症状中"夜里梦多，不眠，夜不安"诸症与失眠直接相关。

（3）脏腑失和

①心：心为君主之官，心主血脉，主神志。人的精神意识活动都与心有关，如果心主神志的功能异常，就会出现失眠、多梦等精神系统疾病。《素问·灵兰秘典论》云："心者，君主之官，神明出焉。"张景岳《景岳全书》曰："心为事扰则神动，神动则不静，是为不寐也。"心者，君主之官，神明出焉，不寐的发生与心密切相关。心不但

主宰精神活动,五脏六腑的功能活动也与心的功能密切相关,正如《灵枢·邪客》所说:"心者,五脏六腑之大主也,精神之所舍也"。现代学者认为,心脑共为神明之府,有血脉互通,二者病变可互相影响,脑的病变可累及于心,心的病变亦可累及于脑,心与脑在病理、生理方面有着密不可分的关系。

②肝:肝主疏泄,主调畅气机和情志,藏血,藏魂。肝主疏泄、藏血功能正常,血液才能顺行其道,而人体各项生理功能的正常有赖于血液的濡养作用,而由于某些因素的影响,肝的这种功能不能正常发挥,那么就会导致肝失所养,而影响其主藏魂的功能,从而引起失眠。《辨证录·不寐门》中云:"气郁既久,则肝气不舒,肝气不舒,则肝血必耗,肝血既耗,则木中之血上不能润于心,而引起不寐。"说明长期气郁不舒,使肝失条达,久之则影响其藏血的功能,进而肝血亏耗不能濡养而引起失眠。《素问·刺热论》曰:"肝热病者……热争则狂言及惊,胁满痛,手足躁,不得安卧。"现代很多医家亦认为,失眠与肝关系密切,睡眠的好坏与肝的生理功能密切相关,失眠会导致肝组织受损,主张治疗失眠当从肝入手。并根据患者肝脏症候的不同,分别辨证施治,取得了良好的治疗效果,使试验组患者的睡眠质量得到明显的提高。

③脾胃:脏为后天之本,主运化升清和统血,是气血生化之源,为后天之本。胃为仓廪之官,主受纳、腐熟水谷,主通降,以降为和。《素问·逆调论》曰:"阳明者,胃脉也,胃者,六腑之海,其气亦下行,阳明逆,不得从其道,故不得卧也。"《下经》曰:"胃不和则卧不安,此之谓也。"说明由于各种原因,导致胃气不能下行,使水谷阻滞于中焦,从而引起失眠。明代张介宾云:"今人有过于饱食或病胀满者,卧必不安。"进一步提出了失眠的原因,是由于暴饮暴食,损伤了脾胃运化水谷的功能,气机不畅,引起胃脘胀满不适,从而引起失眠。《医学心悟》曰:"有胃不和则卧不安者,胃中胀闷疼痛,此食积也,保和汤主之",提出了食积导致卧不安的观点。《类证治裁·不寐》曰:"思虑伤脾,脾血亏损,经年不寐。"提出由于思虑太过,使脾统血的功能减弱,脾又为后天之本,气血生化乏源,久之导致必血虚,从而引起长期的慢性失眠。总之,各种原因引起的脾胃运化功能异常、升降失司,均可引起失眠。

④肾:肾为"先天之本",主藏精、藏志,主水和纳气。清代魏之琇在《续名医类案》曰:"人之安睡,神归心,魄归肺,魂归肝,意归脾,志藏肾,五脏各安其位而寝。"提出五脏皆与睡眠相关,肾的功能异常亦可导致失眠。《古今医统大全·不寐》曰:"肾水不足,真阴不升而心阳独亢,亦不得眠。"皆中真水不足,一方面因阴阳相互制约,阴虚则阳亢,此阳亢属虚热,虚火上炎扰乱心神,从而导致失眠;另一方面,肾水不足,水火失济,而致心阳亢盛而引起失眠。冯兆张《冯氏锦囊秘录·杂症大小合参》曰:"壮年肾阴强盛,则睡沉熟而长;老年阴气衰弱,则睡轻微而短。"说明老年人失眠的主要原因为肾阴虚,失眠的特点为睡眠时间短且易醒。《景岳全书》云:"真

阴精血之不足,阴阳不交,而神有不安其室耳。"有研究认为,肾不藏志不寐的核心病化是肾志不入于舍,肾不藏志的常见病因为肾阴、阳、精、气的虚损,其治疗基础为纠正肾虚损,并辅以安神定志之法。

⑤胆:胆居六腑之首,而胆汁的化生和排泄由肝的疏泄功能控制和调节。《素问·灵兰秘典论》曰:"胆者中正之官,决断出焉。"《素问·六节脏象论》云:"凡十一脏取决于胆也。"说明胆具有一定的主神志的功能。《千金要方·胆腑·髓虚论》云"凡髓虚实之应主于肝胆",亦说明了肝胆与脑在病理方面有着密切的联系。《备急千金要方》曰:"治大病后虚烦不得眠,此胆寒故也,宜服温胆汤",说明胆虚可致失眠。《沈氏尊生书·不寐》亦云:"心胆俱怯,处事易惊,梦多不祥,虚烦多眠。"说明了心胆俱虚失眠的特点,心、虚胆怯,遇事善惊易恐,噩梦连连。由此可见,胆虚也是引起失眠的原因之一。

(4)气血失调:《景岳全书·不寐》云:"劳倦思虑太过者,必致血液耗亡,神魂无主,所以不眠。"认为劳倦思虑太过,忧思伤脾,脾又为后天之本,脾伤则气血生化乏源,日久则血液亏耗,气无所依,气血俱虚,以致心神失养而引起失眠。

(5)瘀血致病:清代王清任在《医林改错·血府逐瘀汤所治症目》中指出:"夜不安者,将卧则起,坐未稳又欲睡,一夜无宁刻,此血府血瘀。"认为失眠可由血液瘀滞引起,并提出治疗瘀血所致失眠的方药——血府逐瘀汤。

三、临床表现

1. 一般特点
失眠包括入睡困难、睡眠维持困难、早醒,是睡眠量的不足和质的不佳。

2. 临床类型
(1)按病程可分为急性失眠和慢性失眠:急性失眠指失眠时间为 1 个月之内,可由突发性的应激或服用中枢性兴奋药引起;慢性失眠时间>6 个月,多与帕金森综合征、痴呆等慢性神经系统疾病相关。

(2)按原因又可分为原发性失眠和继发性失眠:原发性失眠是一种原因不明的、长期存在的入睡困难或维持睡眠困难,常伴有日间疲倦、认知功能受损等症状,包括先天性失眠、心理生理性失眠和主观性失眠等;继发性失眠是指一般由其他疾病或某些特殊药物引起的失眠,属于疾病的伴随症状,如帕金森病引起的失眠、焦虑抑郁伴发失眠这些都属于继发性失眠。本课题主要探讨原发性失眠。

(3)按临床表现分类
①睡期失眠(入睡困难):睡眠潜伏期≥30 分钟。
②睡眠维持期失眠(睡眠不实):指觉醒的次数过多和(或)时间过长,包括以下一至数项。全夜≥5 分钟的觉醒次数在 2 次以上;全夜觉醒时间≥40 分钟;觉

醒时间占睡眠总时间的 10% 以上。由于频繁觉醒的睡眠周期零乱,称为睡眠破碎。

③睡眠表浅:主要指 NREMs Ⅲ、Ⅳ期深睡眠减少,不到总睡眠时间的 10%。NREMs 所占比例减少,也表明睡眠的深度不足。睡眠质量下降,睡眠浅、多梦。

④早醒(睡眠结束期失眠):睡眠觉醒时间较正常时间提前 30 分钟以上,甚至比平时早醒 1～2 小时,总的睡眠时间少于 6 小时。

⑤日间残留效应:次晨感到头昏、精神萎靡、嗜睡、乏力等。

(4)按严重程度分类

①轻度:偶发,对生活质量影响小。

②中度:每晚发生,中度影响生活质量,伴随一定症状(易怒、焦虑、疲乏等)。

③重度:每晚发生,严重影响生活质量,临床症状表现突出。

四、辅助检查

(1)多导睡眠图(PSG)检查:包括心电图(ECG)、呼吸、血压、脉搏、睡眠结构图、REM 睡眠所占的百分比、NREM 睡眠所占的百分比、血氧饱和度、脑电图(EEG)、眼球运动、肌电图、鼾声频谱分析等。

(2)评价量表:目前常用的评价焦虑症的量表是匹兹堡失眠质量指数量表(表5-1)和简易睡眠量表。

(3)脑电超慢涨落扫描技术:脑电超慢涨落图分析技术是通过无创伤性检测人体大脑内主要神经递质的状况来反映脑功能状态的一种先进技术,具有简单易行、无创伤性、患者易于接受的优点。失眠患者脑内神经递质活动有明显变化,且存在着抑制性递质 GABA 等降低,而兴奋性递质 Glu 等升高不平衡现象,引起脑功能的紊乱,从而导致失眠。

五、诊断与鉴别诊断

1. 诊断要点

西医学失眠的诊断标准包括主观标准和客观标准,前者包括主诉睡眠障碍;白天疲乏、头涨、头昏等症状系由睡眠障碍干扰所致;仅有睡眠量减少而无白日不适不视为失眠。后者可根据多导睡眠图结果判断,睡眠潜伏期延长(长于 30分钟);实际睡眠时间减少(每夜不足 6 小时 30 分钟);觉醒时间增多(每夜超过30 分钟)。包括以下几个方面:①睡眠障碍包括难以入睡,久不能眠,或间断多醒,整夜多梦,似睡非睡或早醒,醒后不能再入睡,或通宵难眠。②上述睡眠障碍每周至少发生 3 次,并持续 1 周以上。③白天出现精神疲乏不振、头晕头涨、心慌心烦等症状,影响工作、学习和社会活动功能。④不是躯体疾病,或其他精神疾病的并发症状。⑤按国际通用的 Spiegel 量表 6 项内容(入睡时间、总睡眠时间、夜醒次

表 5-1 匹兹堡失眠质量指数量表（PSQI）

条目	项目	评分			
		0 分	1 分	2 分	3 分
1	近 1 个月，晚上上床睡觉通常在___点钟				
2	近 1 个月，从上床到入睡通常需要___分钟	□ ≤15 分钟	□ 16~30 分钟	□ 31~60 分钟	□ ≥60 分钟
3	近 1 个月，通常早上___点起床				
4	近 1 个月，每夜通常实际睡眠___小时（不等于卧床时间）				
5	近 1 个月，因下列情况影响睡眠而烦恼				
	a. 入睡困难（30 分钟内不能入睡）	□ 无	□ <1 次/周	□ 1~2 次/周	□ ≥3 次/周
	b. 夜间易醒或早醒	□ 无	□ <1 次/周	□ 1~2 次/周	□ ≥3 次/周
	c. 夜间去厕所	□ 无	□ <1 次/周	□ 1~2 次/周	□ ≥3 次/周
	d. 呼吸不畅	□ 无	□ <1 次/周	□ 1~2 次/周	□ ≥3 次/周
	e. 咳嗽或鼾声高	□ 无	□ <1 次/周	□ 1~2 次/周	□ ≥3 次/周
	f. 感觉冷	□ 无	□ <1 次/周	□ 1~2 次/周	□ ≥3 次/周
	g. 感觉热	□ 无	□ <1 次/周	□ 1~2 次/周	□ ≥3 次/周
	h. 做噩梦	□ 无	□ <1 次/周	□ 1~2 次/周	□ ≥3 次/周
	i. 疼痛不适	□ 无	□ <1 次/周	□ 1~2 次/周	□ ≥3 次/周
	j. 其他影响睡眠的事情 如有，请说明	□ 无	□ <1 次/周	□ 1~2 次/周	□ ≥3 次/周
6	近 1 个月，总的来说，认为睡眠质量	□ 很好	□ 较好	□ 较差	□ 很差

（续　表）

条目	项目	评分			
		0分	1分	2分	3分
7	近1个月，用药物催眠的情况	□无	□<1次/周	□1~2次/周	□≥3次/周
8	近1个月，常感到困倦吗	□无	□<1次/周	□1~2次/周	□≥3次/周
9	近1个月做事情的精力不足吗	□没有	□偶尔有	□有时有	□经常有

计分方法

成分	内容	评分			
		0分	1分	2分	3分
A. 睡眠质量	条目6计分	□很好	□较好	□较差	□很差
B. 入睡时间	条目2和5a计分累计	□0分	□1~2分	□3~4分	□5~6分
C. 睡眠时间	条目4计分	□>7小时	□6~7小时(不含6h)	□5~6小时(含6小时)	□<5小时
D. 睡眠效率	以条目1,3,4的应答计算睡眠效率*	□>85%	□75%~85%(不含75%)	□65%~75%(含75%)	□<65%
E. 睡眠障碍	条目5b~5j计分累计	□0分	□1~9分	□10~18分	□19~27分
F. 催眠药物	条目7计分	□无	□<1次/周	□1~2次/周	□≥3次/周
G. 日间功能障碍	条目8和9的计分累计	□0分	□1~2分	□3~4分	□5~6分

* 睡眠效率计算方法：睡眠效率＝ $\dfrac{\text{条目 4（睡眠时间）}}{\text{条目 3（起床时间）－条目 1（上床时间）}}$ ×100%

PSQI总分＝A＋B＋C＋D＋E＋F＋G；0~5分，睡眠质量很好；6~10分，睡眠质量还行；11~15分，睡眠质量一般；16~21分，睡眠质量很差数、睡眠深度、做梦情况、醒后感觉)检测评分≥9分,<12分为失眠,≥12分为失眠症。失眠症程度:≥12分为轻度失眠症;≥18分为中度失眠症;≥24分为重度失眠症。

2. 鉴别诊断

(1)脏躁:失眠的难以入睡与脏躁严重者的难以入睡很相似。但失眠以彻夜难睡或自觉不易入睡为主,心烦不安多为兼症;脏躁以烦躁不安,哭笑无常为主症,睡眠不安为兼症。失眠多因外感病邪、内伤阴血不足、脑失所养、心肾不交等所致;而脏躁多有精神因素,为忧愁思虑过度,情绪抑郁,积久伤心,脑神失养,或产后亡血伤精,心脾阴亏,上扰脑神所致。

(2)烦躁:二者均有烦躁和失眠,也可有同样的病因,失眠所兼的烦躁常发生在失眠以后;而烦躁所伴见的失眠,多是先有烦躁,而后失眠。

(3)胸痹:失眠与胸痹均由疾病的原因而产生心烦、失眠的表现。但单纯失眠多与精神情志因素有关;而胸痹的失眠多发生在患病后,情绪过为紧张,并有胸中窒闷疼痛的感觉。

(4)头痛:失眠严重时,常因大脑得不到休息而出现头痛,这种头痛无明显的规律和固定部位;而头痛可由各种原因引起,常有固定的部位,疼痛表现多样,经过睡眠头痛明显减轻。

(5)郁证:郁证为情志抑郁之病证,临床表现可见精神恍惚,精神萎靡,多疑善虑,失眠多梦,久则神思不敏,遇事善忘,神情呆滞。失眠在郁证中是兼证,病情表现比较轻;而失眠症则以失眠为主症,其余症状多是伴发症状。

六、治疗

1. 治疗原则

西医治疗主要以苯二氮䓬类药物为主,但该类药物长期大量应用可引起药物依赖和突然撤药时出现的戒断症状等不良反应。而中医中药在该病治疗上有独特疗效,不良反应小,依从性好,有良好的应用前景。对于失眠的诊治应当因人而异,从源头开始。当偶尔出现失眠症状时,应当给予心理治疗;经常间断出现的失眠,应当建议患者到社区卫生中心咨询并进行相应的检查;符合失眠症诊断标准的,应当到睡眠专科进行治疗,不用拘泥单用中医或西医疗法,采用中西医结合治疗失眠能进一步提高临床疗效。

2. 中医治疗

承《内经》阴阳不和之说,仲景将脏腑阴阳气血失调作为失眠首要病机。后世医家多有发挥,现以阳不入阴、脏腑气血、精神情志、体质因素等病因病机认识,因此该病辨证治疗自亦遵循此法。

(1)辨证用药

①肝郁化火证

主症：心烦不能入睡，性情急躁易怒，或入睡后多梦易惊，胸胁胀闷，善太息，口苦咽干，目赤，小便黄，大便秘结，舌红、苔黄，脉弦数。

主症分析：肝失疏泄，郁久化火。

治法：疏肝解郁，清热化火。

方药：龙胆泻肝汤。龙胆草、生栀子、黄芩、醋柴胡、生地黄、车前子（包煎）、泽泻、灯心草、淮山药、煅磁石（先煎）、当归、生甘草、人参、天冬、黄连、知母等。

②痰热内扰证

主症：失眠时作，噩梦纷纭，易惊易醒，头目昏沉，脘腹痞闷，口苦心烦，不思饮食，口黏痰多，舌红、苔黄腻或滑腻，脉滑数。

主症分析：痰热内盛，扰乱心神。

治法：化痰清热，和中安神。

方药：温胆汤加减。竹茹、枳实、陈皮、清半夏、云茯苓、生姜、大枣、焦槟榔、生甘草。

③阴虚火旺证

主症：虚烦不眠，入睡困难，夜寐不安，甚则彻夜难眠，手足心热，盗汗，口干少津，健忘耳鸣，腰酸梦遗，心悸不安，舌红、少苔，脉细数。

主症分析：阴精亏损，虚火亢旺。

治法：滋阴降火，清热安神。

方药：黄连阿胶汤（《伤寒论》）。黄连、阿胶（烊化）、鸡子黄、白芍、生姜、大枣、牡丹皮、地骨皮、黄芩。

④胃气失和证

主症：失眠多发生在饮食后，脘腹痞闷，食滞不化，嗳腐酸臭，大便臭秽，纳呆食少，舌红苔、厚腻，脉弦或滑数。

主症分析：气机阻滞，胃失和健。

治法：消食导滞，和胃降逆。

方药：保和丸。神曲、焦山楂、云茯苓、清半夏、陈皮、莱菔子、藿香、佩兰、连翘、紫苏叶、川厚朴、甘草。

⑤瘀血内阻证

主症：失眠日久，躁扰不宁，胸不任物，胸任重物，夜多惊梦，夜不能睡，夜寐不安，面色青黄，或面部色斑，胸痛，头痛日久不愈，痛如针刺而有定处，或呃逆日久不止，或饮水即呛，干呕，或内热瞀闷，或心悸怔忡，或急躁善怒，或入暮潮热，舌暗红，舌面有瘀点，唇暗或两目暗黑，脉涩或弦紧。

主症分析：气滞血瘀，脉络瘀阻。

治法：活血化瘀，通经活络。

方药:血府逐瘀汤。当归、生地黄、桃仁、红花、川芎、柴胡、桔梗、川牛膝、枳实、赤芍、甘草、牡丹皮、香附。

⑥心火炽盛证

主症:心烦难眠,五心烦热,头晕耳鸣,口舌生疮,口干腰酸,梦遗滑精,舌红、苔干,脉细数。

主症分析:火热内盛,扰乱心神。

治法:清心泻火,养血安神。

方药:导赤汤合交泰丸加味。生地黄、木通、黄连、肉桂、茯神、夜交藤、杭菊花、白芷。

⑦心脾两虚证

主症:头蒙欲睡,睡而不实,多眠易醒,醒后难以复寐,心悸,健忘,神疲乏力,纳谷不香,面色萎黄,口淡无味,食后作胀,舌淡、苔白,脉细弱。

主症分析:心血不足,脾气虚弱。

治法:益气健脾,养心安神。

方药:人参归脾汤。人参、白术、黄芪、当归、远志、酸枣仁、茯神、木香、龙眼肉、生姜、大枣、甘草。

⑧心胆气虚证

主症:心悸胆怯,不易入睡,寐后易惊,遇事善惊,气短倦怠,舌淡、苔白,脉弦细。

主症分析:心血不足,胆气虚弱。

治法:益气养心,镇静安神。

方药:安神定志丸。人参、茯苓、柏子仁、远志、当归、酸枣仁、石菖蒲、乳香、琥珀粉(冲服)。

加减:如因病后体虚、汗出伤津而见夜寐不安者,则可选用酸枣仁汤(《金匮要略》)加减(酸枣仁、川芎、知母、炙甘草、茯苓、灯心草炭)。

⑨心肾不交证

主症:夜难入寐,甚则彻夜不眠,心中烦乱,头晕耳鸣,潮热盗汗,男子梦遗阳痿,女子月经不调,健忘,口舌生疮,大便干结,舌尖红、少苔,脉细。

主症分析:阴液亏虚,阳气偏亢,既济失调。

治法:交通心肾,补血安神。

方药:交泰丸加天王补心丹。生地黄、玄参、丹参、人参、茯苓、远志、五味子、桔梗、柏子仁、黄连、肉桂、莲子心。

(2)成药制剂

①柏子养心丸(水蜜丸)每次6g,每日2次,口服。适用于心气虚寒,心悸易惊,失眠多梦,健忘等症。

②枣仁安神液每次 10～20 ml,临睡服。适用于心肝血虚引起的失眠、健忘、头晕、头痛等症。

③天王补心丹(蜜丸)每次 9g,每日 2 次,口服。适用于阴亏血少引起的虚烦少寐,心悸神疲,梦遗健忘,大便干结,口舌生疮,舌红少苔,脉细而数。

④归脾丸(蜜丸),每丸重 9g,空腹时每次 1 丸,开水送下,每日 3 次。适用于失眠,易醒,醒后难以复寐,心悸、健忘,神疲乏力,纳谷不香,面色萎黄,口淡无味,食后作胀,舌质淡苔白,脉细弱。

⑤朱砂安神丸每次 1 丸,每日 1～2 次。温开水或灯心汤送下。适用于心烦失眠、心悸怔忡、舌苔薄黄,脉细数。

(3)针灸及刮痧疗法

①传统体针

主穴:神门、三阴交、百会。

辅穴:四神聪。

配穴:心脾两虚者,加心俞、厥阴俞、脾俞穴;肝郁化火证者,加肝俞、胆俞、期门、大陵、行间穴;心肾不交者,加心俞、肾俞、照海穴;肝火上扰者,加肝俞、行间、大陵穴;胃气不和者,加中脘、足三里、内关穴;痰热内扰证者,加神庭、中脘、天枢、脾俞、丰隆、内关、公孙穴。阴虚火旺证者加神庭、太溪、心俞、肾俞、郄门、交信穴;心胆气虚证者,加神庭、大陵、阴郄、胆俞、气海、足三里、丘墟穴。

②耳针:取皮质下、心点、脾点、神门,埋压王不留行子或绿豆。中等刺激,使患者有胀感,每日自行按摩数次,3～5 日换压 1 次。取皮质下、交感、神门、枕、心、脾、肝、肾。在穴位处寻找敏感压痛点,用胶布贴生王不留行子,嘱患者每日自行按压 4～6 次,每次 10～15 下,以穴位局部疼痛、发热、有烫感为佳。隔日换贴 1 次,双耳交替选用,10 次为 1 个疗程。

③电针

常用穴:百会、印堂、足三里、阳陵泉、内关、三阴交、四神聪。

方法:穴位常规消毒,选用 28 号 1.5 寸毫针,刺入深度不超过 1 寸,进针得气后,行快速小角度捻转 1 分钟,接上电针仪,选择连续波频率为 5.0～6.0Hz,电流强度以患者能耐受为准,通电 30 分钟,去电后留针 1～2 小时,针灸每日 1 次,4 周 1 个疗程。

④刮痧调理:在下列穴位进行刮痧治疗。

头颈部:太阳穴、额旁、额顶带后 1/3,顶颞后斜下 1/3(双侧);胆经的双侧风池穴。奇穴:四神聪、安眠穴。

背部:膀胱经——双侧心俞、脾俞、肾俞。

上肢:心经——双侧神门穴。

下肢:脾经——双侧三阴交穴。

3. 西医治疗

在治疗方面分为病因治疗,认知行为疗法,药物治疗。

(1)药物治疗:为西医主要治疗方法。

①目前苯二氮䓬类仍然是大部分临床医师的首选,能够镇静、肌肉松弛、抗焦虑、抗惊厥。主要针对中枢神经系统,非选择性地作用于 γ-氨基丁酸受体而治疗失眠。因短效的药物对早醒无效,故比较适合入睡困难为主者;夜间易醒或早醒的患者应使用中长效的药物,但常有残留的镇静效应和重复用药后的蓄积作用,若应用于老年人,有损害认知功能及跌倒的风险。

②非苯二氮䓬类催眠主要有唑吡坦、佐匹克隆、扎来普隆等,能选择性地拮抗氨基丁酸 α_1 受体,不仅不影响,甚至能改善患者睡眠结构,主要发挥催眠作用,无镇静、肌肉松弛和抗惊厥作用。因此,治疗剂量内不易出现失眠反弹和戒断反应。

③抗抑郁药物包含 5-HT 再摄取抑制药及三环类抗抑郁药,其具有镇静、催眠作用,但其安全性差,存在心脏毒性等不良反应,不作为治疗失眠首选。

④褪黑激素类药能诱发睡眠,镇静安神,对于时差倒置及睡眠时相延迟综合征等生理节律奈乱者可起到调节睡眠觉醒周期的作用,老年失眠患者尤宜。

(2)病因治疗:即针对失眠产生的原因,采取相应的治疗措施,如由其他疾病引起者先治疗原发病,戒除不良的习惯等。

(3)认知行为疗法:包含心理和行为治疗两个方面的内容,如睡眠限制、放松疗法、认知行为治疗。

七、预后与调护

除老年性失眠及难治性失眠预后较差,其他原发性失眠一般预后尚可。在不寐症的调护方面,中医理论认为,人体的阴阳之气均起始于足,故足为精气之根,可采用中药浴足方调护不寐。浴足方含艾叶疏通经络,调理气血;五味子宁心补肾;酸枣仁、夜交藤、合欢皮养心安神;吴茱萸祛寒止痛;红花、肉桂温阳散寒,活血通络。诸药合用有调和阴阳,交通心肾,安神助眠之功效。同时,温水浴足能使足部毛细血管扩张,加快足部血液循环,可加快入睡,加深睡眠。此外,穴位按摩有助于平衡阴阳,活血通络,调节脏腑之功。可采用推、揉、按、勾等按摩手法,取头面部及身体诸穴,达到平衡阴阳,沟通表里,消除疲劳,改善血液循环的目的。推攒竹穴具有开窍醒脑、镇静安神等作用;推印堂穴可疏通经络、活血解郁;太阳穴为"经外奇穴",故按摩太阳穴可刺激大脑,解除疲劳,有利于入睡;百会穴为百脉之会,按揉百会,可调节阴阳平衡;风池穴为足少阳阳维之会,勾风池能疏导阳气;内关穴属心包经,心主神明,故揉内关穴可清心除烦、宁神助眠;足三里穴属足阳明胃经,三阴交穴属足太阴脾经,二穴共揉按之可健脾补虚,益气生阴。以上诸穴按揉,共起宁心除烦、补益脏腑之功效。

总体而言,从心身医学角度调护失眠患者,需针对病因耐心细致地做好心理工作,进而消除紧张和忧虑。使用中医调护的方法包括芳香中药,即利用中药的芳香、清凉、明目的作用,制成药枕,一方面治头疾,一方面促睡眠。还有按摩与导引,其可以舒通经脉,缓急止痛,同时也有助于改善睡眠。

八、中医防治进展

中医治疗失眠症有着悠久的历史,认识不断深入,但因社会环境的不断变化和交通运输速度的改变,失眠症治疗又有了新的发展。失眠病程多延绵不绝,症状时有反复,因此有从痰轮治者。有医家认为,该病多因过食肥甘,损及脾胃,水谷精微运化失司,水液停聚为痰湿,郁而化火,痰火犯遏心窍,扰动心神而致失眠。痰郁化热乃其主要病机,故提出以清化痰热、和中安神为其治法,并用自拟清痰宁神方治疗痰热扰神型失眠。其由枳实白术散合泻心汤与礞石滚痰丸化裁而成,对痰热扰神型失眠颇有良效。有医家从恢复中焦功能入手,在顾护脾胃的基础上遣方用药,适时采用健脾化痰、养血安神、化食消积等法,使痰湿得化,三焦得通,神识得养,寐而得安。在用药方面,酸枣仁为中医药助眠要药,诸多医家以该药为君组方,有医家主张对于阴虚所致的不寐病,拟方"养阴枣仁安神汤"有养阴清热安神的功效,治疗阴虚不寐疗效显著。有医家在治疗失眠症时,对于肝血不足,虚热内扰型失眠,运用酸枣仁汤加减治疗虚烦不寐取得了良好的疗效。

针灸作为中医药特色疗法在治疗难治性失眠中扮演重要角色,众多医家在运用针灸治疗失眠上,其以辨证取穴方法最为常用。有医家采用灵龟八法结合辨证取穴治疗失眠症,有医家认为失眠与卫气运行障碍、阴阳跷脉功能失调有关,针刺跷脉可调节人体阴阳,以申脉、照海、跗阳、仆参、交信、然谷、睛明为主穴。还有医家对子午流注针刺治疗失眠进行总结,子午流注是以"按时、定时"治疗为主的理论体系,能够根据十二经脉气血的盛衰开阖规律而定时治疗以调节阴阳,从而恢复睡眠。通过总结发现该针刺法通过定时或择时治疗的特点,应用于传统中医如针刺、中药等干预失眠均取得较好疗效。

中医药防治失眠强调以辨证论治为原则,根据急性、亚急性、慢性失眠病程各阶段的证候动态变化随时变换用药。急性期以安魂镇魄、健脑安神、活血化瘀为主要治法,亚急性期和慢性期以交通心肾、补益心脾等方法。治疗手段包括中药汤剂、中成药、针灸、推拿、药浴及催眠治疗等。根据不同病期的临床特点和患者病情选择上述方法,以综合治疗方案为宜,可促进患者节律紊乱快速或逐渐恢复正常,提高对失眠症的调节功能。本症一般预后良好,长期失眠可对学习和记忆能力产生影响。

九、典型病例

病例 1 患者,女,70 岁,2015 年 1 月 15 日初诊。患者入睡困难 6 年余。失眠反复发作,口干口苦,伴头晕,痰多胸闷,服艾司唑仑1片每晚睡2~3小时,甚则整晚不能入睡,白天困倦乏力。就诊时伴痰多胸闷,右侧眉棱骨痛,纳呆,大便干,小便调,舌红,苔黄腻,脉弦细。高血压病史11年,测血压160/90mmHg。西医诊断:睡眠障碍,高血压病;中医诊断:不寐,眩晕;辨证:肝阳上亢、痰热内扰、心神不宁证;治法:平肝潜阳、化痰清热、清心安神。方药组成:柴胡15g,生栀子10g,白芍20g,刺五加30g,夜交藤50g,合欢皮15g,胆南星15g,生甘草10g,知母15g,茵陈20g,钩藤10g,牛膝15g,珍珠母30g,生龙齿15g,陈皮15g,天麻20g,川楝子15g,延胡索15g,青礞石30g,焦三仙各15g。7剂,水煎服。

2015年1月22日二诊:服药后睡眠明显改善,入睡可,头晕、口干、口苦好转,大便干,小便可,汗多,仍需服用艾司唑仑1片,但入睡可达6小时。血压降至146/86mmHg,头晕缓解,胸闷好转。上方减川楝子、钩藤、延胡索,加浮小麦30g、防风15g、生黄芪30g、山茱萸15g、炒薏苡仁20g、磁石15g。继服7剂,水煎服。

2015年1月29日三诊:睡眠明显改善,偶有反复,晨起口苦减轻,纳可,二便可。上方减牛膝,改刺五加为60g。继服14剂,水煎服。

1个月后随访,患者已停服艾司唑仑,睡眠安稳,精神好转,血压稳定,诸症未再反复。

患者反复失眠6年余,从症状和舌脉看,既有本虚,又有标实,痰、热、郁、虚诸种病机夹杂。本医案遵循祛邪与扶正并用的原则,综合清热、化痰、理气、重镇、安神之法,使痰热化而气机畅,心血足,神志清,数载不寐之证愈。

病例2 患者,女,50岁。主诉失眠10余年,加重半年,2014年2月18日就诊。患者长期失眠,2年前在围绝经期出现入睡困难、睡中易醒、醒后难以再次入睡等情况,一般可睡眠4小时左右,每周失眠1~3日,常有潮热盗汗。近半年失眠加重,彻夜难眠,时感焦虑易怒,伴有头晕头痛、耳鸣等,每周失眠4~6日,经服用艾司唑仑、氟哌噻吨美利曲辛、氟西汀等药物后有缓解。近来平静状态下出现双手和头部震颤,甚则口中流清涎,恶心欲呕显著,胸腹闷胀,肠鸣便溏,纳呆,心境悲观不乐,言语重复,时时叹气,经脑部CT、MRI等检查未发现明显异常。患者面色㿠白,双目无神,体形消瘦,舌淡而紫暗苔白腐根部尤甚,左脉细弦关尺部涩,右脉细弱,寸中滑。中医诊断:不寐(痰湿内阻,阴虚动风)。治法:健脾和胃,利化痰湿。方药:陈皮10g,姜半夏10g,茯苓15g,竹茹10g,枳实15g,白术15g,木香(后下)10g,紫苏梗10g,藿香15g,防风10g,钩藤(后下)10g,白芍10g,苍术15g。5剂,每日1剂,水煎服。

二诊:2014年2月25日,药后矢气频转,胸腹闷胀明显缓解,但恶心欲呕较重,其余症状无明显改善,舌紫暗苔白腐而燥,左脉细弦关尺部涩,右脉细弱。治法:升清降浊,养阴息风。方药:葛根20g,柴胡6g,升麻6g,党参20g,姜半夏10g,白术15g,天麻15g,茯神15g,白芍15g,牡蛎(先煎)20g,丹参20g,太子参15g,山药

15g,陈皮 5g。7 剂,每日 1 剂,水煎,另取姜汁 20ml 兑服。多次诊疗后患者睡眠显著改善。

患者失眠 10 余年,因天癸将尽而加重,据临床表现属于阴阳、气血、脏腑、神志等综合为病,既有正虚,也有痰瘀等病理产物为害,但脾胃气滞,中轴转输不利为一诊时主要矛盾,故患者不寐严重也暂时不予处理,本方以利气降浊为主,用紫苏梗、木香、陈皮、枳实分利胸中、胃、脾、肠腑之气,拨动久壅之气,并辅以化痰、升清、健脾之品,故出现矢气频转,胸腹闷胀明显缓解。二诊时患者以恶心欲呕为主诉,有医家谓:"阴阳相因,清升则浊降",考虑一诊时重在降浊,而升清力不足,加上肝气上逆,故恶心欲呕难平,二诊时加用升清之柴胡、升麻、葛根,平肝之天麻、牡蛎,并巧妙地运用了呕家圣药生姜,取汁兑服。

病例 3 患者,女,41 岁,2015 年 4 月 24 日初诊。患者半年来多梦,梦醒后头痛,晨起头蒙,纳可,口干,大便干,3～4 日一行,小便正常,舌淡、苔白,脉沉滑,既往体健。诊断为不寐,辨证为枢机不利,痰热阻滞。方用:柴胡 12g,黄芩 10g,清半夏 9g,党参 10g,生龙牡(先煎)各 30g,炒白术 15g,天麻 15g,枳实 12g,厚朴 10g,菊花 15g,炒莱菔子 20g。5 剂,水煎服。

2015 年 4 月 30 日二诊:服药后,多梦缓解,仍头蒙,大便干,每日一行,小便正常,舌淡、苔白,脉沉滑。上方加合欢皮 10g。5 剂,水煎服。

2015 年 5 月 5 日三诊:服药后,夜间基本不做梦,头蒙缓解,大小便正常,舌淡、苔白、脉沉。继服上方 5 剂,以巩固疗效。

此例患者脾胃运化不及,痰饮内生,痰气交阻,蒙蔽心神,难以入寐,即《素问·逆调论》中"胃不和则卧不安"。此类患者还可伴见胃脘胀满,胃烧灼感,反酸,倦怠乏力等症状。痰浊与热邪共成痰热之邪以阻滞经络出现口干、大便干等症状。贾老用枳实、厚朴、炒莱菔子通大便以泄热;黄芩、菊花清上焦之热以治疗患者梦醒后头痛,晨起头蒙等痰热上扰清窍的症状。

病例 4 患者,男,37 岁,2016 年 1 月 12 日初诊。患者失眠 10 年余,自服阿普唑仑片,每夜 1 片,可眠。若不服药可睡 3～4 小时,次日头晕。每遇事则失眠症状加重。纳差,怕冷,手汗多,大小便正常,舌尖红、苔白,脉细弦,既往体健。诊断为不寐,辨证为枢机不利。方用:柴胡 12g,黄芩 10g,清半夏 9g,党参 15g,生龙牡(先煎)各 30g,桂枝 10g,白芍 10g,远志 10g,天竺黄 10g,合欢皮 10g,生麦芽 30g。5 剂,水煎服。

2016 年 1 月 21 日二诊:服药后,不服阿普唑仑片可睡 5～6 小时,眠浅,次日眼干涩,纳可,大小便正常,苔白,脉细。上方加炒枣仁 30g,菊花 10g。5 剂,水煎服。

2016 年 1 月 27 日三诊:近 5 天仅一次失眠,纳可,大小便正常,苔白脉沉。上方加夜交藤 20g。5 剂,水煎服。

2016 年 2 月 25 日,近来眠佳,偶有事则睡眠时间短,为 3～5 小时,纳可,大小便正常,苔白脉沉。为巩固疗效,继服上方5剂。

患者遇事失眠症状加重,提示患者肝气不舒。《辨证录·不寐门》:"气郁既久,则肝气不舒,肝气不舒,则肝血必耗,肝血既耗,则木中之血上不能润于心。"从而导致不寐。由此可知,肝气的畅达是睡眠的重要保证。而肝与少阳胆相表里,肝胆相互影响。少阳枢机不利,则影响肝气,肝气不舒,魂无所舍,则不寐;若少阳枢机不利,肝胆气机郁滞,魂难安其宅,也为不寐。

第二节 发作性睡病

一、概述

发作性睡病是一种原因不明的慢性睡眠障碍,临床上以不可抗拒的短期睡眠发作为特点,多于儿童或青年期起病。往往伴有猝倒发作、睡眠瘫痪、睡眠幻觉等其他症状,合称为发作性睡病四联症。发作性睡病一词,由 Gelineau 于 1880 年首创,因此本病又称 Gelineau 综合征。流行病学资料显示,猝倒型发作性睡病的全球患病率为 0.02%～0.18%,我国患病率约为 0.033%。该病的临床表现主要包括白天反复发作的无法遏制的睡眠、猝倒发作和夜间睡眠障碍。发作性睡病的特征性病理改变是下丘脑外侧区分泌素神经元特异性丧失。根据临床表现及脑脊液下丘脑分泌素-1 的含量,《国际睡眠障碍分类》(第 3 版)将发作性睡病分为两型:发作性睡病 1 型,即 Hcrt 缺乏综合征,既往称为猝倒型发作性睡病,以脑脊液中 Hcrt-1 水平显著下降为重要指标;发作性睡病 2 型,既往称为非猝倒型发作性睡病,通常脑脊液中 Hcrt-1 水平无显著下降。由于本病发作时患者的警觉性与肌张力下降,严重影响学习、生活与作业能力,常被误诊为癫痫、短暂性脑缺血发作或精神、心理障碍。本病从发病到确诊一般经历 2～10 年。现有证据表明,多基因易患性、环境因素和免疫反应共同参与发作性睡病的发病机制。

受 2009 年冬季流感病毒流行的影响,中国华北地区、华东地区 2010 年发作性睡病新发病例数约为历年的 3 倍。北欧一些国家报道,2010 年发作性睡病发病率显著增加 6～9 倍。分析认为,导致 2010 年发病率增高的原因可能与 2009 年冬季甲型 H1N1 流感感染及接种含有 AS03 佐剂的甲型流感疫苗关系密切。还有研究发现,上呼吸道化脓性链球菌感染与发作性睡病存在关联。此外,研究者观察到本病发病前,20%～40%的患者曾遭遇强烈情感刺激。目前认为,感染和强烈心理应激可能促使本病提前发病。我国发作性睡病发病的高峰年龄为 8－12 岁,男女均可患病,多数报道称男性患病比例略高于女性。通常认为本病是一类终身性疾病,但近年的研究发现,发作性睡病在发病数年后,部分患者症状有缓解趋势,但具体机制尚不明确。

本病属中医学多寐、嗜睡、嗜卧、晕厥的范畴。清代沈金鳌《杂病源流犀烛》中首次提出"多寐"一词，"多寐，心脾病也。一由心神昏浊，不能自主；一由心火虚衰，不能生土而健运"。至此，"多寐"正式作为病名被提出，并沿用至今。《灵枢·寒热病》云："阳气盛则瞋目，阴气盛则瞑目。"可见人身之阴阳二气偏盛会导致眼目的开合异常，由此可知阴阳偏盛与寐寤的关系。《灵枢·大惑论》亦云："夫卫气者，昼日常行于阳，夜行于阴，故阳气尽则卧，阴气尽则寤。"阐明了阴阳的昼夜运行规律，以及其衰减与寐寤的关系。可见早在《内经》时期，医家们便认识到阴阳盛衰与寐寤的形成关系密切，并有"卧""寤"之属代以表达。

二、病因病机

发作性睡病的发病原因尚不明确。觉醒、NREM 睡眠和 REM 睡眠为人体正常的一种意识状态，应分别单独出现在预期的时间里，正常情况下应于 60～90 分钟后进入睡眠，而此类状态的界限调控在本病患者中被减弱了。此类患者 24 小时总睡眠时间基本正常，但对 NREM 睡眠和 REM 睡眠的正常起止的调控发生了障碍，此从某个角度解释了患者白天突然出现的睡眠及夜间睡眠片段。此类患者还可出现明确的睡眠阶段的分离。正常人做梦、眼球运动及睡眠瘫痪仅见于 REM 睡眠期，而此类患者瘫痪及做梦可单独出现在觉醒状态。与睡眠相关的肌张力减低单独进入到了觉醒状态导致了摔倒及睡瘫的出现。与 REM 睡眠相关的梦境进入到了觉醒状态而导致了入睡前幻觉。觉醒状态，觉醒与 NREM 睡眠之间的快速转换期及 NREM 睡眠期可出现自动性行为。睡眠与觉醒状态的分离也可导致其他睡眠障碍，如梦游无意识的觉醒状态出现在睡眠和睡眠行为异常做梦时无睡瘫，而可以"从睡梦中爬起来"。

各医家对睡眠的认识是以《内经》的"四时五脏阴阳"理论为基础的，而对本病的见解及治疗亦是基于此。发作性睡病中医病因病机复杂多样，湿、痰、热、风、瘀等多种致病因素均可造成五脏六腑偏离正常状态，而五脏不足或过盛亦可与致病因素相结合，出现湿阻中焦、脾虚湿盛、肝胆湿热等症状，导致阴阳失于调和而发为本病。

1. 病因

（1）阴阳失调：《灵枢·大惑论》曰："阳气尽则卧，阴气尽则寤。"《灵枢·寒热病》曰："阳气盛则瞋目，阴气盛则瞑目。"指出阴阳的升降出入失常，阳不出于阴，或阴盛阳虚，皆可导致多寐、嗜卧。

（2）湿阻中焦，清阳不展：脾胃居于中焦，为气机升降之枢纽。气虚弱则易致湿邪困阻，痰浊壅盛，升降失调，进而导致清阳不展，不能达于头窍四末而出现倦怠嗜卧、头晕、神志不清等症状。《灵枢·大惑论》曰："肠胃大，则卫气行留久，皮肤湿，分肉不解，则行迟，留于阴也久，其气不清，则欲瞑，故多卧矣。"《丹溪心法·中湿》

曰:"脾胃受湿,沉困无力,倦怠嗜卧。"《脾胃论·肺之脾胃虚论》言:"脾胃之虚,怠惰嗜卧。"《血证论》云:"倦怠嗜卧者,乃脾经有湿也。"一项证候学分析显示,约一半发作性睡病患者的体质类型为脾虚湿困。由此可见,湿阻中焦、脾虚湿困、清阳不展为发作性睡病的重要病因病机。

(3)脾肾阳虚,脑髓失充:脾为后天之本、气血生化之源,输布水谷精微达四肢百骸。脾阳虚衰则运化无权,导致湿浊内生,阻遏阳气,出现困顿无力、倦怠嗜卧。肾为先天之本,纳元阴元阳之气,被称为五脏阴阳之本。阳气不足,可发于五脏六腑,但以肾阳虚衰最为重要。肾阳为诸阳之本,正所谓"五脏之阳气,非此不能发"。肾阳虚则一身之阳虚,出现神疲乏力、腰膝酸软、手足不温、昏昏欲睡等,正如《伤寒论·辨少阴病脉证并治》所言之"少阴之为病,脉微细,但欲寐也"。脾肾阳虚,先天与后天不能互资互助,导致脑髓失养,出现《灵枢·海论》所描述之"髓海不足,则脑转耳鸣,胫眩冒,目无所见,懈怠安卧"。发作性睡病病因病机不外乎虚实两端,但不论虚实,总以阳气不足、脾虚湿盛为根本,与脾、肾关系最为密切。

(4)肝胆郁热,气机不畅:《太平圣惠方》曰:"积热不除,肝胆气实,故令多睡也。"《圣济总录》曰:"肝胆俱实,营卫壅塞,则清净者浊而扰矣,故精神昏愦,常欲寝卧也。"肝胆郁热,气机不畅,久之气郁化火,痰热内扰,清窍被蒙,导致神志昏聩,多卧嗜睡。

(5)瘀血阻滞:《难经》曰:"血主濡之。"《素问·八正神明论》曰:"血气者,人之神,不可不谨养。"《素问·平人绝谷》曰:"血脉和则精神乃居。"皆说明血是机体精神活动的主要物质基础,机体的精神活动必须得到血液的濡养,血脉和利,才能产生充沛而舒畅的情志活动。外伤或其他因素导致瘀血阻滞,气血运行失调,阳气不能畅达全身,则出现神倦嗜卧。

(6)痰浊阻窍:风痰在发作性睡病的病因病机中占有重要地位。情志诱发,内生风邪,风痰扰动,上干脑神,则致睡眠失调而发为本病。

2. 病机

(1)病变部位:多寐的病变部位在脑。《灵枢·大惑论》云:"五脏六腑之精气皆上注于目……而与脉并为系,上属于脑""头者,精明之府。"脑为髓海,为神明聚之所,人的意识与思维活动由脑主导。脑生理功能的正常发挥,依靠于肾精之化生,心血之灌注,肝胆之疏泄及脾胃精微物质的濡养。精气根于脏腑而上注于脑,因此脑主神明、思维也基于脏腑,尤与脾肾相关。脾为后天之本,脾为气血化生之源,脾健则营养充盛,痰湿难生,脑窍清利;肾为先天之本,肾藏精化髓,乃元阴元阳之府,肾强则脑髓充盈。

(2)卫气证机:中医学认为,睡眠主要和卫气相关,人体之寤寐由卫气之出入运动和阴阳二气的升降出入决定,卫气入于阴则寐,行于阳则寤,阳入于阴则寐,阳出于阴则寤。因而《灵枢》曰:"卫气……昼日行于阳,夜行于阴,常从足少阴之分间,行五脏六腑。"《灵枢》云："平旦阴尽阳气出于目、目张则气上行于头注于心，心注于肺，肺注于肝，肝注于脾，脾复注于肾为一周。"《灵枢·大惑论》曰："卫气者，昼日常行于阳，夜行于阴，故阳气尽则卧，阴气尽则寤。"《灵枢营卫生会》云："壮者之气血盛其肌肉滑，气道营卫之行不失其，故昼精而夜瞑。"说明人体的睡眠与清醒由卫气正常的昼夜规律运行支撑着，因此正常人间精神饱满，夜晚睡眠酣甜。《灵枢·大惑论》曰："人之多卧者何气使然？岐伯曰：此人肠胃大而皮肤湿而分肉不解焉。肠胃大则卫气留久，皮肤湿则分肉不解，其行迟……故肠胃大则卫气行留久，皮肤湿分肉不解则行迟，留于阴也久，其气不精，则欲瞑，故多卧矣。"说明卫气久滞留于阴分则嗜睡，也说明体质湿重者易嗜睡。以上阐明了卫阳与睡眠的关联。《灵枢·大惑论》又云："卒然多卧者……邪气留于上焦，上焦闭而不通，已食若饮汤卫气久留于阴而不行，故卒然多卧焉。""老者之气血衰，其肌肉枯，气道湿，五脏之气相搏，其营气衰少而卫气内伐，故昼不精，夜不瞑。"说明不论是内在的五脏六腑抑或是体表的皮肤肌肉，如果卫气不能通畅地运行，就可导致卫气的运行失常而致夜不能寐。正常情况下，气机通调，气道滑利，人体可以控制卫气的正常升降出入，因而可自主地早起或晚睡。因而明代张景岳之《类经·疾病类》中有言："夫阳主昼，阴主夜；阳主升，阴主降。凡人之寤寐，由于卫气。"

(3)阴阳证机：天地阴阳之消长盛衰，导致了昼夜的规律性转换。中医学认为，"天人合一"，人与自然界是统一的整体，人之阴阳消长同步于天地阴阳之消长。《灵枢》认为，睡眠的根本在于阴阳："阳气尽，阴气盛则目瞑；阴气尽而阳气盛则寤矣。"故正常的阴阳升降出入决定了人体正常的睡眠与觉醒，阳入于阴则寐，阳出于阴则寤。任何原因导致阴阳运动失常，致使阳留于阴均可发为嗜睡。《灵枢·大惑论》曰："卫气留于阴，不得行于阳，留于阴则阴气盛，阴气盛则阴跷满，不得入于阳则阳气虚故目闭也。"由此说明阴盛或阳虚可致嗜睡，阴寒过盛、阳气亏虚、阳无力出阴或恋阴不出都可致多寐。《灵枢·寒热》中曰："阳气盛则瞋目，阴气盛而瞑目。"《类证治裁》中言："多寐者，阳虚阴盛之病。"《医学入门》曰："多寐阴盛而昼夜不厌。"清代唐容川之《血证论·卧寐》云："寤属阳，故不寤为阳虚。"此皆说明阴盛阳虚导致多寐，因阳主动，阴主静，阴盛则多寐。

(4)脾证机：脾胃为后天之本，气血生化之源，主导人体饮食的消化及营养物质的吸收，脾化生营养精微并运输到人体各个部位以化生精、气、血、津液，是人体能量的来源。又脾主运化水液，若脾不能正常运化水液，则人体内的水液聚而成湿积聚体内。中医有"脾困人则困"之说，可见多寐与湿邪密切相关。《血证论》曰："倦急嗜卧者乃脾经有湿也。"《丹溪心法》言：脾胃受湿，沉困无力，急惰好卧。"《脾胃论》云："怠惰嗜卧，脾湿。"脾处中焦，主司运化，升清气而降浊阴。因冒雨涉水，坐卧湿地或食冷过多，或素体湿盛，湿困脾阳，使脾失健运，清气不升，浊阴不降，上蒙清窍，阻遏灵机，遏制诸阳，脑神失灵，发为嗜睡。李杲在《内外伤辨惑论肺之脾胃虚方》中记载:"脾胃虚,则怠惰嗜卧,四肢不收"。《古今医统》曰:"脾胃一虚,则脾气不充,脾虚无所禀,脾运四肢,即禀气有亏则四肢倦怠,无力以动,故困乏而嗜卧也。""脾胃之虚,怠惰嗜卧"。《脾胃论》又曰:"食入则困倦。"《医学传心录》中说:"脾胃倦则怠惰嗜卧神思短,则懒惰多眠,六君子汤主之。"脾为土脏,喜燥恶湿,土能治水而水湿亦可困脾。脾脏亏虚水运失职,停聚而为水湿痰饮,诸邪上犯清窍不利,则会影响睡眠,常致多寐;水停中焦,脾阳被遏,又可进一步使脾脏亏虚,二者互为因果,往往会加重病情。

(5)肾证机:肾精肾为先天之本,主骨生髓而藏精。《灵枢》中说人生之初,先成精而后有神,"肾受五脏六腑之精而藏之"。肾中之精构成了人体之基本物质,也是维持人体生命活动的基础,即所谓"生之来谓之精,两精相搏谓之神。"《素问》中说明维持心神活动的营养亦是来自肾精。从另一方面看,人体之髓化生于肾精,并依靠肾精之充养。脑为髓海,乃元神之府,髓海的充盈依赖于肾精是否充足。若肾精亏乏,元神失养,则会导致睡眠及精神活动异常。肾阳为人体阳气之根本,有温濡并推动人体生理活动的作用。肾主水,水液代谢主要依赖于肾的气化功能,脾、肺对水液代谢的调节作用也基于此。而湿邪与本病的发生亦密切相关。肾阳亏虚,神衰失司;肾气失固,神明涣散;阳亏水停,上犯脑神。尤可等临床观察发现,脾肾阳虚在本病患者中最为多见,基于此而产生痰法、湿邪痰热等证。脾肾往往相兼而病,从而加重病情,导致脾肾俱虚,痰湿更盛,清阳被阻。

(6)心证机:《素问·六节藏象论》云:"心者,生之本,神之变也……为阳中之太阳。"心主神志,心阳宣发,气血通达,人则或动或卧;相反,则肢乏嗜卧。人之睡眠直接受情志及精神的影响,正常睡眠依赖于正常的心神功能。《灵枢·本神》云:"心藏脉,脉舍神。"神居于心,心气充,心血足则神旺,君神安于其位,统管脏腑,则生化正常,眠寐如常。《金匮要略五脏风寒积聚》曰:"心气虚者其人则畏合目欲眠。"《杂病源流犀烛》曰:"多寐,心脾病也。一由心神昏浊,不能自主,一由心火虚衰,不能生土而健运。"

(7)肝胆证机:胆热则多睡。宋赵佶《圣济总录》曰:"胆热多睡者,胆府清净,决断所自出,肝胆俱实,荣卫壅塞,故精神昏愦,常欲寝卧也。"《太平惠民和剂局方·卷三》云:"夫胆热多睡,由荣卫气弱阴阳不和,胸膈多痰,致使精神昏瞶,昼夜耽眠,此皆积热不除,肝胆气实,故令多睡也。"李时珍《本草纲目》云:"胆热多寐睡。"《中医大辞典》提出:"胆实多卧者宜用生枣仁为末,茶清调服"。清代唐容川《血证论》云:"然亦有胆经火甚,而多昏睡者龙胆泻肝汤治之。"清代何梦瑶《医碥》云:"亦有属热者,火主动,本应不得卧,然火盛弥漫壅闭,闭则不通,不通反不扰,精神为热所耗而昏。"《内经》:"有所大怒,气上而不下,积于肝,则伤肝。"肝在志为怒,怒则气上是指大怒而使肝失疏泄引起人体气机上逆,血随气逆,神窍被蒙而见嗜睡、头昏或精神萎靡。

三、临床表现

1. 主要症状

发作性睡病的 3 个主要临床表现为日间发作性过度睡眠、猝倒发作和夜间睡眠障碍。此外，可伴有肥胖、性早熟、睡眠呼吸暂停综合征、代谢综合征、嗅觉缺陷及心理障碍等。

（1）日间过度睡眠：绝大多数病例均有日间发作性过度睡眠，这是最重要的主诉。EDS 表现为：白天难以遏制的困倦或陷入睡眠；白天小睡可暂时缓解睡意，并可保持一段时间清醒；在单调、无刺激的环境中更容易入睡；一些患者可能在行走、吃饭、说话时突然睡眠发作，而呈现出一些无意识的行为或刻板动作；无论患者夜间睡眠时间长短，EDS 每日均会发生；伴有注意力和精神运动警觉性的波动。

（2）猝倒发作：猝倒发作表现为清醒期突然发生的双侧骨骼肌肌张力下降而意识相对保留。猝倒发作被认为是快速眼球运动（rapid eyes movement，REM）睡眠片段解离与插入的表现，是发作性睡病最具特征性的临床表型。猝倒发作通常在 EDS 出现后 1 年内发生，罕见病例先出现猝倒发作。猝倒发作通常由大笑、高兴等积极的情绪诱发。负面情绪（如愤怒、悲伤等）也可能触发猝倒发作。猝倒可仅表现为局部骨骼肌无力，如眼睑下垂、舌脱垂、面部松弛，甚至仅为视物模糊（眼肌受累），也可影响到颈部、上肢和下肢，引起头下垂、上肢下垂、膝盖弯曲、身体前倾，甚至跌倒等，呼吸肌通常不受累。猝倒发作时间通常短暂，可以迅速得到完全恢复。猝倒发作频率从数月一次到每天数次不等。有时强烈的情感刺激可能引发持续的猝倒发作，严重时可持续数小时，称为猝倒持续状态。

（3）夜间睡眠障碍：夜间睡眠障碍包括夜间睡眠中断、觉醒次数和时间增多、睡眠效率下降、睡眠瘫痪、入睡前幻觉、梦魇、异态睡眠及 REM 睡眠期行为障碍等。其中最具特征性的是与梦境相关的入睡前幻觉和睡眠瘫痪，发生于 33%～80% 的患者。入睡前幻觉是发生于觉醒-睡眠转换期的梦境样体验，一般多为恐怖或不愉快的内容，也可发生在觉醒前，可发生于 20%～65% 的发作性睡病患者中。通常为视觉或体感幻觉，也可表现为听觉、平衡觉或多种感觉复合形式的幻觉。幻觉可伴随猝倒发作，也可发生于猝倒后或睡眠瘫痪时。睡眠瘫痪是发生在入睡时或从睡眠向觉醒转换过程中，患者体验到运动不能的症状，此时患者虽然意识清醒，但无法自主运动或讲话，持续数十秒到数分钟，在有意识努力控制下或外界刺激下可立即恢复正常。睡眠瘫痪时常伴有呼吸困难的感觉和各种形式的幻觉，多为恐怖性体验。

2. 伴随疾病

（1）向心型肥胖：向心型肥胖在儿童及嗜睡症状严重的患者中更为常见，可在发病后 1 年内出现体重急剧增加。其原因可能与 Hcrt 能神经介导的能量代谢障碍、食欲异常、自主神经系统活动、瘦素-生长素系统功能紊乱有关。

(2)性早熟:国外报道,约17%的儿童期发病的发作性睡病患者伴有性早熟,国内报道比例为7.4%,其机制可能与Hcrt能神经障碍相关的神经-内分泌-代谢紊乱有关。

(3)阻塞性睡眠呼吸暂停综合征:发作性睡患者群中阻塞性睡眠呼吸暂停综合征的患病率超过24.8%,显著高于普通人群。

(4)REM睡眠期行为障碍:RBD在发作性睡病人群中发生率为36%～61%。发作性睡病患者的RBD与非发作性睡病患者的RBD在临床表现方面不尽相同,且前者起病时间更早。目前尚无证据显示发作性睡病相关的RBD表现是神经系统退行性病变的危险信号。

(5)焦虑或抑郁:25%的发作性睡病患者有惊恐发作或社交恐惧等症状;18%～57%的发作性睡病患者伴有情绪抑郁、兴趣低下、快感缺乏。导致发作性睡病患者焦虑或抑郁的主要原因包括日间睡眠过多、社会功能损害、认知缺陷等。而焦虑、抑郁又常常加重患者的社会与家庭功能损害。

(6)偏头痛:有报道称,猝倒型发作性睡病患者中偏头痛发病率显著增高,为20%～45%,女性略多于男性。

四、辅助检查

1. 神经电生理检查

全面的神经电生理检查包括睡眠实验室进行标准nPSG监测,并于次日白天行MSLT检查。nPSG及MSLT对于诊断猝倒型发作性睡病是可选项(或选择进行脑脊液Hcrt-1含量测定);对于诊断非猝倒型发作性睡病是必需的。此外,nPSG对于夜间睡眠状况的评估和伴随疾病的诊断(如RBD、OSAS等)仍是必要的。神经电生理检查必须由专业的技术人员与临床医师监控,在技术上要求精确,以避免假阴性和假阳性的结果。

(1)nPSG监测:为保障nPSG监测结果的准确性,建议停用以下药物:在睡眠监测前2周停用所有干扰睡眠的药物,或至少停药时间长达5倍药物及其具有活性代谢产物的半衰期。监测前1周保持规律的睡眠-觉醒作息时间,应保证每晚7小时以上的卧床时间(儿童建议更长)。发作性睡病nPSG特点主要表现为:入睡潜伏期缩短、出现SOREMP、入睡后觉醒增加、睡眠效率下降、微觉醒次数增加、睡眠期周期性肢体运动增加、REM睡眠期眼动指数增高、REM睡眠期肌张力失弛缓,以及非快速眼球运动1期睡眠增加、NREM 3期睡眠减少等。

(2)MSLT:在MSLT检查前至少记录1周的体动记录仪和睡眠日记,以排除睡眠不足、轮班工作和其他昼夜节律失调性睡眠障碍。在MSLT前夜应该进行标准nPSG监测,以确保夜间睡眠时间>7小时。通常nPSG监测后次日白天进行

4～5 次小睡检查。SOREMPs 不仅见于发作性睡病,也可见于睡眠剥夺、OSAS 相关的睡眠障碍等。MSLT 阴性并不能完全排除诊断,必要时需要重复 MSLT 检查。重复进行 MSLT 检查的指征包括:首次检查受药物、外部环境或研究条件的影响而得到阴性结果;临床怀疑发作性睡病,但之前的 MSLT 结果为阴性。

(3)觉醒维持试验:该试验用于评估受试者在白天极少感觉刺激环境中保持觉醒的能力,此试验不是发作性睡病的诊断性试验。美国睡眠医学学会推荐,当发作性睡病、OSAS、轮班工作等疾病或状态可能影响患者的日间觉醒能力、对患者或他人构成潜在威胁时,建议通过该试验评估其白天保持觉醒的能力,避免从事危险性职业,并且可以作为药物疗效或不良反应的评价指标。

2. 量表检测

临床评估日间过度睡眠最常用的量表为 Epworth 嗜睡量表和斯坦福嗜睡量表。ESS 的评分标准为:0～8 分为正常;9～12 分为轻度异常;13～16 分为中度异常;>16 分为重度异常。SSS 分为 7 个等级,倦意从低到高为 1～7 分,更适合测试受试者当下的主观倦意。

3. 脑脊液 Hcrt-1 检测

当患者脑脊液 Hcrt-1 含量≤110 pg/ml,可作为发作性睡病 1 型的确诊指标。

五、诊断与鉴别诊断

1. 诊断要点

根据 ICSD-3 的分类标准,发作性睡病可分为发作性睡病 1 型和发作性睡病 2 型,具体诊断标准如下。

(1)发作性睡病 1 型的诊断标准:发作性睡病 1 型需同时满足以下条件。

①患者存在白天难以遏制的困倦和睡眠发作,症状持续至少 3 个月以上。

②满足以下 1 项或 2 项条件。

有猝倒发作(符合定义的基本特征)。经过标准的多次小睡潜伏期试验(multiple sleep latency test,MSLT)检查平均睡眠潜伏期≤8 分钟,且出现≥2 次睡眠始发 REM 睡眠现象(sleep onset rapid eye movement periods,SOREMPs)。推荐 MSLT 检查前进行夜间多导睡眠图(nocturnal polysomnogram,nPSG)检查。nPSG 出现 SOREMP 可以替代 1 次白天 MSLT 中的 SOREMP。

免疫反应法(immunoreactivity)检测脑脊液中 Hcrt-1 浓度≤110 pg/ml 幼儿期的发作性睡病可能表现为夜晚睡眠时间过长或白天打盹时间延长;如果临床强烈怀疑发作性睡病 1 型,但 MSLT 的诊断标准不能满足,推荐重复 MSLT 检查;患者存在 EDS 和脑脊液 Hcrt-1 水平低下或难以检测时,即使不伴有猝倒发作,仍应诊断为发作性睡病 1 型。

(2)发作性睡病 2 型的诊断标准:发作性睡病 2 型需同时满足:①患者存在白

天难以遏制的困倦和睡眠发作,症状持续至少 3 个月以上;②标准 MSLT 检查平均睡眠潜伏期≤8 分钟,且出现≥2 次 SOREMPs,推荐 MSLT 检查前进行 nPSG 检查,nPSG 出现 SOREMP 可以替代 1 次白天 MSLT 中的 SOREMP;③无猝倒发作;④脑脊液中 Hcrt-1 浓度没有进行检测,或免疫反应法测量值＞110 pg/ml;⑤嗜睡症状和(或)MSLT 结果无法用其他睡眠障碍如睡眠不足、OSAS、睡眠时相延迟障碍、药物使用或撤药所解释。如果患者随后出现猝倒发作,应重新诊断为发作性睡病 1 型;如果诊断后,检测脑脊液中 Hcrt-1 浓度≤110 pg/ml。

2. 鉴别诊断

(1)癫痫发作:青少年及儿童多见癫痫失神发作,主要表现为意识障碍,突然意识消失,瞪目直视,原来动作不能继续或持物落地等,持续数秒,但不会跌倒。脑电图及多导睡眠记录有助于二者鉴别。且癫痫患者常无发作性嗜睡及摔倒发作,病发时意识丧失,脑电图可见的 3Hz 棘-慢综合波,但本病患者摔倒发作时意识清醒,跌倒前可主动采取保护性动作,发作后可能回忆起相关情况。

(2)昏倒:昏倒是由于短暂性脑缺、缺氧所致的一过性意识缺失,昏倒前多有眼前发黑、乏力、头昏及恶心等先兆症状。常伴有数分钟的面色苍白、出冷汗、脉快微弱、血压降低等症状。

(3)该病也可见白天嗜睡,与发作性睡病比较,该病无睡眠发作后短暂的清醒,无摔倒。此外,监测睡眠期间的呼吸可协助鉴别诊断。

(4)特发性中枢神经系统嗜睡症:在头颅受到外伤或感染后可出现本病,本病亦可表现为白天嗜睡,属罕见病。本病患者可出现自主症状,部分病例有家族史。睡眠深且长,不伴摔倒且没有发作性睡病的其他相关症状。病史较长者白天小睡后不能恢复精力,表现为晨起困难及醉酒样睡眠。一旦发病常持续终身,多于 15－30 岁起病。多导睡眠图示夜间睡眠良好。

(5)痫病:临床上本病最易误诊为痫病,尤其易与不典型性痫病混淆,二者的共同特点为:均可表现为突然扑倒,且本病之短暂发作性嗜睡易与痫病之短暂性意识丧失相混淆,且二者均可出现幻觉,发作突然,缓解迅速,醒后如常人,都可由情志诱发或加重病情。因此,以摔倒为首发症状的本病患者尤易被误诊为痫病发作。但是本病摔倒发作时患者神志清楚,且都会出现白天不可抗拒的发作性嗜睡,部分患者还兼有睡眠瘫痪及入睡幻觉等症状;而痫病患者摔倒时,意识丧失,且无嗜睡、睡眠瘫痪等表现,其夜间睡眠正常,常伴有两目上视,四肢抽搐,口吐涎沫,或口中如做猪羊叫声。相关辅助检查可协助鉴别,本病的多次睡眠潜伏期试验及多导睡眠监测异常;而痫病的脑电图监测可表现为对称性同步化棘波或棘慢波,而其余无异常。

(6)郁病:本病与郁病的共同临床表现为夜间多梦,心情抑郁或心烦易怒,尤其中青年女性的本病患者,易被误诊为郁病。但是郁病患者大多有郁怒、多虑、悲哀、忧愁等情志所伤史,情志刺激能引发或加重病情,除外上述症状外临床还以忧郁不畅,胸胁胀闷,善太息,悲伤欲哭,或咽中如有异物感为主要表现,且好发于中青年女性。而本病发病率无明显性别差异,且有白天嗜睡、摔倒、入睡幻觉及睡眠瘫痪等症状。

(7)厥证:厥证以突然昏倒、不省人事、四肢厥冷为主要表现,易与本病之摔倒相混淆,且二者均可由情志刺激而诱发。但厥证发病前常有先兆症状,如头晕、心悸、视物模糊、面色苍白、出汗等,而后突然昏仆,意识丧失,发病时常伴恶心、汗出,醒后感头晕、疲乏、口干。而本病猝倒发作时神志清楚,醒后患者备感精神,且本病之其他伴随症状亦截然不同。

六、治疗

1. 治疗原则

发作性睡病的总体治疗目标为:①通过心理行为疗法和药物治疗减少白天过度睡眠、控制猝倒发作、改善夜间睡眠;②调适心理行为,帮助患者尽可能恢复日常生活和社会功能;③尽可能减少发作性睡病伴随的症状或疾病;④减少和避免药物干预带来的不良反应。虽然中西医结合心理干预的心身疗法缺少循证研究证据,但临床经验提示,心身干预效果优于单独药物或心理治疗,值得推荐。

2. 中医治疗

将本病辨证分为:脾虚湿困证、湿热困脾证、肝郁脾虚证、痰浊蒙窍证、瘀阻脑窍证、胆热痰扰证。均以难以自控的白天发作性嗜睡、发作性摔倒、入睡幻觉、睡眠瘫痪及夜间睡眠紊乱为主要症状,各证型均有其特有的伴随症状。

(1)辨证用药

①脾虚湿困证

主症:白天发作性嗜睡,多眠及夜间睡眠紊乱,伴胖,身倦乏力,精神萎顿,腹胀,食后易睡,头重如裹,大便溏,舌淡胖、边有齿痕,苔白润或腻,脉濡缓。

方药:香砂六君子汤加减。木香 6g,砂仁 6g,茯苓 10g,炒白术 15g,太子参 10g,川芎 10g,枳实 10g,辛夷 3g,吴茱萸 3g,生甘草 3g。

加减:肝郁乘脾者,见胁胀、口苦、反酸嗳气者,加黄连 9g,吴茱萸 3g 以清肝和胃。

②湿热困脾证

主症:白天嗜睡及夜间睡眠紊乱,伴恶心呕吐,食欲减退,体倦肢乏,便溏不爽,舌红、苔黄腻,脉濡数。

方药:茵陈蒿汤加减。茵陈 12g,栀子 6g,大黄 3g,茯苓 12g,山药 9g,鸡内金 6g,焦山楂 9g,炒白术 12g,甘草 3g,陈皮 6g,厚朴 6g。

加减:瘀血内阻者,加丹参、郁金、桃仁活血化瘀;痰湿壅盛者,加陈皮、半夏、竹茹燥湿化痰,厚朴、苍术行气燥湿。

③肝郁脾虚证

主症:白天发作性嗜睡,发作性摔倒及夜间睡眠紊乱,伴情绪抑郁或急躁易怒,善太息,胸胁胀闷,甚至疼痛,食少纳呆,大便稀,脉弦。

方药:逍遥散加减。柴胡12g,牡丹皮9g,白术12g,当归15g,芍药12g,香附9g,山栀子6g,黄芩15g,桔梗6g,青皮6g。

加减:肝郁气滞者加郁金、佛手、陈皮疏肝理气,肝郁化热者加龙胆草清肝胆之热。

④痰浊蒙窍证

主症:白天发作性嗜睡、睡眠瘫痪及夜间睡眠紊乱,伴见胸满窒闷,倦急嗜睡,头重如裹,头昏脑涨,舌苔腻,脉滑。

方药:三子养亲汤加减。紫苏子10g,莱菔子10g,白芥子5g,枳实10g,太子参10g,川芎10g,吴茱萸3g,生甘草10g。

加减:肝火上炎、头痛、目赤、耳鸣者,可酌加百合20g,郁金15g,菊花10g,天麻10g,钩藤10g以平肝清热。

⑤瘀阻脑窍证

主症:多眠及夜间睡眠紊乱,面色晦暗,头晕,头痛如刺,痛处固定,经久不愈,舌紫暗或有瘀斑瘀点,脉细涩。

方药:通窍活血汤加减。桃仁10g,红花10g,赤芍30g,川芎50g,生姜3片,葱白4茎,大枣6枚。

加减:脾肾阳虚者,加巴戟天、肉苁蓉、淫羊藿、补骨脂、菟丝子等温补脾肾。

⑥胆热痰扰证

主症:白天发作性嗜睡及夜间睡眠紊乱,伴见烦躁不宁,胆怯易惊,失眠多梦,口苦,眩晕,舌红苔黄腻,脉弦数。

方药:蒿芩清胆汤加减。青蒿6g,竹茹12g,半夏9g,赤茯苓9g,黄芩12g,枳壳6g,陈皮6g,碧玉散9g。

加减:热势较重、口苦、大便秘结者,可酌加熟大黄6g,龙胆草9g,生地黄15g以泄热通腑;气亏虚者,可加党参、人参、炙甘草补提中气之虚,以助升提清阳,醒脑提神。

(2)传统体针:主穴选悬钟、风府、百会。记忆力减退者,加百会、四神聪、太溪、悬钟、足三里穴,醒脑开窍、补益肝肾、健脑益智;忧郁伤神者,加百会、通里、日月穴,疏肝解郁、醒神开窍;肝气郁结者,加行间、肝俞穴,疏肝理气解郁;失眠者,加百会、安眠穴,安神定志;心慌心悸者,加厥阴俞、巨阙、膻中穴,宁心定悸、安神通络。

还可配合梅花针,体针起针后,用梅花针沿胆经、膀胱经、督脉在头部的循行方向轻刺,以针刺部位稍稍出血为宜。每日2次,6次为疗程。

（3）针灸推拿治疗：采用电针疗法及循经推运松解疗法对本病患者进行治疗。

①循经推运松解疗法：患者俯卧，术者由长强穴开始捏住皮下组织及皮肤，沿督脉慢慢推运至百会穴，再从秩边穴沿膀胱经推至天柱穴双侧；另由阳白穴沿胆经达肩井穴，再依次沿两侧肩胛骨、侧腰部用摇晃分离及提肌重手法松解软组织。

②电针疗法：第一组取穴足三里、心俞、大椎；第二组取穴三阴交、神堂、百会。两组穴交替使用。

3. 西医治疗

（1）精神振奋药治疗日间嗜睡：①首选药物是莫达非尼，可以改善 65%～90% 的日间嗜睡症状。其药理作用包括 3 方面：低亲和性阻断多巴胺转运体再摄取蛋白，增强中枢-皮质-边缘系统多巴胺能神经传递；增强大脑皮质和脑干胆碱能和谷氨酸能神经兴奋性活动；增加丘脑结节乳头核的 Hcrt 依赖性组胺能神经传递。②苯丙胺类精神振奋药包括哌甲酯、安非他明。前者可以改善发作性睡病患者大部分的嗜睡症状，后者能高亲和性地结合并阻断多巴胺转运体和去甲肾上腺素的再摄取，提高突触前膜多巴胺和去甲肾上腺素水平；增强中枢-皮质-边缘系统 D1-D2 受体活性；增强蓝斑去甲肾上腺素能神经传递；超治疗剂量时对单胺氧化酶具有抑制作用。但其存在较高的滥用性和依赖性，故临床使用并不安全。③非苯丙胺类精神振奋药，其包括马吲哚、司来吉兰、咖啡因等药。此外，在顽固性日间嗜睡的治疗方面发现 15%～35% 的患者对精神振奋药单药治疗效果不佳。难治性嗜睡患者可在莫达非尼 200～300 mg/日的基础上加用 5～10 mg 快速起效的哌甲酯，亦可在莫达非尼使用的基础上加用马吲哚。但联合用药必须在临床严密监测下使用，其安全性尚无临床研究证据。

（2）抗抑郁改善猝倒药：目前推荐的抗猝倒药物主要为抗抑郁剂。三环类抗抑郁剂、选择性 5-羟色胺再摄取抑制药类通常不具有很强的促醒效应，而选择性 5-羟色胺与去甲肾上腺素再摄取抑制药类和选择性去甲肾上腺素再摄取抑制药则具有一定的促醒作用。抗抑郁药亦能改善发作性睡病合并 REM 睡眠期行为障碍、睡眠瘫痪和睡眠幻觉等症状。这些药物也可联合使用。抗抑郁药治疗猝倒起效迅速，但停药后可迅速出现猝倒症状反弹。即便是长期服用缓释型抗抑郁药，也可能在中断治疗的次日发生猝倒症状反弹，症状反弹甚至可持续数周。抗抑郁药治疗猝倒时也可能出现药物耐受现象，此时增加剂量或更换药物可能会有所帮助。

特别需要注意的是，发作性睡病治疗过程中常遇到多种药物联用的情况。抑制中枢肾上腺素能神经递质传递的抗高血压药物，如哌唑嗪和可乐定可加重猝倒发作。而单胺氧化酶抑制药类药物，包括司来吉兰、呋喃唑酮、异卡波肼、苯乙肼、吗氯贝胺、拉扎贝胺等西药，以及鹿茸、何首乌等一些中药，与 TCA/SSRIs/SNRIs 合用时，可能会产生严重不良反应，如 5-羟色胺综合征，甚至发生高血压危象而危及生命。

七、调护

该病调护十分重要,需要注意以下四个方面。

(1)规律性日间小睡:即日间规律性安排小睡可以持续改善觉醒水平,并有助于减少兴奋性药物和抗抑郁药的使用剂量。

(2)注意睡眠卫生:其可有效缓解日间嗜睡、增强药物对日间嗜睡的疗效及减少伴随疾病。这些措施包括:①保持规律的睡眠-觉醒节律;②避免睡眠剥夺;③戒酒、戒烟;④避免不当使用镇静剂;⑤避免过度食用富含咖啡因的食物和饮料;⑥避免过度进食高糖类食物。

(3)获得足够社会支持:该病发病年龄较小,病程贯穿求学和个性发展时期,临床症状对患者学习和生活的影响十分严重。本病还可导致就业困难、收入降低、失去升职机会等。发作性睡病的药物治疗具有引起直立性低血压、口干和勃起障碍等潜在风险,亦显著影响患者的生活质量。而通过社会支持,针对患者的学业、职业、生活等各方面给予更多的理解和帮助,允许患者根据日间小睡时间安排学习与工作任务,有助于患者回归正常的社会生活。另外,发作性睡病患者发生交通和工业事故的危险性增加,应尽量避免从事高危性和高警觉性的工作。

(4)心理支持:帮助患者认识发作性睡病的症状和症状出现后的应对措施,了解不同药物对疾病的疗效、不良反应及疾病预后,可减少由于过度担忧造成的额外心理负担,有助于增强患者信心,使其积极面对疾病。

八、中医防治进展

多寐病程较长,往往多见虚实夹杂之表现,虚多系心、脾、肾气虚,实多为湿、热、痰浊、瘀血。因此,此病临症可分多型,病变亦非一脏一腑。现代医家从各方面辨证施治,如有医家将多寐病因病机归纳为脾虚不运,禀气亏虚不足以运四肢,则出现四肢倦怠、嗜卧的症状,并提出补脾理胃利湿之法,补脾理胃,消导自安以治嗜卧。或采用醒脾之法,以六君子汤加砂仁。通过补养脾胃之法,补子以实母,使水谷精气充足,则气血生化有源,达到补益心气之目的。对于气血俱虚,失其濡养,从而使心神得不到温煦与濡养导致的嗜卧多寐,治当调理心脾,益气养营。以人参益气汤和清暑益气汤可治疗气弱之倦怠多寐,治以益气养营,调理心脾。或以髓海亏虚所致之多寐,治以填精益肾,补督生髓。《灵枢·海论篇》所云:"髓海不足,则脑转耳鸣,胫酸眩冒,目无所见,懈怠安卧也。"此型多见于年老体虚者,或素体本虚导致的倦怠嗜卧,治宜填精益髓,开窍健脑。此外,针刺疗效显著,针刺治疗时,多选用百会、神庭、印堂等具有醒神作用的穴位。明代方书就有用针灸治疗多寐的记载,如《普济方·针灸》中详细阐明了针灸治疗多寐如何选穴,"穴囟会百会治嗜卧。穴阴跷膈俞治好独卧。穴肾俞治多卧喜睡。穴二间三间治多睡善惊。穴厉兑治四肢烦热。嗜卧怠惰。四肢不欲动。穴脾俞治嗜卧身不欲动。穴三阳络治嗜卧。穴五里太溪大钟照海二间治伤寒嗜卧。穴膈俞治喜寐。穴厉兑大敦治嗜卧"。

另一方面，有医家认为多寐是郁证的表现之一。郁证性多寐包括但不限于心气不足，凡忧悲、思虑、恼怒等情志因素均可引起多寐；病机主要与心、脾、肝、胆等脏腑功能失调及痰湿、瘀血有关。古今治疗方药均可证实郁证性多寐之存在，主要包括养心安神定志、开窍醒神、疏肝理气解郁、活血化瘀、祛痰化浊。郁证性多寐患者多伴有神情默默、精神萎靡、倦怠乏力、注意力难以集中、记忆力下降等表现，多由压抑、紧张、焦虑等情志因素所引起，往往具有隐性郁证的特点。这个观点同样具有临床指导意义。

整体而言，发作性睡病的治疗现代医学多采用中枢神经兴奋药、抗抑郁药及单胺氧化酶抑制药等治疗，但这些药物随着用量的增加，各种不良反应也逐渐增多，容易形成耐受性和依赖性，且病情易复发。近年来，很多临床医师采用中药、针灸及中西医结合方法治疗本病取得了一定进展，显示了良好前景。中医治疗主要注重调理脏腑阴阳的平衡，从患者体质入手，进行整体调理。中医治疗发作性睡病具有独特的优势，其在调整日间精神状态及夜间睡眠方面具有双向调节作用，且不良反应小，并能整体调理患者的体质。中医从患者的病因病机出发，以辨证论治为指导，以期调和阴阳，从根本上解决问题，因而复发率低。中医药治疗或中西医结合治疗有很好的应用前景。但是中医治疗发作性睡病还存在诸多不足：尚无统一的证候、诊断及疗效判定标准，中药方剂药理方面的深入研究较少，中药的作用靶点及其相互作用机制仍不甚清楚。因此，通过深入研究掌握中医药治疗靶点，能充分发挥中医药治疗发作性睡病的疗效优势，同时能达到精准治疗，提高疗效的目的。

参 考 文 献

[1] 中国中医科学院失眠症中医临床实践指南课题组.失眠症中医临床实践指南（WHO/WPO）[J].世界睡眠医学杂志,2016,3(1):8-25.

[2] 中华医学会神经病学分会.中国发作性睡病诊断与治疗指南[C].第六届中国睡眠医学论坛论文汇编,2014:2-9.

[3] 琚玮,李瑞星.中医对发作性睡病的认识[J].中医研究,2012,25(2):77-79.

第6章

围妊娠期及围绝经期女性心身障碍

第一节　产后抑郁

一、概述

产后抑郁是指产后 6 周内第 1 次发病,以情感持续低落为基本特征的一组精神障碍,可伴有思维和行动的改变及躯体症状,严重危害产妇身心健康,对婴儿、家庭、婚姻、社会造成不利影响。由于研究设计、诊断工具、样本来源、样本大小、地区等不同,不同研究的产后抑郁患病率差异极大。国内报道为 7.3％～34.9％。

产后抑郁的发病机制目前尚未明确。西医认为,产后抑郁的病因有内分泌因素、遗传因素、生理因素、新生儿因素、社会因素等方面,是多种因素共同作用的结果。产后抑郁的西医治疗包括药物治疗、心理治疗、物理治疗及其他辅助治疗,其中药物治疗多采用 5-羟色胺再吸收抑制药、三环类抗抑郁药、单胺氧化酶抑制药和激素等,但其可能会对产妇本身和母乳喂养的新生儿造成不良影响而使患者难以接受,临床上依从性较差。产后抑郁属于中医学"郁证"的范畴,古代医籍中虽未见本病的专论,但其相关症状、病因病机及辨证治疗已有详细的论述。医家对产后抑郁的临床证候分型虽尚有争议,但中医药辨证施治大多取得了良好的疗效。中医妇科学根据产后气血变化及多虚多瘀的特点,结合产妇全身症状及舌脉,认为本病病位与心、脾、肝、肾、脑等有关,可虚实夹杂,相兼为病,并将其病因病机分为心脾两虚、瘀血内阻和肝气郁结三种,治以健脾养心、活血逐瘀或疏肝解郁,可随证加减,灵活处方用药。总之,中医药治疗产后抑郁因其简便廉验、遣方用药的灵活性及不良反应少,日益受到患者及医学界的青睐。

二、病因病机

1. 西医病因病机

产后抑郁的病因至今尚未明确,是多种因素共同作用的结果,现从生物学因素、心理因素、社会因素等方面进行分析和探讨。

（1）生物学因素

①遗传因素：染色体异常及基因突变等因素均有可能引起产后抑郁的发生。研究表明，雌激素通过与其特异性受体结合，引起受体构象改变，启动调控基因表达调控蛋白，对靶细胞发挥相应的生物学作用，雌激素对靶细胞的调控不仅取决于自身的分泌，而且取决于雌激素受体的表达与调控，雌激素受体基因的多态性决定了不同个体对疾病的易感不同。雌激素受体 a 基因经限制性内切酶作用后表现为 PP/Pp/pp 三种基因型。研究结果显示，产后抑郁患者与正常产妇三种基因型分布存在统计学差异（$P = 0.020$），Pp 等位基因分布频率也存在统计学差异（$P = 0.006$），提示了雌激素受体的 a 基因位点的多态性可能与产后抑郁的易感性有关，且携带 P 基因可能增加发病风险。此外，有精神疾病家族史，尤其是具有抑郁家族史的产妇，产后抑郁发病率较高。

②内分泌因素：下丘脑是中枢神经系统中发生情绪反应整合和扩散的重要部位，妊娠期孕妇体内通过下丘脑-垂体-卵巢、下丘脑-垂体-肾上腺和下丘脑-垂体-甲状腺这三个神经轴系统调节神经激素及其递质水平。妊娠期孕妇体内雌孕激素、肾上腺皮质激素、甲状腺激素等水平增高，分娩后这些激素水平迅速下降，导致脑内和内分泌组织的儿茶酚胺减少，从而影响高级脑活动，导致产后抑郁的发生。有动物实验表明，产后雌激素水平迅速降低会导致小鼠焦虑和抑郁的增加，给予雌激素治疗后，症状明显好转。对产后抑郁患者给予外源性雌激素治疗，可显著减少其抑郁症状。但增加大量雌激素会影响乳汁的分泌，导致子宫内膜增生，血栓栓塞，一定程度上限值了其临床应用。

③神经递质学说：神经递质是在信号传导过程中充当"信使"作用的特殊化学物质。目前普遍认为，5-羟色胺和多巴胺是抑郁症发病过程中比较重要的神经递质，产妇体内神经递质调节失控是产后抑郁发生的病理学基础。分娩后产妇体内雌激素水平迅速下降，通过上调下丘脑中单胺类神经递质的回收过程，降低大脑中单胺氧化酶的活性，从而改变多巴胺的释放和传递过程。研究表明，抑郁症患者血液中 5-羟色胺水平较低，且 5-羟色胺水平越低，抑郁程度越严重。

（2）心理因素：产后抑郁多发生在性格内倾、情绪不稳定、自我为中心、好强求全的产妇中，易出现焦虑、抑郁、紧张等一系列生理病理反应，如产程延长、助产率增高、出血增多、乳汁分泌减少等。李芬等研究发现，产后抑郁的发生与产妇心理准备不充分、对分娩的恐惧心理有关。

（3）社会因素：研究表明，胎儿性别、夫妻关系、婆媳关系、产妇工作状态等因素在产后抑郁产妇及正常产妇间的分布差异存在统计学意义。此外，临产前后发生应激性生活事件、家庭角色的转移等都会成为产后抑郁症的促发因素。产后抑郁还与产妇年龄、家庭收入、受教育程度等有关。文化程度高的女性，在家庭和工作中担任着一定的角色，生活压力较大，年龄较大的女性因精力下降而对孩子的照顾能力减弱。

2. 中医病因病机

产后因亡血伤津、元气受损、瘀血内阻,而易形成"多虚多瘀"的病机特点。《灵枢·本神》中论述:"思出于心,而脾应之。"产时失血伤气,阴血亏虚,产后思虑过度,暗耗阴血,损伤脾气,气血生化不足,血不养心,心神失养而致产后抑郁。薛立斋在《校注妇人良方》中指出:"人之所主者心,心之所主者血,心血一虚,神气不守,此惊悸所由作也。"产后元气受损,复因劳倦耗气,气虚运血无力,血滞成瘀,或产后胞宫瘀血内停,败血上攻也,闭阻心窍,神明失常而致产后抑郁。《万氏女科》指出:"产后虚弱,败血停积,闭于心窍,神志不能明了,故多昏困。"如产妇素性忧郁,必虚胆怯,产后血虚肝失所养,复因情志所伤或突受惊恐,肝气郁结不舒、魂不守舍而致产后抑郁。本病病位与心、脾、肝、肾、脑等有关,可虚实夹杂,相兼为病。

三、临床表现

(1)心情压抑、沮丧、情绪淡漠,甚至焦虑、恐惧、易怒,夜间加重;有时表现为孤独、不愿见人或伤心、流泪。

(2)自我评价降低,自暴自弃、自罪感,对身边的人充满敌意,与家人、丈夫关系不协调。

(3)创造性思维受损,主动性降低。

(4)对生活缺乏信心,觉得生活无意义,出现厌食、睡眠障碍、易疲倦、性欲减退,严重者甚至有绝望、自杀或杀婴倾向,有时陷于错乱或昏睡状态。

四、辅助检查

各种心理学量表、神经电生理检查等。

五、诊断

产后抑郁目前没有统一的诊断标准,1994年美国精神病学会在《精神疾病的诊断与统计手册》(DSM-Ⅳ)中制订了"产褥期抑郁症"的诊断标准。

(1)在产后2周内出现下列症状中的5条或5条以上,且必须具备①、②两条。

①情绪抑郁。

②对全部或多数活动明显的缺乏兴趣或愉悦。

③体重显著下降或者增加。

④失眠或睡眠过度。

⑤精神运动性兴奋或阻滞。

⑥疲劳或乏力。

⑦遇事均感毫无意义或有自罪感。

⑧思维能力减退或注意力不集中。

⑨反复出现想死亡的想法。

（2）在产后4周内发病。

由于使用上述诊断标准直接对产妇进行评估和诊断较为困难，现常用问卷调查的形式对产后抑郁进行早期发现和诊断。目前已知的产后抑郁调查问卷及评分量表有很多种，其中爱丁堡产后抑郁量表（EPDS）是目前特用于诊断产后抑郁的最常用的评估量表，此量表已经被翻译为12种语言，它不同于贝克抑郁量表、患者健康问卷等筛查量表，删除了躯体化的症状，如常见的产后睡眠模式改变等，从而提高了产后抑郁筛查的特异性，并且耗时短，患者易于接受，对阅读水平能力要求较低，评分方法较为简单易行。此量表共有十个条目，分别涉及抑郁、悲伤、恐惧、心境、乐趣、自责、失眠、应付能力、哭泣和自伤等十个方面，每个条目按照0～3分进行四级评分，总分为0～30分。有研究推荐，用总分9分作为筛查产后抑郁患者的临界值，用12分作为筛查严重产后抑郁患者的临界值。

六、治疗

1. 中医治疗

（1）药物治疗：根据产后气血变化及多虚多瘀的特点，结合产妇全身症状及舌脉，可辨明本病虚实及在气在血。一般而言，产后情绪低落，焦虑忧郁，悲伤欲哭，不能自制，心神不安，气短懒言，恶露色淡、质稀，舌淡，脉细者，多属虚；产后忧郁寡欢，默默不语或烦躁易怒，神志恍惚，恶露色暗、有块，舌暗有瘀斑，苔薄，脉弦或涩，多属实。产后抑郁的临床证候分型虽尚有争议，但中医辨证施治大多取得了良好的疗效。中医妇科学将其分为心脾两虚、瘀血内阻、肝气郁结三种证型；王明珠将产后抑郁证型分为气血两亏型、肝气郁结型、肝郁化火型、阴虚内热型四型；杨玉珍将其分为心脾两虚证、血虚气弱证、败血停积证；简佩玉将其分为心脾两虚证、血虚气弱证、肝气郁结证、瘀血内阻证，并认为产后抑郁的发生与产妇素体因素及产后多虚多瘀的特点有关。现中医妇科学以心脾两虚、瘀血内阻、肝气郁结三种证型进行论述。

①心脾两虚：多表现为产后焦虑，忧郁，心神不宁，常悲伤欲哭，情绪低落，失眠多梦，健忘，精神萎靡，伴神疲乏力，面色萎黄，纳少便溏，胸闷腹胀，恶露色淡、质稀，舌淡，苔薄白，脉细弱。治以健脾益气，养心安神。方以归脾丸加减治疗。

②瘀血内阻：多表现为产后抑郁寡欢，默默不语，失眠多梦，神志恍惚，恶露淋漓日久、色紫暗、有块，面色晦暗，舌黯有瘀斑、苔白，脉弦或涩。治以活血逐瘀，镇静安神。方以调经散加减治疗。

③肝气郁结：多表现为产后心情抑郁，心神不安，或烦躁易怒，夜不入寐，或噩梦，惊恐易醒，恶露量或多或少、色紫暗、有块，胸闷纳呆，善太息，苔薄，脉弦。治以

疏肝解郁,镇静安神。方逍遥丸加减治疗。

(2)针灸治疗:取百会、四神聪、内关、合谷、足三里、三阴交、太冲等穴位针灸治疗,对产后抑郁患者是一种安全有效的方法。

(3)音乐治疗:音乐能够影响人的心理活动,嵇康在"琴赋"中写道:"可以导养神气,宣和情志,处穷独而不闷。"《黄帝内经·素问·阴阳应象大论篇》指出了五声、五色、五味与人体的脏腑有密切关联。宋代《欧阳永叔集》中记载,欧阳修患了"幽忧症",表现为忧郁、喜静、少动、食少、纳呆,多次经药物治疗无效,后来听了"宫声"这种音乐后病情好转,他说:"用药治不如用音乐治。"现代医家总结出多种音乐可以达到放松和化解抑郁的作用,如《百鸟朝凤》《喜洋洋》《步步高》等。

2. 西医治疗

对于产后抑郁患者,通常采取药物治疗、心理疗法、社会干预等治疗措施,辅助运动疗法、物理疗法等。

(1)药物治疗:对中、重度产后抑郁患者可给予药物治疗,包括 5-羟色胺再吸收抑制药、三环类抗抑郁药、单胺氧化酶抑制药和激素等,应尽可能选用不易进入乳汁的抗抑郁药。

①5-羟色胺再吸收抑制药:临床上常用的有帕罗西汀、氟西汀、舍曲林等药物治疗。如帕罗西汀开始剂量为每日 20mg,口服,逐渐增加至每日 50mg。氟西汀开始剂量为每日 20mg,口服,逐渐增加至每日 60mg。舍曲林开始剂量为每日 50mg,口服,逐渐增加至每日 200mg。这类抗抑郁药的优点是不进入乳汁,故适用于产后抑郁症。但最近的研究指出,5-羟色胺再吸收抑制药可能会通过乳汁代谢对婴儿产生影响。有报道显示,253 例婴儿中有 3% 发生不良反应,主要表现为不易入睡、腹泻、呕吐、多动等。

②三环类抗抑郁药:属于单胺再吸收抑制药,为第一代抗抑郁药或经典抗抑郁药,适用于各种类型的抑郁症。三环类抗抑郁药根据侧链的不同分为叔胺和仲胺类三环抗抑郁药,叔胺类三环抗抑郁药包括:丙咪嗪、阿米替林、多塞平、曲米帕明嗪、氯丙咪嗪等,仲胺类三环抗抑郁药包括:普罗替林、去甲替林、去甲丙咪嗪。三环类抗抑郁药又可根据作用时间的长短分为急性作用和慢性作用,两种作用均可阻断神经递质 5-羟色胺和去甲肾上腺素的再摄取,增加它们在突触间隙的浓度,增强神经传导作用,从而产生抗抑郁的作用。但三环类抗抑郁药的不良反应较多,如中枢神经系统精神、神经症状、抗胆碱能作用,变态反应,戒断反应等,过量服用可危及生命。此外,心肌梗死恢复期、闭角型青光眼、血栓性静脉炎、甲状腺功能亢进、对本药物过敏者均禁用。

③单胺氧化酶抑制药:这类药物的作用是抑制单胺氧化酶,使 5-羟色胺、多巴胺、去甲肾上腺素等神经递质降解减少,在脑组织中的含量增多,神经元突触间隙、突触前细胞中的含量增多,浓度增高,从而起到抗抑郁的作用。古老的单胺氧化酶

抑制药有肼类制剂（如异卡波肼、苯乙肼），非肼类制剂（如苯环丙胺）。新型的单胺氧化酶抑制药（如吗氯贝胺）。古老的单胺氧化酶抑制药疗效肯定、无心脏传导抑制作用、抗胆碱能作用小，但不良反应作用较多而且较严重，包括肝损害、失眠多梦、震颤、步态不稳、高血压危象等。服药期间不能饮酒，不能食用豆类、乳酪、酵母等酪胺含量较高的食物，否则容易引起高血压危象和心律失常；服药期间不能与三环类抗抑郁药和其他非三环类抗抑郁药合用，否则容易引起高血压危象；如果患者已先使用其他抗抑郁药，则需要先停药一个月才能使用单胺氧化酶抑制药；如果单胺氧化酶抑制药效果不佳，也需要先停药一个月才能使用其他抗抑郁药。因此，临床上很少使用该类抗抑郁药。

④激素治疗

雌激素：雌激素具有多种神经调节的功能，可增强神经生长因子及其受体的表达，并能通过调节血清素及其信使而发挥抗抑郁的作用。

孕激素：孕激素治疗产后抑郁，可能降低、也可能增加产后抑郁的危险性。这是由孕激素的双重作用机制造成的，孕激素既有镇静、抗焦虑、抗抑郁的作用，又可增加单胺氧化酶的敏感性，当单胺能下降时，则会引发抑郁。因此，产后抑郁患者应合理使用激素治疗。

（2）心理疗法：对于轻、中度产后抑郁患者，西医以心理治疗为主。心理治疗包括一般性（支持性）心理疗法和特殊性心理疗法。一般性心理疗法是医生根据对人性的理解、人类一般心理常识而进行的治疗，具体方法包括倾听、安慰、理解、鼓励、解释、宣泄、商讨、保证等；特殊性心理疗法是专业培训的医生运用心理学特殊理论、方法、技术进行心理辅导治疗。

（3）社会干预：社会干预包括情感、物质、信息、评价支持四个方面。情感、物质支持主要指产妇家人积极照顾产妇及婴儿，给予精神、物质方面的支持。信息支持是指产妇本人学会适应角色的转换、照顾自己和婴儿等。评价支持是指给予产妇肯定、积极、表扬、鼓励等支持，增加产妇的自信心。此外，妇幼保健机构应建立起健全而有效的产后社会支持系统，医务人员应在产前、产后对产妇及其家属进行宣传教育，并可定期深入社区开展讲座、进行示范和宣教，给予产妇强大的身心和情感支持。

（4）运动疗法：孕期体操运动可增加腹肌、腰背肌、盆底肌的张力和弹性，使关节韧带变得柔软、松弛，减小了产道阻力，有助于分娩时胎儿较快通过产道，减少了产妇分娩时的痛苦。产后应进行早期锻炼，有资料表明，无论是进行有氧还是无氧的体育运动，均可减少产后疲劳、焦虑、抑郁等不良情绪，增加产妇自信等积极情绪。

（5）物理疗法：电休克疗法是用于治疗抑郁症、精神分裂症、强迫症、躁狂症等的一种有效的方法。该疗法适用于抑郁症严重自杀企图、木僵者。随着抗抑郁药的发展,加之电休克疗法仍需服用抗抑郁药防复发,并且电休克疗法不良反应较大,禁忌证、并发症较多,故临床上现已很少应用,仅用于药物效果不佳而自杀观念极其强烈的抑郁症患者,为了挽回患者生命,才考虑使用。

七、调护

1. 身体上

准妈妈要注意孕期的体育锻炼,以提高身体素质,特别是许多常坐办公室的女性,要每天参加一些适宜的有氧运动,使心肺功能得到锻炼,使机体能够在产后尽早恢复健康,适应繁忙的母亲角色。

2. 心理上

生前对育儿知识要有一定的了解,在孩子出生后不至于手忙脚乱。如可以在产前通过读书、听讲座、观摩等学习喂奶的方法,为婴儿洗澡的方法,正确抱孩子的姿势等。同时还要了解一些儿童常见病的防治方法。对一些意外情况要有思想准备。

3. 物质上

要为小宝宝的降生准备好所需的费用和衣服、被褥、尿裤等,并要为母子准备好房间。

4. 房间条件

房间要有充足的阳光,但不宜直射婴儿及母亲,可用窗纱遮挡。每天要开窗通风,换走室内污浊空气,保持室内空气新鲜。即使是冬天也应如此,如果怕孕妇受风着凉,可在通风时让母子俩去其他房间休息。

5. 家庭气氛

家人不能对生儿生女抱怨、指责,无论是生男生女都是自己的骨肉,要愉快地接受孩子和产妇,给产妇创造一个良好和谐的家庭环境。

6. 丈夫的配合

生后一个月内,丈夫最好能陪伴在产妇身边,协助产妇护理婴儿,如帮助产妇给婴儿洗澡、换尿布等。有的丈夫怕孩子哭影响自己的睡眠,夜里就独自到其他房间睡,这样会使产妇觉得委屈,抑郁症状加重。丈夫要多陪伴产妇并谅解妻子产褥期的情绪异常,避免争吵。如果出差在外地,一定要想办法尽快赶回来照顾妻儿。

7. 产妇的自我调节

产妇要认识到产后心理的特点,尽量避免悲观情绪的产生。平时注意要有充足的睡眠时间,不要过度疲劳。闲暇时可听一些轻柔、舒缓的音乐,或看一些图文并茂的杂志,或读一些幽默故事来调节身心。

八、防止进展

传统观念认为,孕产妇出现心理问题,以及失眠、恶心、呕吐、尿频、便秘等躯体症状是常见的，而且就产科而言是正常现象，大部分孕妇能忍受，因此一般不予处理。现代医学研究则表明，上述症状不仅产科因素可导致，孕产妇心理问题同样可以诱发，并且严重影响孕产妇健康和胎儿生长发育，影响分娩，增加产科事故和问题新生儿的发生概率。排除器质性疾病和产科因素，产生上述现象的影响因素为孕产妇的心理问题，而直接临床表现则为孕产期心身障碍（PSD）。孕产妇心理问题及 PSD 具有独特属性，其发生、发展与非孕产妇有很大不同，不仅受到普遍的心理、生理和社会因素影响，还与孕产期这一特殊时期的心理、生理和社会因素有直接关系。要解决这个医学难题，不能只从传统单一学科的单方面医疗技术考虑，应该在多学科合作的多元化系统方面突破，即通过创新理论指导多中心的临床研究，获取大样本、大数据，不断深化研究并反复论证，从而建设孕产期 PSD 专科，以及相关的临床判断标准，达到提高孕产妇心身健康水平和产科医疗质量，进而达到提高出生人口素质的目的。采用传统健康教育＋包含 3 项（生理调控、心理调节、音乐调理，PPM）措施的干预措施（基于围生保健和产科）。PPM 治疗孕妇的躯体功能障碍主要症状多数为全部消除，少数为部分消除或缓解。PPM 治疗包含 3 项措施，即生理调控、心理调节及音乐调理干预措施。门诊治疗时，采用生理调控与音乐调理措施，促使孕产期 PSD 孕产妇获取和维系大幅度心率变异性，作用于自主神经及内分泌等生理系统，促进生理系统和谐、有序、平衡发展。PPM 治疗措施针对孕产期 PSD 孕产妇的各项躯体功能障碍，紧密衔接、阶梯式过渡，并辅以适宜的心理护理，使其生理和谐的状态持续维持，躯体功能障碍症状逐步得到改善，并通过家庭调理予以巩固。家庭心理调节鼓励方案，针对孕产期 PSD 孕产妇的心理、社会因素所致的心理问题，进行调剂和疏导，发挥孕产期 PSD 临床治本的作用。作为孕产妇心身健康门诊的临床创新技术，PPM 治疗措施依据孕产期 PSD 临床路径研究成果，配套临床诊疗设备和工具，明确临床技术规范，适合围生保健和产科医护人员操作。本诊疗规程坚持保障孕产妇、胎儿及新生儿安全的治疗原则，在临床治疗躯体功能障碍症状同时，对焦虑、抑郁亦起到治疗作用，取得显著疗效，逐步更新广大孕产妇及其家人的传统思维观念，提高孕产妇对自身心理问题及其诱发的躯体功能障碍症状及时诊查的积极性和依从性，使在围生保健和产科设立孕产妇心身健康门诊，全面开展孕产期 PSD 普遍筛查与临床诊疗成为现实。

九、典型病例

病例 1　周某，女，32 岁，湖南人。初诊：产后 9 个月，心烦，时自哭泣，少寐，口干，口苦，纳少。舌苔薄黄，脉细数。辨证：肝郁血虚，内有郁热。治法：养血健脾，疏肝清热。方药：丹栀逍遥散合甘麦大枣汤。牡丹皮 10g，栀子 10g，柴胡 10g，白芍 15g，当归 10g，炒白术 10g，茯神 15g，甘草 10g，炒浮小麦 30g，大枣 15g，炒麦芽 20g。15 剂，水煎服，每日 1 剂。

二诊:心烦等减轻,有时胸闷、心慌,舌苔薄黄,脉细数。前方去麦芽,加柏子仁10g。15剂,水煎服,每日1剂。

三诊:近来心情逐渐好转,纳食正常,舌苔薄白,脉细。续原方10剂,以收全功。半年后追访,患者已康复,病未再发。

患者产后心烦抑郁,属郁病,又属《金匮要略》所载脏躁,谓"妇人脏躁,喜悲伤欲哭,像如神灵所作,数欠伸,甘麦大枣汤主之"。因产后失血,血不养肝,肝失柔和,则肝郁血虚,气郁化火,则兼郁热,以致忧郁心烦、少寐、口干口苦诸症。以丹栀逍遥散合甘麦大枣汤,方证合拍,效如桴鼓。

病例2　患者徐某,女,33岁。主诉:剖宫产后39天,情绪低落1月余,加重1周。现病史:产后39天,恶露已净,哺乳期,患者产后情绪异常,时而焦虑易怒,时而悲伤哭泣,不欲饮食,乳汁量少,不愿与人交流,乏力。现症:患者精神稍差,表情淡漠,情绪低落,体型适中,反应较迟钝,语音低微,双目略呆滞,尚能配合四诊,乏力,盗汗,偶有心悸,纳差,寐欠安,大便干,小便黄,舌暗红苔薄黄,脉沉弦。结合患者临床症状诊断为产后抑郁,证属肝气郁结,治以疏肝解郁、镇静安神。药用柴胡、香附、麦冬、五味子、茯苓、黄连、鳖甲、郁金、柏子仁、龙齿各10g,党参、白芍、白术各15g,合欢花、小通草各6g,生地黄20g,浮小麦30g,肉桂3g。7剂,水煎,每日1剂,早晚饭后温服,并嘱其家属对患者开慰劝导。

二诊:患者诸症减轻,可平缓叙述病情,其姐描述其在家中哭泣次数减少,食欲稍增,乳汁似有增加,现仍觉乏力,夜寐欠安,二便调,舌暗红苔白,脉沉细弱。药用上方去茯苓、鳖甲、生地黄、小通草,加石菖蒲、红花、香橼、木瓜各10g,酸枣仁17g。7剂,煎服法同前。

三诊:患者双目稍灵活,自感能够控制悲伤情绪,稍事劳作后神疲乏力,夜寐欠安,余未诉不适,舌暗,苔白,脉细弱。药用上方去柏子仁、红花,加当归、大枣、佩兰、牡丹皮各10g,磁石30g。14剂,煎服法同前。

四诊:患者情绪基本恢复正常,双目灵活,可与人正常交流,乏力较前好转,夜寐尚可,舌淡暗,苔白,脉细弱。药用上方去五味子、白术、香橼、磁石、大枣、佩兰,加甘草、远志、桃仁、牛膝各10g。14剂,煎服法同前。后患者就诊2次,均随症加减,予汤药服用,其姐来诉诸症皆除,未再来复诊。

妇人因妊娠时血聚养胎,生产时大量出血,气为血之帅,血为气之母,气随血脱,最终导致气血两伤,故产后以气血亏虚为本;而气主运化,气虚运血无力,经脉迟滞而留瘀,故产后多瘀。肝藏血,主疏泄,体阴而用阳,疏泄功能的正常,还有赖于肝血的濡养。《医宗金鉴》云:"肝木之所以郁……一为血少不能养肝也……阴血少,则肝不滋而枯。"本病例中患者初诊时情绪异常,舌脉均为肝郁之征,故以逍遥散加减疏肝解郁、镇静安神,方中柴胡疏肝气,解郁结,以顺肝性,且有抗抑郁作用;白芍养肝血、柔肝体,以和肝用,且能稳定情绪;白术、茯苓益气健脾,既可使脾健而不受肝乘,又可使脾能化生气血以养肝;郁金、香附行气解郁;配合黄连、肉桂取交泰丸之交通心肾,清火安神之效;龙齿重镇安神,配合养心安神之柏子仁、合欢花、五味子,助解肝气之郁结,诸药合用使患者肝气顺畅,脾气健运,气血调和,达到明显的治疗效果。二诊之后患者情绪基本恢复正常,肝郁症状减轻,仍有夜寐欠安、乳汁量少、神疲乏力、舌淡、脉细等均为气血不足之征,故方中加入当归补血和血、大枣、远志、酸枣仁养血安神,结合妇人产后多瘀的特点,加入桃红、牡丹皮活血祛瘀,以养血宁心安神为主,而补虚也不忘调气祛瘀,兼顾了妇人产后多虚多瘀的特点,因而取得了较好疗效。

第二节　更年期综合征

一、概述

　　更年期综合征是困扰广大更年期妇女的常见心身疾病,部分患者以躯体症状为主,而另一部分患者以抑郁和焦虑等情志障碍为主,对广大更年期妇女的心身健康、生活质量带来很大程度的影响。更年期妇女经历血管缩舒功能失调、心血管系统症状、神经系统症状、月经及生殖系统变化、骨及关节症状、泌尿系统症状等一系列躯体症状的同时,抑郁和焦虑等情志障碍正如一个隐匿的"杀手"潜伏在躯体症状背后,抑郁不仅影响更年期妇女的生活质量,还可增加骨质疏松症、心血管疾病、代谢综合征的危险性,并可致残,降低社会生产力,增加自杀率,给社会带来了巨大的经济和社会负担。更年期阶段妇女在家庭和社会中发挥重要作用,肩负着重要的职责,她们的心身健康与家庭幸福、社会稳定和发展息息相关。另外,随着社会的进步和生活水平的提高,更年期妇女对生活质量的要求越来越高。因此,关注更年期妇女的心身健康,预防更年期妇女心身疾病,提高更年期妇女的生活质量是非常有意义的。"世纪健康"促进卫生工作的目标中,世界卫生组织已将提高晚年生活质量列为世纪促进健康的三大主题之一。由此可见,更年期妇女的心身健康应当引起广大医学工作者和社会的关注和重视。更年期是人生中的一个重要阶段,女性在这个阶段生理上将产生巨大变化,主要特征是性腺功能逐步衰退,导致内分泌轴失衡,引起神经内分泌功能紊乱,增强妇女对心理、社会、环境的敏感性与脆弱性,从而出现一系列的躯体变化和情志症状。已有研究证实,雌激素的减少、更年期综合征躯体症状的存在可能增加了抑郁、焦虑等情志障碍的发生。更年期是妇女发生抑郁和焦虑等情志障碍的高发阶段,除了生物学的因素外,其中还包含着心理、社会的因素,如其发生与妇女的个性特质、人格特征相关,与婚姻、配偶状况、生活事件、社会支持等心理、社会因素相关。关于更年期综合征的心身疾病的中医研究方面,可见大量的临床辨证经验报道。

二、病因病机

更年期综合征是指妇女在绝经前后的一段时期内出现月经紊乱、烘热汗出、五心烦热、头晕耳鸣、心悸失眠、烦躁易怒、腰酸骨楚、皮肤麻木刺痒或有蚁爬感、记忆力下降、水肿便溏，甚或情志异常等与绝经有关的症状，称为更年期综合征。西医学认为，妇女更年期综合征是由于卵巢功能减退，雌激素水平波动或下降而引起一系列程度不同的以自主神经功能紊乱合并神经心理症状为主的综合征。中医学无"更年期综合征"这一病名，根据妇女在绝经前后出现的主要症状，以其临床表现的侧重不同，其在古医籍的论述散见于"脏躁""郁证""心悸""不寐""头痛""崩漏""月经过多""百合病""年老血崩""经断复行"等病证。中医众多古籍可见对该病的记载，如《金匮要略·妇人杂病脉证并治》指出"妇人脏躁，喜悲伤欲哭，像如神灵所作，数欠伸……"如《景岳全书·杂证谟·不寐》曰："总属其精血之不足，阴阳不交，而神有不安其室耳。""有因肾水不足，真阴不升，而心阳独亢者，亦不得眠"。早在《素问·上古天真论》就可见对该病病因病机的论述，"女子七岁，肾气盛，齿更发长，二七而天癸至，任脉通，太冲脉盛，月事以时下，故有子……七七任脉虚，太冲脉衰少，天癸竭，地道不通，故形坏而无子也"。明确指出肾通过冲任二脉管理月经和生殖，肾气主宰着人体的生长、发育、衰老过程。从肾虚立论是古今历代医家对该病病因病机本质的基本共识，绝经前后，肾精亏虚，冲任二脉逐渐亏少，天癸将竭，精气、精血不足，月经渐少以致停止，生殖能力降低以致消失，引起疾病的发生。故肾气亏虚是引起疾病发生的根本原因，五脏相关，肾气衰败引起诸脏心、肝、脾乃至全身功能失调是造成疾病的重要原因，这一观点目前在中医界已无争议。故本病病因病机多从脏腑理论，但中医病因学和诊断学有十分丰富的内容，更年期综合征临床表现又复杂多样，病因病机上也存在虚实夹杂、本虚标实的情况。

1. 肾虚

众多医家均认为，肾虚是主要病机，肾之于人体为先天之本，藏元阴而寓元阳，静顺润下，为"五脏六腑之本、十二经脉之根"。肾主五液，肾虚则导致阴血不足，冲任二脉也因气血充盈不足而致阴血衰少，相对地出现阳气偏盛，或因水不涵木而肝阴不足、肝用有余而形成肝阳上亢。如再加情志抑郁，或因患者素有脾土不健，又每因肝郁侮脾而致脾湿不行，甚或发展成为心脾两虚和气阴两伤。且总的看来，本病以阴虚为主，也有少数表现为肾阳虚衰者，多见于素体阳虚者，或因日久失治而阴病累阳、发展为阴阳互见、错综复杂的局面。

2. 脾虚

更年期综合征的发病与脾密切相关，妇女届"五七"至"七七"之年，始为"阳明脉衰"，渐至"三阳脉衰于上"，而致气血津液生化不足，肾之真阴真阳不能得到脾胃所生气血津液的充足滋养补充，亦随之渐衰，故导致疾病的发生。

3. 多脏合病

在临床中,常见该病为多脏合病所致。多数医家公认,肾虚为大多数更年期综合征的主要病因。《医学从众录·眩晕》曰:"究之肾为肝母,肾主藏精,精虚则脑海空而头重,故《内经》从肾虚及髓海不足立论也。"由于五脏六腑关系密切,肾虚会导致脏与脏,腑与腑间功能失调,其中以心脾首当其冲,心主血脉,主神明,肾水上济于心,心火下交于肾,水火既济则阴阳平衡,如《医宗金鉴·订正仲景全书·金匮要略注·妇人杂病脉证并治》曰:"脏,心脏也,心静则神藏。若为七情所伤,则心不得静,而神躁扰不宁也。故喜悲伤欲哭,是神不能主情也,像如神灵所凭,是心不能神明也,即今之失志癫狂病也。"脾主运化为后天之本,脾之健运,有赖于肾阳温煦,而肾气之充沛,需脾胃之补养肝肾固居下焦,肝赖肾水之濡养,肾精充足则肝亦得滋养仁。临床常报道以下病因病机。

(1)心肾同病:妇女在经断前后,天癸将竭,气渐衰,数历经、带、胎、产,耗损阴血,冲任亏损,肾之阴阳失衡,复加平时劳心过度,营阴暗耗,则肾阴更亏,阳失潜藏。

(2)肝肾阴虚:肝肾乙癸同源,肾阴不足,水不涵木,可致肝阳上亢。

(3)心肝肾三脏同病:肾水不能上济于心,心阴失养,心火无制,神明不安,见心烦、失眠、多梦。肾阴不足,水不荣木,肝失濡养,木气偏旺见肝肾阴虚之五心烦热、头晕耳鸣、烦躁易怒。

(4)肝郁脾虚:肝气不疏,横克脾土,导致肝郁脾虚。

(5)脾肾阳虚:脾肾先后天之本,互相充养,肾虚阳衰,火不暖土,致脾肾阳虚。

三、临床表现

女性更年期综合征多发生于 40－60 岁,大多数妇女可出现轻重不等的症状。约85％的更年期妇女能自行缓解,15％的妇女症状比较严重,影响生活和工作,需要治疗。年轻妇女因手术切除双侧卵巢,或经放射治疗后,也可出现更年期综合征。

1. 性衰老

女子 50 岁之后,出现性激素分泌下降或部分中止、性欲淡漠、性厌烦、性生理损伤、性功能萎缩。多数妇女即自然出现生育和激素周期性变化中止现象,阴道黏膜萎缩,其润滑能力减弱,造成性交困难(性交疼痛),阴道皱襞及阴道壁弹性消失,乳房萎缩、悬垂。

2. 心血管症状

潮红、潮热、出汗、心悸、头痛、头晕,甚至血压增高、心绞痛等。

3. 精神神经症状

忧虑抑郁,易激动,失眠,烦躁,注意力不集中,健忘等。

4. 月经改变和生殖系统改变

月经紊乱,外阴及阴道萎缩,易发生老年性阴道炎、子宫及阴道脱垂等。

5. 其他

骨质疏松,关节及肌肉痛,膀胱、尿道的症状等。

更年期妇女出现上述症状即可诊断,但需先除外心血管、泌尿生殖系统的器质性病变及精神分裂症。

四、辅助检查

1. 更年期症状评估

采用改良 Kupperman 评分表评定更年期症状,将更年期常见症状分为 13 种,总分为 63 分。按评分分为无更年期症状(0～4 分),轻度更年期症状(5～10 分),中度更年期症状(11～25 分)和重度更年期症状(>25 分)。

2. 心理评估

采用焦虑自评量表(SAS)和 抑郁自评量表(SDS)对研究对象进行心理状况评估。计分方法:50 分为临界分,总分<50 分者为正常,标准分≥50 分提示存在焦虑或抑郁问题,50～60 分者为轻度,61～70 分者为中度,70 分以上者为重度焦虑或抑郁。

3. 更年期综合征的特殊检查

(1)激素测定:包括 HPO 轴、肾上腺轴、甲状腺轴、胰腺功能的激素测定。

(2)血化学:包括血钙磷、血糖、血脂 BUN、肝肾功能、尿糖、尿蛋白。

(3)医学影像学检查:重点是确诊骨质疏松症。包括骨密度、骨皮质等。

4. 其他

注意有无心血管疾病、肝肾疾病、肥胖、水肿、营养不良疾病及精神-神经系统异常。应常规做宫颈细胞学检查,并注意有无性器官炎症、肿瘤。有绝经后流血者应做分段诊刮和内膜病检。细胞学异常者,应做宫颈多点活检和颈勺搔刮。卵巢增大者,应注意排除肿瘤。

五、诊断及鉴别诊断

1. 诊断

年龄 45—55 岁的妇女,除月经失调外,烘热汗出为典型症状,或伴有烦躁易怒,心悸失眠,胸闷头痛,情志异常,记忆力减退,腰腿酸痛等。内分泌测定:雌二醇(E_2)降低,促卵泡激素(FSH)、促黄体生成激素(LH)增高。应排除精神、神经性疾病,甲状腺功能功进,心血管疾病等。

2. 鉴别诊断

(1)高血压病:可发生在任何年龄,尤以 40—50 岁的妇女多见。缓进型高血压病早期多在体检时发现，以头痛、头昏、失眠、记忆力减退、注意力不集中、乏力、心悸等症状为突出表现，多次检查血压及间断心电图检查可资鉴别。

（2）躁狂症和抑郁症：躁狂症往往是先有乏力，烦躁，性情急躁，严重的失眠，长时间阶段情绪高涨，常伴有语言动作的增多和夸大的思维内容等表现。抑郁症多有感情淡漠，失眠，乏力，食欲减退，长时间的情绪低落等表现。此两种病症发病年龄较早。初发年龄多在青壮年。

（3）胃肠道功能紊乱：胃肠道功能紊乱是神经官能症的一种类型，以胃肠道症状为主，可局限于咽、食管或胃部，但以肠道症状最常见，也可同时伴有神经官能症的其他常见症状，如倦怠、健忘、注意力不集中、神经过敏、失眠、多梦、头痛、盗汗、忧虑、遗精等。该症多见于青壮年，精神因素在本症的发生和发展过程中起重要作用。

（4）心脏神经官能症：以心悸，胸痛，疲乏，神经过敏为突出表现。较多见于女性及青年人、中年人，年龄在 20—40 岁，可有心动过速、失眠、多梦等症状，心脏超声、心电图检查及实验室检查多正常。

（5）糖尿病：有些成年型糖尿病可发生在 45 岁以后，以肥胖人多见，可有乏力、性欲减退、腰腿酸痛、外阴瘙痒等，相当多的人"三多一少"症状并不明显。可根据血糖、尿糖的检验结果判断。

六、治疗

1. 中医治疗

（1）肝郁血热型

主症：时觉身热心烦、心悸、烦热，随情绪波动而起伏，精神抑郁或烦躁易怒，胸胁胀闷，甚至隐隐作痛，喜叹息，口苦而干，舌质红、苔黄，脉弦或弦细数，常伴有月经不调，经行腹痛，乳房胀痛。患者情绪低落沉默寡言，对外界事物不感兴趣，郁闷不乐，多见于教师、干部及经济条件差、性格不开朗的患者。此类患者因缺乏对疾病预后的了解，一时情绪紧张，背上沉重的思想包袱，属抑郁型。

治则：疏肝解郁，清热凉血。

方药：丹栀逍遥散加减。柴胡 10g，赤白芍各 15g，茯苓 12g，栀子 12g，牡丹皮 12g，地骨皮 15g，当归 12g，鳖甲 15g，生地黄 15g。

（2）心脾两虚型

主症：心悸健忘，神疲纳减，面色少华，多梦易醒，舌质淡、体胖大、苔白，脉濡缓或无力。患者平素思虑过度，缺少睡眠，食欲缺乏，每遇精神紧张则焦虑失眠，倦怠乏力。多见于脑力劳动者，属焦虑型。

治则：补益心脾、养血安神。

方药：归脾汤加减。黄芪 15g，白术 12g，陈皮 12g，当归 12g，党参 12g，茯神

12g,远志 12g,炒酸枣仁 15g,龙眼肉 12g,炙甘草 12g,白芍 15g,木香 10g。

(3)心肾不交型

主症:头晕失眠,心悸怔忡,健忘耳鸣,烦热盗汗,咽干,腰膝酸软,或月经不调,舌质红、苔少,脉细数。患者思想顾虑较重,易受外界恶性刺激为特点,多见于大量出血不止,病情较重的患者,他们认为病情严重、疗效差,于是一种极可怕、极悲伤的心理油然而生。多见于胆小体弱者,属恐惧型。

治则:交通心肾,滋阴降火,养心安神。

方药:酸枣仁汤合知柏地黄丸加减。炒酸枣仁 15g,知母 12g,黄柏 6g,茯苓 12g,牡丹皮 15g,生熟地黄各 15g,山药 15g,山茱萸 12g,麦冬 15g,川黄连 6g,玄参 12g,甘草 6g,泽泻 12g。

(4)气滞血瘀型

主症:胸闷气短,心前区隐痛,烦躁不安,情绪不稳定,尤其是在劳累和情绪激动时症状更为明显,舌质暗、苔薄白,脉弦涩或沉涩。患者表现为情绪易激动,脾气大,一触即发,大吵大闹。多见于体力劳动者,文化程度较低的患者,属暴躁型。

治则:疏肝理气,活血化瘀,宁神定志。

方药:佛手郁金散。当归 15g,陈皮 10g,佛手 10g,香附 12g,郁金 15g,茯神 20g,丹参 30g,瓜蒌 15g,炒枳壳 10g,赤白芍各 20g,珍珠母 15g,炙甘草 6g,炒酸枣仁 15g,合欢花 20g。

2. 西医治疗

西医学认为,女性更年期综合征是由于卵巢功能的衰退和雌激素分泌含量的降低所致,因此补充激素可以减缓由于雌激素含量的低下所带来的各种代谢紊乱,改善绝经期女性的症状。更年期女性常常表现有雌激素缺乏征象,如果没有其他的禁忌证,可采用激素替代疗法(HRT)来治疗女性更年期综合征。

目前,激素替代疗法(HRT),通常包括单用雌激素疗法和雌激素、孕激素联合疗法,虽然二者的疗效肯定,但是由于存在适应证和禁忌证,甚至有诱发子宫内膜癌与乳腺癌的潜在危险,影响了其广泛应用。Morrison M. F. 等通过随机对照试验研究发现,雌激素疗法不是治疗女性更年期轻、中度抑郁的有效方法,黄体酮对患者的抑郁症状没有显著的改善,甚至与雌激素联合时较单用时的正性作用有轻度减弱。

近 15 年来,伴随着研究的深入,专家们倾向于认可选择性 5-羟色胺再摄取抑制剂类药物对更年期情绪障碍具有良好疗效,但对于 SSRIs 类药物治疗、HRT 治疗和 SSRIs 类药物联合 HRT 治疗对女性更年期情绪障碍的疗效和安全性一直存在着分歧和争议,这种争议在妇科和综合医院精神心理科尤甚。有研究表明 HRT+心理治疗不能有效改善 HAMD 评分;帕罗西汀+心理治疗及帕罗西汀+心理+HRT 治疗对于 HAMD 评分的改善要优于 HRT+心理治疗($P=0.018$)。三种治疗方法所造成的不良反应无统计学差异($P=0.08$)。考虑到应用 HRT 潜在的、远期的严重危险性,应用 SSRIs 合心理治疗是目前临床上值得推荐的处理围绝经期情绪障碍的合理方法。

七、预后与调护

1. 预后

更年期的症状表现常常给我们带来一定的困扰,更年期如果不及时对自身进行有效调理和保健容易产生并发症,如高血压、糖尿病、骨质疏松、情绪障碍等症给身体健康带来很大影响。但如果及时治疗,大约可以顺利度过更年期。

2. 调护

(1)加强卫生宣传教育,使更年期妇女了解保健知识,正确对待更年期。

(2)保持心情愉快、开朗,克服内向、拘谨、抑郁、多虑等不利心理因素,减少发病。

(3)注重生活调护,劳逸结合,饮食有节。

(4)积极参加适当的体育锻炼,增强体质,增强抗病能力。

(5)维持适度的性生活,有利于心理、生理健康。

八、典型病例

病例 1 患者,女,49 岁。自诉近 2 年情绪急躁易怒,半夜易醒,醒后难眠,醒时伴有汗出,近日加重,并见易疲乏力,尤以下肢无力为甚,胸闷不舒,口淡无味,食欲缺乏,口渴而不欲饮水,头胀而不晕,耳鸣,视物久则目胀痛不舒。腹部不适而喜按,伴腹鸣持续一周,时常嗳气,每天大便曾达十余次,近 2 日转每天 3～4 次,完谷不化而尚能成形,矢气尤多而不臭,小便常,舌质红苔薄白,脉弦滑。西医诊断:更年期综合征。中医诊断:经断前后诸证(肝气郁结,肝血不足,脾虚生湿,湿郁化热)。治法:疏肝健脾,益气养血,清利湿热。方药:逍遥散加减。柴胡 15g,当归 15g,党参 30g,白术 15g,砂仁(后下)10g,茯苓 30g,薏苡仁 30g,麦芽 30g,川木瓜 20g,黄芩 15g,枳实 15g,白芍 15g,酸枣仁 20g,浮小麦 30g,夜交藤 30g,川萆薢 15g,太子参 15g。3 剂,每剂中药煎 2 次,早晚各服 1 次。

患者于就诊后第七天再诊,述服药后睡眠质量极佳,诸证皆较前大为好转。考虑睡眠质量转佳,乃减去夜交藤,酸枣仁改为 10g,浮小麦改为 15g,嘱患者继续服药 1 周,后电话随访得知服药后诸证皆除,再嘱患者调养情绪,适量运动,继续随访半年,病情不再复发。

病例 2 女,50 岁。因发作性烦热、自汗、怕风伴停经 3 个月而就诊。患者 3 个月前无明显诱因出现发作性烦热、自汗、怕风,月经开始时淋漓不断,自服宫血宁后,月经至今未再来。初诊症见:发作性烦热,继而汗出,汗出后怕风,极易感冒,严重时每天发作 20 余次,最长可持续 1 小时,严重影响睡眠,每晚总睡眠时间不超过 4 小时,伴乏力,时悲伤欲哭,时情绪激动,舌质淡,苔薄白,脉沉细迟。西医诊断:

更年期综合征。中医诊断:经断前后诸证,阴阳两虚。治疗原则:滋阴降火,温肾助阳。处方:生熟地黄各 18g,当归 12g,知母 9g,黄柏 9g,淫羊藿 12g,黄芪 15g,陈皮 12g,仙鹤草 30g。4 剂,水煎服,每日 1 剂。

二诊:诸症同前,症状改善不明显,汗出怕风较突出,舌脉同前。证属阴阳两虚,表气不固,嘱上方加丹参 15g,桑叶 18g,煅龙牡各 30g。4 剂,继服。

三诊:诸症略有减轻,发作性烦热、汗出次数较前减少,每日 10 余次,睡眠时间较前延长,仍时悲伤欲哭,时情绪激动,余症同前,舌质淡苔薄白,脉沉细迟略弦。证属肾阳亏虚,肝气不舒。治法:温肾助阳,疏肝解郁,处方:熟地黄 24g,山药 30g,山茱萸 12g,淫羊藿 15g,制附子 3g,黄芪 30g,知母 9g,柴胡 12g,枳实 15g,合欢皮 30g,云茯苓 15g。6 剂,继服。

四诊:诸症较前明显好转,怕风基本消失,发作性烦热、汗出明显减少,每日 5~6 次,夜间睡眠时间明显延长,乏力减轻,情绪较前好转,无口干、口苦,无大便干结,舌质同前,脉沉弦细。嘱三诊方加仙茅 6g。6 剂,继服。

五诊:患者服上药第 2 剂后自觉牙龈肿痛,牵及鼻部及面颊,疼痛难忍,口腔内灼热感,黏膜剥脱感,发作性皮肤潮红、灼热,大便偏干,舌质转红,苔薄黄,脉弦细较前有力,余症同前。嘱停用中药,口服甲硝唑 2 片,每日 3 次;牛黄解毒片 2 片,每日 3 次;三七片 2 片,每日 3 次。

六诊:患者现牙龈肿痛、口腔内灼热感基本缓解,仍发作性皮肤潮红、灼热,汗出较前减轻,怕风怕冷基本消失。法当滋阴降火,嘱三诊方去淫羊藿,黄芪减为 15g,加黄柏 12g,知母改为 12g。6 剂,继服。

七诊:患者现怕风怕冷消失,发作性烦热、汗出明显减少,每日 3~4 次,每次一般持续 3~4 分钟,夜间睡眠基本正常,乏力明显好转,情绪好转,月经一直未再来,舌质淡红,苔薄黄,脉沉弦细。嘱六味地黄丸 10 粒,每日 2 次,口服 2 个月。

评按:本例患者为女性,50 岁,初诊时月经已接近 3 个月未行,有典型的发作性烦热、汗出和情绪改变的症状,临床上更年期综合征诊断成立。《素问·上古天真论》曰:"女子七七,肝气衰,筋不能动,天癸竭,精少,肾藏衰,形体皆极。"妇女 49 岁前后,肾气由盛转衰,天癸衰竭,冲任二脉随之衰少,导致绝经,肾内寓真阴真阳,肾气亏虚,阴阳失衡,阴气亏虚,虚热内生,故烦热,阳气亏虚,表气不固,故汗出、怕风冷,法当滋阴泻火,温肾助阳,初诊处方在运用生熟地黄各 18g,当归 12g ,滋阴补肾的基础上,用知母、黄柏各 9g 滋阴泻火,淫羊藿 12g,温肾助阳,黄芪 15g,仙鹤草 30g 益气固表,佐以陈皮醒脾开胃,方中降火的力量大于温阳的力量。二诊症状改善不明显,汗出怕风较为突出,故加煅生龙牡各 30g,丹参 15g,桑叶 8g。煅龙牡收涩止汗功用较强,并可以滋阴潜阳,重镇安神;汗为心之液,丹参可以理心血兼可清心,在本方中可间接起到止汗作用;《种杏仙方》有桑叶"治遍身汗出不止"的记载。三诊:患者虽汗出较前减少,但总体症状改善仍不理想,考虑到患者怕风怕冷症状较明显,舌质淡苔薄白,脉沉细迟,阳虚之象较显,烦热应该是下元虚寒,逼迫无根之火上浮所造成的,时悲伤欲哭,时烦躁易怒,此属肾病及肝,水不涵,肝失所养,调畅情志功能失常所致。治则应以温补肾阳为主,佐以疏肝解郁,处方用熟地黄 24g、山药 30g、山茱萸 12g 较上方之生熟地黄各 18g,当归 12g 滋补肾阴力量加大,加制附子 3g 以引火归原,去黄柏,淫羊藿改为 15g,以突出温补肾阳的主题,保留知母防止温阳药物过量助火伤阴,加柴胡、枳实疏肝气,合欢皮理肝血,黄芪改为 30g 以加强益气固表之力。四诊:诸症明显好转,嘱加用仙茅 6g,以进一步加强温肾助阳的力量,因阴阳互根互用,温补阳气亦可加速阴精的生成。五诊:患者出现牙龈肿痛,发作性皮肤潮红灼热,此与温阳药过量助火生热有关,也与患者体内存在阴虚内热的病机有关。嘱停中药,改为西药甲硝唑抗感染、中成药牛黄解毒片清热泻火,三七片化瘀止痛,集中治疗牙龈肿痛。六诊:症状缓解,嘱三诊方去淫羊藿加黄柏 12g,知母改为 12g,以滋阴降火。七诊症状基本缓解,故以六味地黄丸滋补肾阴善后。本例患者证属阴阳两虚,然而在疾病的不同时期有偏阳虚和偏阴虚的不同,初诊时患者怕风怕冷、汗出症状突出,应以阳虚不固为主,故开始运用滋阴降火为主,疗效不佳,换用温肾助阳为主,疗效始现,后加重温阳药,本意取阴阳互根,温补阳气可加速阴精的生成,结果反助热生火,导致牙龈肿痛,发作性皮肤潮红、灼热,又换用滋阴降火为主,热象始减。可见中医的证候是动态的,并不是一成不变的,只有灵活辨证,及时准确地处理,方能取得佳效。

参 考 文 献

［1］ 池林.产后抑郁的影响因素及其与中医证型的相关性探讨[D].广州中医药大学,2017.

［2］ 张巍,安力彬,刘媛.产后抑郁研究进展[J].中国妇幼保健,2011,26(14):2227-2229.

［3］ 秦峰,肖利军,张立新,等.多学科合作诊疗系统与不同单一干预措施分别治疗孕产期心身障碍的临床效果分析[J].中华妇幼临床医学杂志:电子版,2017,13(5):563-568.

［4］ 王倩男,李沛霖.李沛霖主任医师辨治产后抑郁验案举隅[J].亚太传统医药,2017,13(13):89-90.

［5］ 钱丽旗,马建丽,李素那,等.中医辨证用药结合心理干预治疗女性更年期综合征疗效评价[J].北京中医药,2012,31(11):832-835.

［6］ Morrison MF,Kallan MJ,TenHave T,et al. Lack of efficacy of estradiol fordepression in postmenopausal women:a randomized, controlled trial[J]. Biol Psychiatry,2004,55(4):406-412.

［7］ 吴小立,钟智勇,韩自力,等.三种方法治疗围绝经期女性情绪障碍的比较[J].中山大学学报(医学科学版),2011,32(1):76-80.

［8］ 胡伟雄,洪碧琪,谢平霖,等.逍遥散加减治疗更年期综合征验案一则[J].中国民族民间医药,2016,25(9):54-54.

［9］ 吴金峰,李君平.更年期综合征验案1例[J].光明中医,2004,19(5):37.

第7章

自主神经系统疾病

第一节　自发性多汗症

多汗症是一种以无精神、心理、温度等明显刺激下而出汗过多为特点的疾病，严重影响患者的生活质量和日常活动。患者通常会在无明显原因的情况下出现不同程度的流汗，浸透衣物鞋袜，在精神紧张、情绪激动、气候炎热时出汗更加明显，往往汗滴如注，极大地影响患者的生活质量及工作能力。多汗症还可能导致焦虑、情绪紧张及生活质量的明显下降。同时，出汗过多使得患者在感染其他皮肤病方面危险增加，如湿疹、手足癣、跖疣等。中医学对自发性多汗症的认识具有悠久的历史，该病与中医记载的"自汗""盗汗"等病类似。

一、概述

自发性多汗症是一种不符合人体正常体温调节、出汗过多的慢性皮肤病，可严重影响患者的生活质量的慢性疾病。尽管原发性多汗症的负面影响广为人知，尤其在发达国家，但它的患病率在不同的文献报道中各不相同，在美国为 2.8%，男女比例均等。女性相比男性会更多寻求专业医师的帮助，但仍有近 2/3 的多汗症患者不会寻求治疗；在德国为 16.3%，在日本为 12.8%。值得指出的是，在 Lear 和同事等的研究发现，随着时间多汗症症状自行消逝，因为他们发现在老年人群中多汗症患病率明显降低。多汗症患病率在不同报道中偏差的原因尚不可知。用于多汗症诊断和治疗的指南在美国、英国、加拿大、日本等发达国家均有公布，而在中国等发展中国家仍未见报道。

人类的皮肤有 2 亿～4 亿个汗腺，按照功能不同分为大汗腺和小汗腺。大汗腺主要分布于腹股沟和腋下，通过肾上腺素和去甲肾上腺素调节，与情绪、压力、紧张等因素有关。而小汗腺则几乎分布于全身各个部位，在手掌、脚掌、腋下、面颊分布最密集。它通过交感神经释放乙酰胆碱控制汗腺分泌从而调节体温。同时小汗腺也可以接受肾上腺素的刺激，对精神、压力症状应答。多汗症的发病机制目前还未完全阐明，多认为是汗腺接受可以调节体温的交感神经节后纤维异常刺激，引起神经递质乙酰胆碱的释放而引起出汗。尽管此项推断未被证实，但受累部位的组织学显示小汗腺的大小、数量、密度均正常，乙酰胆碱酯酶的功能和数量也是正常的。在最近的一项研究中发现，小汗腺的超微结构形态学正常，而只是单纯地处于过度激活状态。

二、病因病机

生理性出汗可以由温度或者非温度的状况引起，如生理和心理的因素。尽管许多报道的确发现原发性多汗症患者存在心理压力症状。但目前多汗症患者中焦虑症和抑郁症的患病率与非多汗症患者中是否存在差异尚不明确。之前关于探究原发性多汗症与焦虑症和抑郁症的患病率之间关系的文献中存在争议。有研究显示，在原发性多汗症患者中焦虑症的患病率并无增加。而另一项研究结果显示，在原发性多汗症患者中焦虑症患病率有升高，并与多汗症严重程度无关。同样，抑郁症在多汗症患者中的患病率也存在争论。有研究显示，在原发性多汗症患者中抑郁症患病率更低。

中医学认为，自汗、盗汗是指由于阴阳失调，腠理不固，而致汗液外泄失常的病症。其中，不因外界环境因素的影响，而白昼时时汗出，动辄益甚者，称为自汗；寐中汗出，醒来自止者，称为盗汗，亦称为寝汗。《明医指掌·自汗盗汗心汗证》对自汗，盗汗的名称作了恰当的说明："夫自汗者，朝夕汗自出也。盗汗者，睡而出，觉而收，如寇盗然，故以名之。"

1. 病因

(1)情志不调：思虑烦劳过度，损伤心脾，血不养心，心不敛营，则汗液外泄；或因耗伤阴精，虚火内生，阴津被扰，不能自藏而汗泄；亦有因忿郁恼怒，气机郁滞，肝郁化火，火热逼津外泄，而致自汗盗汗者。

(2)嗜食辛辣：嗜食辛辣厚味，或素体湿热偏盛，以致湿热内盛，邪热郁蒸，津液外泄而致汗出增多。

(3)脏腑功能失调："肾藏志，应惊恐"言其肾虚则为焦虑重要病因。朱丹溪在《丹溪心法·惊悸怔忡》进一步提出"责之虚与痰"理论，"惊则神出其舍，舍空则痰生"，故痰在焦虑症的发病中占有重要地位。《素问·灵兰秘典论》言："胆者，中正之官，决断出焉。"胆主决断，主要是对外界刺激起决断的作用，一旦脏腑衰弱或邪入少阳，胆腑失用，胆胃不和，气机逆乱，也可引发此病。

(4)病后体虚：素体薄弱，病后体虚，或久患咳喘，耗伤肺气，肺与皮毛相表里，肺气不足之人，肌表疏松，表虚不固，腠理开泄而致自汗；或因表虚卫弱，复加微受风邪，导致营卫不和，卫外失司，而致汗出。

(5)房劳所伤：房劳过度可损伤脏腑、气血、阴阳，不仅出现阳事不举、遗精、早泄等生殖系统病症，也可使心脑失养出现健忘、眩晕、心悸、失眠诸症。房劳之伤均属难疗之证,缠绵不愈。而房劳中的过度手淫会导致患者产生羞愧情绪,导致其社交障碍,是青年男子产生焦虑的又一主要因素。

2. 病机

汗由津液化生而成:上述几方面的病因,归纳言之,主要是通过以下两方面的原因而形成汗证:一是肺气不足或营卫不和,以致卫外失司而津液外泄;二是由于阴虚火旺或邪热郁蒸,逼津外泄。病机总属阴阳失调,腠理不固,营卫失和,汗液外泄失常。病理性质有虚实之分,但虚多实少,一般自汗多为气虚,盗汗多为阴虚。属实证者,多由肝火或湿热郁蒸所致。虚实之间每可兼见或相互转化,如邪热郁蒸,久则伤阴耗气,转为虚证;虚证亦可兼有火旺或湿热。虚证之间自汗日久可伤阴,盗汗久延则伤阳,以致出现气阴两虚或阴阳两虚之候;汗为心之液,由精气所化,不可过泄,若汗证持续时间较长,常发生精气耗伤的病变,以致出现神情倦怠,肢软乏力,不思饮食等症。

3. 病机转化

单独出现的自汗、盗汗,一般预后良好,经过治疗大多可在短期内治愈或好转。伴见于其他疾病过程中的自汗,尤其是盗汗,则病情往往较重,治疗时应着重针对原发疾病,且常需待原发疾病好转、痊愈,自汗,盗汗才能减轻或消失。

三、临床表现

1. 一般特点

该病主要表现为多汗,其有原发性及继发性不同。前者可表现为全身性多汗或局限性多汗,其出汗时间及程度与外界相关因素无显著相关;后者表现为特征性出汗,其为相关疾病继发多汗症状。

2. 继发性多汗症状

(1)全身性多汗表现为周身容易出汗,此种多见于甲状腺功能亢进症、脑炎后遗症、下丘脑损害后等疾病。

(2)局限性出汗汗出为局限性,好发于头、颈、腋及肢体的远端,尤以掌、跖部最易发生。其中截瘫患者在病变水平以上常有出汗过多。颈交感神经刺激可产生头面部多汗。

(3)偏身性多汗为身体一侧汗出明显增多,自主神经系统检查示多汗侧皮肤温度低,皮肤划纹试验阳性。对于脑卒中后遗症偏瘫患者除有偏瘫侧肢体多汗外,还可有局灶性神经系统体征。

四、辅助检查

本疾病以患者临床症状为主要诊断依据,可适当结合心率变异性测量交感及副交感神经功能。因多种疾病能直接或间接影响自主神经的平衡失调,引起 HRV

改变,故该辅助检查异常涉及面甚广,包括糖尿病患者中时常伴有自主神经受损,分析 HRV 对自主神经受损可进行判断,通过 HRV 降低可对自主神经受损进行早期预告;甲状腺功能异常患者易伴有自主功能异常、过量用抗甲状腺药物后,HRV 出现降低,但经治疗症状控制良好后 HRV 恢复正常。但无论如何,该检查对自主神经功能评估有重要临床参考价值。

五、诊断与鉴别诊断

1. 诊断要点

(1)不因外界环境影响,在头面、颈项,或四肢、全身出汗者,昼日汗出溱溱,动则益甚为自汗,睡眠中汗出津津,醒后汗止为盗汗。

(2)除外其他疾病引起的自汗、盗汗:作为其他疾病过程中出现的自汗、盗汗,因疾病不同,各具有该疾病的症状及体征,且出汗大多不居于突出地位。

(3)有病后体虚,表虚受风、思虑烦劳过度,情志不舒,嗜食辛辣等易于引起自汗、盗汗的病因存在。

2. 鉴别诊断

(1)自汗、盗汗与脱汗:脱汗表现为大汗淋漓,汗出如珠,常同时出现声低息微、精神疲惫,四肢厥冷,脉微欲绝或散大无力,多在疾病危重时出现,为病势危急的征象,故脱汗又称为绝汗。其汗出的情况及病情的程度均较自汗、盗汗为重。

(2)自汗、盗汗与战汗:战汗主要出现于急性热病过程中,表现为突然恶寒战栗,全身汗出,发热,口渴,烦躁不安,为邪正交争的征象。若汗出之后,热退脉静,气息调畅,为正气拒邪,病趋好转。与阴阳失调,营卫不和之自汗、盗汗迥然有别。

(3)自汗、盗汗与黄汗:黄汗汗出色黄,染衣着色,常伴见口中黏苦湿热内郁之症。可以为自汗盗汗中的邪热郁蒸型渴不欲饮,小便不利,苔黄腻,脉弦滑等但汗出色黄的程度较重。

(4)耳颞综合征:该病表现为一侧颞部发红,伴局限性多汗,且多汗常发生于进食酸、辛食物刺激味觉后,产生反射性汗出增多,也可伴流泪。多汗局限于颈交感神经丛、耳大神经和舌神经支配的范围内。颈交感性味觉性出汗常见于胸出口部位病变术后。上肢交感神经切除术后数周或数年,约有 1/3 病例可出现味觉刺激后出汗。

六、治疗

1. 治疗原则

(1)西药治疗自发性多汗症,主要为对症治疗,选用抗胆碱药和镇静药等,对有病因可查者,同时针对病因进行治疗。多汗症理想的治疗方案是在不良反应少、创伤小、花费少的前提下,减少患者的出汗量,提高患者的生活质量。一般说来,氯化铝制剂是不同严重程度不同部位的所有多汗症患者的首选治疗,若无效可联合抗胆碱药物改善病情。对于中重度患者,从氯化铝制剂开始,无效后可选择电离子渗透法,如果仍未达到理想治疗效果,可选用肉毒素注射及激光、超声等设备治疗。对于以上非手术方法疗效均不佳或者无法耐受者考虑手术治疗。单纯的腋窝多汗症患者在局部止汗剂无效后可选择肉毒素注射治疗,中重度患者在以上方法无效后,优先选择局部吸脂术,因其疗效优于交感神经切除术且不良反应也相对较少。如果是腋窝合并手掌多汗症患者,在以上非创治疗无效后可选用交感神经切除术。

(2)而在中医而言,自发性多汗症的主要病机为阴阳失调,腠理不固,津液外泄,以虚证为多见,治当辨明阴阳气血之所偏而补之、调之,审其病位之所在,以益气养阴、固表敛汗为其治疗原则;属实证者,当以祛邪为要,以化湿泄热、祛痰化瘀为治疗原则;对虚实夹杂者,则应根据虚实的主次而适当兼顾。临证时根据不同病因病机,辨证分型施治,总以调理人体阴阳平衡、调和营卫、扶正祛邪为要则,在辨证论治同时可酌加麻黄根、浮小麦、糯稻根、五味子、碧桃干、龙骨、牡蛎等固涩敛汗之品,以增强止汗的作用。

2. 中医治疗

临床上经常遇到多汗的患者,据《黄帝内经》:"阴在内,阳之守也;阳在外,阴之使也。"自汗常见的病因是肺卫不固,肺在体合皮,其华在毛,肺卫不固证是因为肺气不足,皮毛失养以致腠理不固,营阴外泄而自汗。盗汗常见的病因是阴虚内热,患者素体肝肾阴虚,阴不能制阳,虚热内生,入睡后阳气入阴,表无护卫,肌表不密,迫津外泄而出汗,醒后阳气固于表,玄府密闭而汗止。因此,虚证当根据证候的不同而治以益气,养阴,补血、调和营卫;实证当清肝泄热,化湿和营;虚实夹杂者,则根据虚实的主次而适当兼顾。

(1)辨证用药

①肺卫不固证

主症:汗出恶风,稍劳汗出尤甚,或表现半身某一局部出汗,易于感冒,体倦乏力,周身酸,面色㿠白少华,苔薄白,脉细弱。

证机分析:肺气不足,表虚失固,营卫不和,汗液外泄。

治法:益气固表。

方药:桂枝加黄芪汤或玉屏风散加减。黄芪 50g,麻黄根 15g,白术 15g,白芍 25g,五味子 10g,煅龙骨 30g,煅牡蛎 30g,浮小麦 15g。

加减:气虚甚者,加党参、白术健脾补肺;兼有阴虚,而见舌红,脉细数者,加麦冬、五味子养阴敛汗;兼阳虚者,加附子温阳敛汗;汗多者,加浮小麦、糯稻根、龙骨、牡蛎固涩敛汗;如半身或局部出汗者,可配合甘麦大枣汤甘润以缓急。

②心血不足证

主症:面色不华,自汗或盗汗,心悸少寐,神疲气短,舌质淡,脉细。

证机分析:心血耗伤,心液不藏。

治法:益气生血,健脾养心。

方药:归脾汤加减。人参、黄芪、白术、茯苓益气健脾;当归,龙眼肉补血养血;酸枣仁、远志养心,安神;五味子、牡蛎、浮小麦收涩敛汗。

加减:血虚甚者,加制何首乌、枸杞子、熟地黄补益精血。

③阴虚火旺证

主症:夜寐盗汗,或有自汗数,五心烦热,或兼午后潮热,两颧色红,口渴,舌红少苔,脉细。

证机分析:虚火内灼,逼津外泄。

治法:滋阴降火。

方药:当归六黄汤加减。生地黄 30g,北沙参 15g,麦冬 15g,当归 10g,白芍 25g,川楝子 10g,麻黄根 15g,浮小麦 15g,煅龙骨 30g,煅牡蛎 30g。

加减:潮热甚者,加秦艽、银柴胡、白薇清退虚热;兼气虚者,加黄芪益气固表。以阴虚为主,而火热不甚,潮热,脉数等不显著者,可改用麦味地黄丸补益肺肾,滋阴清热。

④邪热郁蒸证

主症:蒸蒸汗出,汗黏脉象弦数,汗液易使衣服黄染,面赤烘热,烦躁,口苦,小便色黄,舌苔薄黄。

证机分析:湿热内蕴,逼津外泄。

治法:清肝泄热,化湿和营。

方药:龙胆泻肝汤加减。龙胆草、黄芩、栀子、柴胡清肝泄热;泽泻、木通、车前子清利湿热;当归、生地黄滋阴养血和营;糯稻根清热利湿,敛阴止汗。

加减:里热较甚、小便短赤者,加茵陈清解郁热。

(2)成药制剂

①虚汗停每次 2～4 粒,每日 3 次,口服。

②心神宁每次 2～3 片,每日 3 次,口服。

(3)针灸疗法

①传统体针:调和阴阳,疏通营卫,平补平泻;阴虚火旺者,补泻并用法。以肺经腧穴为主:足三里、阴郄、阳陵泉、关元、浮白、复溜。配穴有:气郁化火者,加行间、支沟清泻肝火、解郁和胃;心脾两虚者,加三阴交、脾俞、足三里健脾益气、养心安神;阴虚火旺者,加三阴交、太溪、肾俞滋阴降火、养心安神;失眠者,加百会、四神聪安神定志;心慌心悸者,加厥阴俞、巨阙、外关宁心定悸、安神通络。

②耳针:通过刺激脏腑相关耳穴达到调节自主神经功能作用。

主穴:交感、神经系统皮质下、心、肺。

配穴:按出汗部位取耳穴相应部位。

针刺主穴,配穴采用王不留行贴压法,两法并用。每日1次,1周3次,2个月1个疗程。

3. 西医治疗

近年来,西医治疗多汗以手术及非手术治疗为主:非手术治疗包括局部止汗剂,以其经济方便作为治疗多汗症的一线用药,以铝化合物最为常见,作用机制是以阻塞毛孔或者通过使汗腺分泌细胞萎缩达到抑制汗腺分泌的目的。在临床上,使用20%～25%氯化铝与70%乙醇混合溶液最为常见,特别是对掌跖、腋窝多汗症患者更为有效。其缺点是时效短、药效低,长期使用会引起皮疹、瘙痒或疼痛等皮肤激惹症状使患者无法耐受。还有抗胆碱能药物,能通过阻碍汗腺乙酰胆碱受体结合位点抑制汗腺分泌,但由于其严重的无法耐受的不良反应(如头痛、口干、便秘、尿潴留等)一直未在临床使用。格隆溴铵和奥昔布宁作为竞争性抗毒蕈碱受体拮抗药,因其不良反应相对较小且药效更高而最常用于临床治疗。还有采用肉毒素局部注射,该法是一项用于掌跖、腋窝多汗症患者并能达到良好治疗效果的二线疗法,也是近年多汗症治疗研究的热点。

手术治疗是对上述非创治疗失败或不能耐受的患者的最后选择。目前的手术方式主要有3种:腋窝汗腺切除术、腋下吸脂术和交感神经切除术。前两种手术方式针对的是腋窝多汗症患者,许多研究表明腋下吸脂术比单纯汗腺切除术更安全有效,术后并发症更少,患者满意度高。交感神经切除术是最常用的治疗PH的手术。它通过切除、夹断、消融等不同方式解除T2-T4交感神经对于汗腺的神经支配刺激作用,彻底减少出汗。主要对面部、手掌、腋窝多汗症有良好效果。

七、预后及调护

多汗首见肺卫不固转化为阴虚内热,肺在体合皮,其华在毛,患者因年老体弱或久患咳喘以致肺气虚弱,宣发卫气功能减弱,不能输精于皮毛,则卫表不固,出现多汗。因此在该病的调护应益气固表,收敛止汗。此时如果延误治疗,出汗过多致阴液耗损而致阴虚,预后较差;阴虚转化为阴阳两虚,阴阳虽相互对立制约,但也互根互用,如果多汗症长时间大量汗出,使阴津进一步亏损,就会导致阴损及阳及所谓阴阳两虚证。平素调护需要注意去除病因,锻炼身体,增强体质,使表卫腠理固密,是预防汗证的重要方面。其他尚需注意劳逸适度、饮食有节、生活有常。护理上,汗出过多,藩篱不固,容易感受外邪,要注意揩干汗水,更换衣服,居处环境要注意避风。由于热邪而引起汗证,应按发热患者观察和护理,脱汗患者更应专人守护。

八、中医防治进展

治汗重在调补阴阳。在正虚方面,多由阳气虚弱不能固摄而致;在邪盛方面,多与热邪或热邪与其他实邪结聚,热邪上蒸、发散有关。其辨证施治可从经络辨证,亦可从脏腑辨证。前者有学者在常规辨证治疗基础上,根据出汗部位运用六经辨证对汗证加以治疗,取得较好疗效。如阳明头汗、厥阴手心汗、少阴胸汗、少阳腋汗,收效甚佳。后来有学者发现汗的异常与脏腑功能失调密切相关,其中汗与心的关系最为密切,亦与肺、脾胃、肝胆、肾等脏腑有关,从而临证针对脏腑辨证论治。或认为汗证总属阴阳失其协调所致,治疗主要使机体营卫和调,在分析了脾胃与营卫、气血津液及心、肺、肝、肾的关系基础上,主张从脾胃论治汗证。中医认为,汗为心之液,久汗必定损失津液血液令人虚弱,因此调整汗孔的正常功能尤其必要。有医家临床运用桂枝汤类方,紧紧抓住营卫不和这个病机,只要表现为这一系列症候,皆可大胆用之,临床所以能取得速效。故见证虽繁,其根则是在气血津液。还有医家认为,治疗多汗理应从脾胃着手,从脾胃论治,取法健脾益气,固表止汗,并且二者之间是主次关系。临床上常以参苓白术散、香砂六君子汤、玉屏风散、黄芪桂枝汤、补中益气汤随证选用,或以一方为主,或以几方合用。有学者认为,绝大多数患者是自汗、盗汗同时存在的,并非绝对的自汗或盗汗,差异存在于日间出汗严重还是夜间严重。在临床中发现,当归六黄汤能同时很好地用于治疗自汗、盗汗及两者同时存在,对于以往认为当归六黄汤是治疗盗汗的良方有所突破。还有针对小儿以肺卫不固,脾胃积热为多见,提出从肺脾辨证论治对小儿汗证进行治疗。肺卫不足者,治宜玉屏风散合牡蛎散加减;脾胃湿热者,治宜泻黄散加减。总之,中医药辨治多汗从阴阳、营卫、脏腑等多层面进行干预,其疗效显著,具有良好临床应用前景。

九、典型病例

病例 1 闫某,男,28 岁。自诉自汗、盗汗 8 年余,稍微活动,汗出加重,以白天尤甚,伴全身困乏无力,精神差,手心、脚心发热,双目干涩疼痛,鼻塞,口干,轻微反酸,偶有恶心,食纳可,夜休可,大小便调,舌红,苔薄白,脉细。方选当归六黄汤加减:当归 24g,黄柏 9g,黄芩 9g,黄连 9g,生地黄 24g,熟地黄 24g,黄芪 60g,麦冬 30g,菊花 10g,茯苓 15g,炒白术 10g,苍耳子 10g,麻黄根 30g,女贞子 20g,墨旱莲 20g,炙甘草 6g。7 剂,水煎服。

二诊:患者诉服药后自汗、盗汗明显减轻,乏力改善,双眼仍有轻微干涩疼痛,上药去苍耳子,加枸杞子 15g。7 剂同前服用。

按:此患者盗汗属气阴两虚,以阴虚为主,方用当归六黄汤,加女贞子、墨旱莲滋补肝肾明目,菊花平肝明目,麦冬养阴生津,茯苓、白术益气健脾,麻黄根止汗。二诊患者自汗、盗汗减轻,双眼干涩疼痛改善,鼻塞好转,上方去掉苍耳子,加枸杞加强滋补肝肾之功,继续服用。

病例 2 蔡某,女,67 岁。2013 年 8 月 27 日初诊。诉自汗一年余,动则汗出,尤以前胸后背及头额为甚,伴左侧头痛,得温痛减,左侧身体有湿疹,倦怠乏力,夜尿2~3次/晚,大便稀溏,肛门坠胀感,舌质紫暗,苔白腻,脉细缓。药用:制附片10g,干姜5g,麸炒白术15g,茯苓30g,白芍15g,黄芪30g,防风10g,熟地黄15g,杜仲15g,怀牛膝10g,川芎10g,当归10g,丹参15g,煅龙骨、煅牡蛎各15g。5剂,水煎,每日1剂,分3次温服。

二诊:2013年9月22日。病史同前,服上方后自汗已愈诸症好转,但立秋后又发自汗,伴盗汗,双下肢无力,常感焦虑,情绪悲观,睡眠尚可,舌质暗,苔白腻边有齿痕,脉缓。药用:黄芪40g,白术15g,防风10g,柴胡10g,桂枝10g,合欢皮15g,浮小麦30g,淡竹叶15g,枸杞子15g,煅龙骨、煅牡蛎各15g,沙参15g,麦冬15g,炒栀子10g,白芍15g,炙甘草6g。5剂,水煎,每日1剂,分3次温服。并配合知柏地黄丸、虚汗停等药使用。3个月后电话随访,患者诸症明显好转,汗出已愈。

病例3 史某,男48岁。自汗3年,久治不愈。此次就诊见失眠,便溏,舌苔厚,脉弦滑。盖便溏、苔厚、脉滑者,乃脾虚湿滞之明征。土虚木乘,故见脉弦。又汗为心之液,且津血同源,脾虚自汗日久,则心阴不制心阳,心血不养心神,故而失眠。故此证实因脾虚不能固摄津液,湿滞不能运化津液而起。宜用健脾渗湿法,治予参苓白术散化裁:黄芪25g,党参20g,茯苓15g,炒白术15g,陈皮15g,白扁豆15g,山药20g,莲子15g,薏苡仁40g,葛根15g,升麻5g,炙甘草10g。7剂,水煎服。

此为取参苓白术散补脾化湿之功而减砂仁之温燥,不用桔梗是使诸药作用于脾胃而不上浮于肺。加黄芪、葛根、升麻意在升举中焦清气以止泻,不使水谷精微下泄。

二诊(2013年8月6日):服上方后,大便正常,自汗时有,失眠,舌淡苔薄,边有齿痕,脉弦。处方:黄芪20g,桂枝15g,生龙骨30g,生牡蛎30g,炒白术15g,白芍20g,酸枣仁20g,合欢花15g,远志15g,柏子仁15g,石菖蒲15g,炙甘草10g。3剂,水煎服。

按:服药后,大便正常,自汗稍好,是脾湿已化,脾气得展之征。自汗时仍有气虚不顾,营卫不调;失眠则是久汗伤阴,心阴不足;舌淡有齿痕,仍属脾虚之象;脉弦者,土虚木乘。以桂枝加龙骨牡蛎汤合枕中丹化裁,取桂枝、白芍调和营卫,合黄芪、白术以固表止汗。龙骨、远志、菖蒲,镇静安神,合柏子仁则兼养心安神之功;酸枣仁、白芍、合欢花养血疏肝,此为心肝同治,神魂共调。白术合菖蒲则健脾化湿,合黄芪、炙甘草则益气健脾,此方不离益气健脾,而照顾全面,选药精当,结构严谨。

第二节 心脏神经症

近年来,随着人们生活节奏的增快,工作压力的增大,逐渐认识到心血管疾病和环境、精神心理问题共存,而且心脏神经症患者的数量逐年增长。心血管疾病是目前危害中老年人生命健康的第一杀手，并向年轻化发展。但据研究统计发现，许多具有胸痛症状的患者其冠状动脉造影结果无明显异常，这些患者约为因胸痛、胸闷而行心导管检查的患者的 20%，不仅给患者带来心灵上的打击，也给患者和社会增加了治疗费用的负担。属神经官能症的一种特殊类型，存在心绞痛症状而冠状动脉造影结果无异常，因其临床表现、发病年龄与其极为相似，因此成为在心血管门诊最容易被误诊的一种常见病。这部分患者中近 30% 的患者因心绞痛而行心导管检查，但发病机制尚未清楚，目前认为精神、循环、神经递质、雌激素、炎症反应、胰岛素抵抗和遗传因素等可能在发病过程中起到了作用，其中心理暗示的作用尤为突出，甚至有精神病的趋向。中医古籍中并无"心脏神经症"的记载，根据本病的主要症状可按中医内科的"心悸""怔忡""胸痹"及"郁证"等进行辨证论治。由于本病好发于更年期女性，常由情绪因素而诱发，因此也可按"脏躁""百合病"进行治疗。

一、概述

本病多数发生于青、中年女性，尤其是更年期妇女。流行病学调查发现，心脏神经症的发病率逐年上升。国外研究者研究了 1214 例 30-60 岁于心内科就诊的患者，发现其患病率达 22.8%。另有研究 121 例表明，反复就诊的已排除器质性心脏病的患者中，都伴有不同程度的抑郁、焦虑症状。国外学者对反复发作胸痛的患者进行研究发现，在已行冠状动脉造影的患者中 43% 的患者未诊断冠心病，50% 的患者得知 CAG 的阴性结果后仍有胸痛发生。

心脏神经症的发病机制尚不清楚。多数学者普遍认为，可能与环境因素、精神因素和心理因素等相关。精神、心理因素等的刺激可引起各种生理改变，主要体现在神经系统和内分泌系统功能失调上。神经系统的调节功能主要表现为交感神经与迷走神经的相互对立与相互协调，如交感神经兴奋时加快心率，迷走神经兴奋时减慢心率，二者相互协调时保持心率相对稳定。反之，将导致心律异常，使患者感觉到明显的躯体性不适，如心悸、心慌等。有研究发现，CN 症状发作时部分患者的肾上腺素的分泌量明显增加，此类患者对肾上腺素类药物过度敏感，多见于年轻人。心脏神经症患者体内存在异常增高的炎性反应，可损伤血管内皮，促进动脉粥样硬化形成，进一步证实了心脏神经症患者的心、脑血管疾病风险。还有研究提示，同型半胱氨酸和脂联素与心脏神经症的发生发展有一定的联系。因此，西医对心脏神经症的治疗强调心理治疗，但在药物治疗上目前选择用药尚比较局限，证实有效的是用 β 受体阻滞药改善心悸等心血管功能亢进状态，用抗焦虑或抗抑郁药改善情绪障碍等。营养神经及神经调节药物也有辅助治疗作用，还有学者使用运动疗法、森田疗法等治疗本病均取得了满意的疗效。

中医虽无"心脏神经症"的病名，但对其认识较早，将其归结为"心悸""惊悸"

"胸痹""郁证"等范畴,在许多古代医籍中都可以看到与此相类似的症状描述,如《素问·至真要大论篇》中提及的"心中澹澹大动"、《灵枢·本神篇》中的"心怵惕"及《金匮要略》中提及"惊悸""心动悸"等。中医治疗该病具有整体辨证、心身同治的优势,临床疗效较好。

二、病因病机

心脏神经症与心理-社会因素关系最为密切。大量研究表明,心理-社会因素在心血管神经症的发生、发展、表现及转归中起着关键作用。现代医学研究认为,心脏神经症的生物学机制在于心血管系统受神经和内分泌系统的调节,其中神经系统调节起主导作用,当外界各种刺激导致中枢神经系统发生功能失调时,交感神经和迷走神经功能也受到干扰,导致交感神经张力过高引起心血管系统功能紊乱的表现;也有人认为自主神经的张力减低,亦可导致心脏自主神经功能出现紊乱。神经-内分泌-免疫系统是各种应激事件引起躯体不适症状的中介机制,通过这一中介改变了躯体器官的生理、病理等功能。心脏神经症的发病机制与心理、神经、内分泌免疫等有关。

纵览历代医家论述,心脏神经症的病因有感受外邪、所愿不遂、七情内伤、饮食失宜、体虚劳倦等。其中,感受外邪和情志内伤是论述较多的致病因素。

1. 病因

(1)情志内伤:早在《黄帝内经》时期,情志失调便是导致心悸发作的关键诱发因素,书中言惊、恐等情志因素可以扰乱心神。如《素问·举痛论》曰:"惊则心无所倚,神无所归,虑无所定,故气乱矣。"《灵枢·口问》曰:"悲哀愁忧则心动,心动则五藏六府皆摇"。《三因极一病证方论》中陈言强调:"惊悸……因汲汲富贵,戚戚贫贱,久思所爱……"等,明确指出因社会存在富贵、贫贱等级的差异,从而造成情志内伤扰乱心神。明代王肯堂在《证治准绳》中也提到了社会地位影响情志的情况,声称此类惊悸疾病都是因为外事扰动心神,言"尝贵后贱,尝富后贫……则洒然而惊"。有专家指出,心脏神经症的发生同时存在内在与外在因素。内在因素是建立在患者的个性禀赋之上,外在因素主要是心理-社会负性事件的影响刺激,内外合邪从而导致肝失疏泄,引起心悸的发生。

(2)外感六淫:外感六淫也是导致心悸发作的主要因素。《素问·痹论篇》说:"风寒湿三气杂至,合而为痹也……心痹者,脉不通,烦则心下鼓。"是指风、寒、湿三种邪气入侵体内,导致心脉痹阻而成心悸。在古代典籍中也有火邪致病的相关记载,如《伤寒杂病论》太阳病中篇,张仲景列出多条滥用火邪的症、病,以示误用、滥用火邪的危害,并指出病机为"火逆"。言"伤寒脉浮,医以火迫劫之……心惊狂,卧起不安""因火为邪,则为烦逆""火逆,烧针汗之,烦躁"等。《素问玄机原病式》中谓:"惊,心卒动而不宁也。火主于动,故心火热甚也。"另外,《诸病源候论》里有关于"风邪"导致"惊而悸动不定"，《备急千金要方》有温风伏邪在冬季引起心悸的记载。

2. 病机

心脏神经症的病机复杂，从大量有关文献的研究可以看出，本病多是本虚标实之证，虚者为气血阴阳亏虚，实者为水饮、痰湿、火热、瘀血等，虚实之间可以相互夹杂或转化，虚实交错致病。如《伤寒论》因发汗由实转虚之心悸证治："发汗过多，其人叉手自冒心，心下悸，欲得按者，桂枝甘草汤主之。"《丹溪心法》曰："……人之所主者心，心之所养者血，心血一虚，神气不守，此惊悸之所肇端也。"《杂病源流犀烛》谓："悸者……正气虚而悸不得卧。"这些都是讲气血阴阳亏虚是心悸的重要病机。对于邪实方面，如《素问·痹论》言："心痹者，脉不通，烦则心下鼓。"《金匮要略·痰饮咳嗽病篇》曰："凡食少饮多，水停心下。甚者则悸，微者短气。"《医学衷中参西录》也有："心中有痰者，痰入心中，阻其心气，是以心跳不安"。这些都是瘀血、水饮、痰湿等邪实致悸。基于前人的理论，近现代医家多从脏腑的角度来探讨该病的病机，认为其病位虽在心，但与肝胆、脾胃、肾等密切相关。

（1）从肝胆立论：《伤寒杂病论》中首次记载了因肝郁气滞导致心悸的理论，言"往来寒热，胸胁苦满……或心下悸""四逆，其人……或悸"等，因心血的运行有赖于肝气的疏泄，肝胆疏泄失职，枢机不利，从而出现心悸的症状。有医家认为，情志失调是导致心悸的重要病因。心、肝二脏同病时，肝气郁滞为心悸的重要病机。中医学认为，经筋与肝胆关系密切。黄氏对"经筋疗法"研究颇深，认为心脏神经症当属于"筋性类冠心病"。谢氏也认为心脏神经症属于经筋病中的一种，主张该病的病因病机应从经筋角度来探讨，认为经筋损伤后使经筋局部的"解利状态"变成了"聚结、痉挛状态"。《黄帝内经》记载"肝气虚则恐"。《诸病源候论》记载"心肝虚而受风邪，胆气又弱……恐如人捕之"。《医宗必读》指出"心胆怯者，触而易惊"，明确指出胆怯不足可以导致惊悸的发生。《古今医统正脉全书》中指出"惊恐"的内在因素"惟有心虚胆怯，神不自主"。《证治准绳》对"胆怯致悸"也做了明确说明，言："胆者敢也，惊怕则胆伤矣……肝胆虚则善恐而不敢也"。近代名医秦伯未、蒲辅周、刘渡舟等在其著述中也都提及肝气虚导致心悸的相关表现，肝气虚弱，疏泄不及，导致情致不舒，血脉不通。

（2）从心立论：《伤寒杂病论》中张仲景明确心阳不足致悸的病机，表现为"叉手自冒心"，这是由于发汗过多导致心气亏虚，心无所依，从而出现"心下悸，欲得按"。《诸病源候论》巢元方明确指出心气不足致悸的病机，言"心气不足，则惊悸……宜补之"。《张氏医通》言："阳气内微，心下空虚，内动为悸。"血脉的运行必须依赖心气（阳）的鼓舞推动，故心气（阳）不足，则心悸作焉。《伤寒杂病论》言"伤寒脉结代，心动悸"，指出因心血不足失养，出现心悸之证。《证治要诀》言："心血不足，遂成怔忡。"唐容川在《血证论》中亦言"血不养心，则神浮而悸"。《济生方》提出："夫惊悸者,此心血不足也"。有医家在临床实践中认为心血不足是导致心悸发作的一个重要原因,心血不足,心神难安,心阳容易浮越,从而引发心悸的发生。心血充足,则心有所养,神有所藏;心血不足,心失所养,神无所主,故心悸怔忡。《伤寒杂病论》有很多关于水气凌心的记载,因下焦水邪乘虚上冲,"欲作奔豚",药用茯苓甘枣汤;或因水液代谢功能失调,水饮停滞中上焦导致"心下悸"发作,药用苓桂术甘汤;或因胃阳不足,水饮停滞,水气凌心致"心下悸",药用茯苓甘草汤;或因痰饮内停,心阳被遏致"心下悸",药用半夏麻黄丸;或因膈间水饮,清阳不升致"眩悸",药用小半夏加茯苓汤。清代程曦认为,痰阻心窍可以导致惊悸,在《医家四要》中言"惊悸者……心被痰迷所致"。唐容川在《血证论》中记载"心中有痰者……是以心跳不安"。水饮凌心之心悸,本质为心阳内虚,脾胃运化水湿功能减退,水停中焦,饮停心下,饮气相搏,上凌于心,从而出现心悸之变。《太平圣惠方》中记载了关于"心实热导致心悸"的相关理论,言"夫心实则生热……恐悸"。金代刘完素以"火热"立论,《素问玄机原病式》言"惊,心卒动而不宁……心火热甚也"。《黄帝内经·素问》里记载"肝脉骛暴,有所惊骇",指出肝火旺盛可以导致心神扰动,惊骇发作。《太平圣惠方》指出"肝气有余……实则生热,惊悸不安"。有医家认为,心悸病的主要病位在心,多为虚实夹杂证,心火旺为标,实则以心阳偏亢为主,可兼有肝火。

(3)从脾胃立论:《黄帝内经·素问》表达了阳明火盛导致惊骇的学术思想,言"恶人与火,闻木音则惕然而惊者……"经又云:"胃不和则卧不安"。《伤寒杂病论》记载了因胃热扰心,阳明不降导致心悸的病因病机,药用栀子厚朴汤,言"伤寒下后,心烦腹满,卧起不安"。明代刘纯在《伤寒治例》中也表达了"胃不和则烦而悸"的学术思想。《伤寒杂病论》记载了因脾虚不营于心,导致气血不足致悸,药用小建中汤,症见"心中悸而烦""虚劳里急,悸……"有医家认为,心悸的原因多与中焦失调有关,提出调理中焦治疗心悸的观点,并认为脾胃虚弱、中焦失运是心悸的重要病因。脾虚不营,心脉、心神失养,故悸动不宁。

(4)从肾立论:《黄帝内经·灵枢》中有关于肾气不足导致心悸的记载,言"肾足少阴之脉,是动……心如悬若饥状……心惕惕如人将捕之"。《经》又云:"在脏为肾,在志为恐……精气并于肾则恐。"《证治准绳》中王肯堂也表达了该思想,言"脏腑恐有四:首曰肾"。清代陈士铎在《石室秘录》中记载"惊悸不已……肝肾之虚而心气之弱也"。《伤寒杂病论》少阴篇中有肾水泛溢,上凌于心,清窍被蒙致悸的记载,药用真武汤,症见"心下悸,头眩,身瞤动,振振欲擗地"。张锡纯在《医学衷中参西录》中记载肾水泛溢,闭藏不固,上冲于心,导致心悸发作的病因病机,言"心下为惊悸不寐……肾……闭藏之力不固……冲气易于上干"。

三、临床表现

心脏神经症或称心脏神经官能症,又称功能性心脏不适,是神经功能紊乱引发的以功能性心血管表现为主症，并伴有自主神经功能障碍等临床表现的一种独立的躯体疾患的心身疾病。临床主要特征有二：一是功能性心血管症状；二是神经功能紊乱。二者常合并出现，相互影响，互为因果。患者常出现心悸、心前区痛、气短或者胸闷，且心血管症状繁多易变，同时伴随焦虑紧张为主的神经系统功能失调的多种表现。

四、辅助检查

（1）心脏冠状动脉 CTA 或冠状动脉造影检查，结果未见明显异常。

（2）心电图常有窦性心动过速、房性或室性期前收缩或非特异性 ST 段及 T 波变化。大多表现为 ST 段 J 点压低或水平样下移、T 波低平、双向或倒置。ST-T 波改变以局限于 Ⅱ、Ⅲ、aVF 或 V₄－V₆ 导联的多见，且较易改变，时而消失，时而加重。心率增快时常使 ST-T 波异常加重，而心率减慢时 ST-T 波可完全恢复正常。

（3）双倍二阶梯或活动平板运动负荷试验阳性的亦不少见。普萘洛尔等 β 肾上腺素能受体阻滞药大多能使心率减慢，症状减轻或消失，心电图 ST-T 波改变恢复正常，并使运动负荷试验转为阴性。针刺人迎穴后可使 ST-T 波改变恢复正常。

五、诊断与鉴别诊断

1. 西医诊断标准

根据《实用心脏病学》（第 4 版）、《实用内科学》（第 13 版）及 ICD-10，参考躯体形式自主神经功能紊乱的要点，制订如下诊断标准。

（1）持续存在的自主神经紊乱症状，主要表现在心血管循环系统，如心悸、心动过速，伴有出汗、颤抖、面红等表现。

（2）涉及心血管系统的主观性症状，其有无受心理暗示作用较大，往往具有非特异性，表现模糊不定，如胸闷、气短、心前区疼痛但部位不固定及异常感觉等。

（3）多伴有各种精神和心理异常，并以焦虑、恐惧和诸多躯体不适表现为主，大多具有明显的人格倾向或性格缺陷，存在患心脏病的先占观念，医师的反复解释与保证均无济于事。

（4）经全面系统的心血管方面的检查，如心电图、动态心电图、超声心动图及冠状动脉 CT 或冠状动脉造影等，很少发现有器质性心脏病诊断依据，按心脏疾病治疗后也常常得不到满意疗效；同时排除甲状腺功能亢进等全身其他疾病。

2. 鉴别诊断

（1）甲状腺功能亢进：由于心悸、紧张、多汗、易激动、心率增快、心搏动增强、手震颤等类似心脏神经症表现。但甲状腺功能亢进大多有甲状腺肿大，检查血清 T_3、T_4 和甲状腺吸^{131}I 率增高，可以鉴别。

（2）心绞痛：以心绞痛样为主要表现的心脏神经症患者，应与冠心病或主动脉瓣狭窄引起的心绞痛鉴别。典型的心绞痛以胸骨后痛常见,呈胸部紧束感、窒息状可放射至左肩或左臂内侧,一般持续 2～3 分钟,停止活动或舌下含服硝酸甘油很快缓解,常因劳累、紧张而诱发。心脏神经症痛不固定,为一过性刺痛、刀割样痛或持续性(几小时)隐痛,含服硝酸甘油常无效,可以区别。但不少冠心病早期,心绞痛不典型,尤其是更年期女性,心电图同样有缺血的改变(ST 段下降、T 波低平或倒置),此时鉴别诊断有一定困难。可做普萘洛尔(心得安)试验,缓慢静脉注射后,分别于 30 分钟和 60 分钟复查心电图,冠心病患者 ST-T 改变不大,而心脏神经症患者的 ST-T 异常消失。多数人认为,普萘洛尔试验具有鉴别诊断意义。必要时可做冠状动脉造影或核素心肌显像,有助诊断。

(3)二尖瓣脱垂综合征:常因二尖瓣黏液样退行性变或乳头肌缺血而致二尖瓣脱垂。症状轻重不一,常心悸、胸闷、气短、心前区疼痛、刀割样痛,伴心动过速,与心脏神经症相似,尤其年轻女性,要排除二尖瓣脱垂综合征。听诊可闻收缩期非喷射性喀喇音和收缩期杂音,是二尖瓣脱垂综合征的特征。超声心动图可见二尖瓣收缩期 CD 段呈弓形异常后移或二尖瓣后叶或前叶收缩期脱入左心房为特征,鉴别不难。

(4)慢性感染性疾病:有些较为隐匿的感染病灶,如肺外结核、慢性泌尿道或肝、胆管感染,可出现心悸、气短、头晕、乏力、心率加快、低热等症状与心脏神经症相混淆。但血沉升高,白细胞数增多和经腹部 B 超或 CT 检查可发现病灶,有助于鉴别。

(5)风湿热:心脏神经症患者有心悸、心率加快、第一心音亢进和收缩期杂音、低热与风湿热相似。但本症发热热度较低,无游走性关节红、肿、痛,无皮疹,血沉加快和血清抗链球菌溶血素"O"增高等,可资鉴别。

六、治疗

1. 治疗原则

本症虽无器质性心脏病证据,但确是一种病态或心理障碍,由此所造成的心脏神经功能紊乱也确实给患者带来莫大痛苦。因此,对心脏神经症可积极采用中西医结合治疗,并在关注患者躯体症状同时,采用心理行为认知干预手段进行心身同治。

2. 中医治疗

(1)辨证用药

①肝郁脾虚证

主症:心悸,气则症剧,平素易生气,纳差,口苦,大便不成形,舌淡有齿痕苔薄脉弦。

治法:清肝泄热,化湿和营。

方药：逍遥散加减。柴胡，白芍，枳壳，党参，茯苓，当归，黄芪，砂仁，炙甘草。

加减：心烦易怒者，加栀子、淡豆豉清热除烦。

②心肝阴虚证

证候：心悸，易烦，口干多饮，手脚心热，大便干，舌红苔少，脉细。

方药：天王补心丹加减。柴胡，白芍，丹参，炒酸枣仁，柏子仁，何首乌，熟地黄，磁石，甘草。

加减：手脚心热者，加知母、黄柏滋阴祛火。

（2）成药制剂

①肝郁气滞，木不生火型：表现为容易急躁，情绪波动大，左胁肋部疼痛或不适，心悸，气短，可用柴胡疏肝散、舒神灵胶囊、逍遥丸、小柴胡汤等。

②心脾两虚，火不生土型：表现为食欲减退，心慌，气短，尤以吸气困难为著，可用参苓白术散、人参归脾丸等。

③肾气不足，水不制火型：表现为小便不利，气短，以吸气时为著，可用金匮肾气丸。

④心气虚，失眠多梦型：表现为夜梦多，心悸等，可用参松养心胶囊、天王补心丹等。

（3）针灸疗法：调和气血阴阳，平补平泻；阴虚火旺者，补大于泻；主穴包括大陵、间使、内关、郄门、神门。

配穴有：肾虚致悸者，当取然谷。对"惊悸少气"者可以取巨阙穴，补益心气。气郁化火者，加行间、内庭、支沟清泻肝火、解郁和胃；心脾两虚者，加三阴交、足三里、中脘健脾益气、养心安神；阴虚火旺者，加三阴交、太溪、肾俞滋阴降火、养心安神；失眠者，加百会、安眠安神定志；心慌心悸者，加厥阴俞、巨阙、膻中宁心定悸、安神通络。肺热导致心悸者，则取肺经的穴位泻热以治之，如列缺。

3. 西医治疗

近年来，西医治疗以药物治疗为主，主要包括三类药物。

（1）镇静安神：以焦虑为主要表现的可使用阿普唑仑口服治疗；以焦虑和抑郁交替出现的可口服氟哌噻吨美利曲辛片。还可服用其他精神科药物，但最好请精神心理专科医师会诊后再服用。

（2）β受体阻滞药：如美托洛尔、普萘洛尔等，适用于心率偏快或合并室性期前收缩或房性期前收缩的患者，能够一定程度缓解患者的心慌心悸症状。

（3）抗心律失常药物：除非患者症状比较明显或强烈要求使用时，可使用心律平、美西律，很少使用胺碘酮。

七、预后及调护

本症虽非器质性心脏病，不影响人的寿命，但症状较多，反复易变，如果不及时治疗,可迁延数十年而不愈;严重者可长期处于病理状态不能正常生活和工作,部分患者完全丧失劳动力。在调护方面,该病属于典型的心身疾病,因此充分发挥中医药特色,特别是从心身同治的角度来进行调护尤为重要,而心脏神经症的情志疗法则是调护的重点。其中,包括许多中医的心理疗法,如顺情从欲法、开导解惑法、情志相胜法、语言开导法、暗示诱导法、中医行为疗法、音乐疗法等。现对该病治疗,多为联合药物进行治疗,配合应用中医心理疗法治疗可以发挥中医情志疗法的优势以进一步增加疗效,提高患者生活质量。

首先要提高认识,重视心理调护:因为本病为典型心身疾病,患者心理负担较大,不同于冠心病、高血压等常见心血管疾病,本病具有心身疾病心理及躯体特点,因此向积极普及相关疾病发展及预后知识十分重要;其次,进行睡眠指导,睡眠的好坏是非常重要的,睡眠减少可影响患者的意识和情绪的稳定。经常失眠会导致患者反应迟钝,烦躁易怒。对此,在辅以药物治疗的同时,医护人员必须做到"四轻"(即走路轻、操作轻、说话轻、关门轻),减少人为噪声,使患者环境得到改善。最后,可以采用松弛训练法,在出现心悸、烦躁不安时,要有意识地控制或调节自身的心理、生理活动,进行自我心理锻炼。在患者出现思维过程异常、心理冲动反应时,让患者自己告诫自己要冷静,相信会找到更好的解决办法。患者悲观厌世时,告诫自己这一切都是暂时的,相信自己,一定能够战胜疾病。

八、中医防治进展

近现代医家对心脏神经症治疗呈多元化发展,有医家见心悸烦躁等肝火扰心证,常选用丹栀逍遥散疏肝清热,宁心安神,若肝火甚者可用龙胆泻肝汤。还有采用清胆和胃之"温胆汤"专门针对"惊悸不已……坐卧不安者"辨证为"心虚胆怯之候"。有学者对于心阴亏损、心神不宁而致心悸者,多采用滋阴潜阳、安神定悸之法。多选女贞子、墨旱莲、生地黄等滋养心肾,并常佐一味杜仲,补而不腻,阴中求阳;心火偏旺时多选用苦参,取其清心火安心神之意,矿物类药物多用生龙齿、磁石等重镇安神以定悸。还有采用化痰行水法治疗心悸,守《金匮要略》中有治疗心下宿痰导致"心下悸"的方剂"半夏麻黄丸"。有学者称此型心悸为"水心病"。治疗"水心病",治疗可选苓桂术甘汤;若膈间停饮,选用小半夏加茯苓汤;若阴水无制,选用真武汤。此外,有学者采用补气温阳法,其认为心属火脏,若发汗过多,或过服苦寒之品内戕阳气;或因年老阳虚,以及禀赋素弱等损伤心之阳气,皆可发生心气不足、心阳不振之心悸。治疗当温补心气、心阳,通阳散寒。选用桂枝甘草龙骨牡蛎汤合参附汤加味治之,每获良效;有医家遵《医林改错》"胸不任物……心里热(名曰灯笼病),督闷……心跳心忙"之意,采用活血化瘀法治疗本病,选用血府逐瘀汤治疗,特别在一些难治性心脏神经症的治疗过程中,收效甚佳。亦有医家采用"从肾论治"本病,于凯在治疗上则主要从滋阴、补肾及清热的角度进行治疗,使用药物以山茱萸、生龙骨、青皮、生牡蛎及丹参、地龙等为主。按照补肾宁心方作为治疗该部分患者主要药方。此外，还有临床研究发现针对心脏神经症，中医以整体观念为指导，以治病必求于本为原则，采用益气养血，宁心安神的方法用定心汤合太子参、合欢皮治疗心脏神经症，有效地缓解患者心悸，胸痛，气短，乏力等症状的发作程度，发作频率及持续时间，提高患者的生活质量。但另一方面，心脏神经症发病率有逐年升高，但是由于该病临床症状多，阳性证据少，致使医师和患者双方对该病的重视程度不够，得不到有效的诊断和治疗，所以针对该病仍需进行深入系统的临床及基础研究，以便进一步提高临床疗效。

九、典型病例

病例 1 患者，女，52 岁，2014 年 3 月 13 日就诊于广安门医院心身医学科。主诉：心悸胸闷伴下肢冷 3 个月余。现病史：3 个月前因家庭琐事繁多劳心过度所致，自服谷维素、柏子养心丸等治疗，疗效不显；后就诊于当地人民医院，诊断为：心动过速，服用 1 周美托洛尔片未效。现症：阵发性心悸，并伴有恐惧感，胸闷憋气，心烦，易激惹，眠浅易醒，夜间易受惊惕，上身潮热伴汗出，双下肢酸困、怕冷，需多裹衣物，纳少，无食欲，口中淡，便溏，小便清长。月经周期不稳定，时 2 月余一至，时半月一至。时崩漏淋漓，时点滴即无。舌质红苔白，脉弦细数。各项辅助检查排除器质性心脏病。焦虑量表示：轻度焦虑。心理社会背景：工作压力大，家庭琐事较多，劳心过度。性格平素急躁，敏感好强，做事追求完美。西医诊断：心脏神经症。中医诊断：心悸病（心肝阴虚兼脾阳虚证或寒热错杂证）。治疗当采用寒热并用之法，柔肝清心温脾肾。药用：白芍 10g，丹参 30g，炒酸枣仁 50g，柏子仁 50g，百合 30g，何首乌藤 30g，菊花 12g，栀子 10g，炒白术 30g，茯苓 30g，砂仁（后下）6g，小茴香 12g，炙龟甲（先煎）30g，熟地黄 20g，山茱萸 18g，肉桂 3g，炮姜 6g，炙甘草 6g。7 剂，水煎服，每日 1 剂，并嘱改变认知行为，对家庭琐事调整心态，凡事顺其自然，不求过于完美；增加有氧运动，每日坚持走路 10 000 步，使周身微微出汗；保证夜间 10 点到次日早晨 6 点正常休息，睡眠充足。

2014 年 3 月 18 日二诊：自诉服药后心慌程度和频次明显好转，已无胸闷短气，睡眠质量得到改善，睡眠时间可以延长 2 小时，下肢渐有力，怕冷减轻，大便渐成形，舌质红，苔薄白。脉弦细。上方加麦冬 20g，肉桂改为 6g，分 3 次饭后温服，并嘱其要坚持每日运动 10 000 步，调整心态。

2014 年 5 月 5 日三诊：自诉因症状改善明显，遂将上方连续服用 3 周。现各项症状均趋好转，已无明显不适，纳眠可，舌脉调。嘱原方继服 2 周以巩固疗效，坚持每日运动 10 000 步，遇到社会负性事件时要调整心态，泰然处之。

病例 2 女，45 岁，2015 年 3 月 6 日初诊。自诉长期工作压力大，于 3 个月前开始出现心悸，胸闷气短，甚则胸部胀痛，夜寐不安，烦躁，头晕头涨，小便黄，大便稍干,舌质暗红,舌苔薄黄腻,脉弦细。西医诊断:心脏神经症。中医诊断:心悸。治以平肝潜阳、镇静、养血安神。方以自拟平肝养心安神汤加减:天麻 30g,杜仲 30g,钩藤 30g,珍珠母 30g,茯苓 20g,川牛膝 20g,酸枣仁 20g,莲子心 8g,何首乌藤 20g,丹参 15g,生甘草 5g。7 剂,每日 1 剂,水煎,早晚分服。

3 月 13 日二诊:胸闷、心悸气短明显好转,失眠多梦改善,有轻度双目干涩,胃脘痞满,大小便如常,查舌质略暗,苔薄腻,脉弦细。二诊方去川牛膝,加谷精草 30g、夏枯草 10g、黄芩 10g,7 剂,每日 1 剂,水煎,早晚分服,药后诸症显著好转。

有医家指出,肝为风木之脏,内寄相火,心主神志,风动则神摇,神摇则卧不安。肝阳偏亢,化火生风,风升火动,上扰心神,或情志不遂,肝气郁结,郁久化火,扰动心神,都可使神不得安而致心悸;肾水不足,肝肾阴亏,不能上济于心,心肾不交,虚阳上浮,扰动心神,亦可致心悸不安。《素问·五脏生成篇》云:"人卧则血归于肝,分布于五脏,洒陈于六腑,阳入于阴。"由于血分壅瘀,郁而生热,加之失眠、多梦等使归肝之血日遗其热,积微成著。热盛耗阴,则致阴愈虚而阳愈盛。"女性天生三分郁",该中年女性患者,一工作压力大,二处于更年期,肝气不舒,肝肾阴阳失调,气血不和,从而出现心悸、胸闷、头晕、失眠多梦等。长期多忧思暗耗心血,血虚肝郁化火,肝魂不藏,失眠或夜寐梦多,母病及子,心肝火旺,心神不宁,心悸心慌。肝肾同源,肝血不足,虚热内生,故见心烦口干、双目干涩、耳鸣;肝郁日久,脾气亏虚,子病及母,心脾两虚,故见乏力、纳呆、痞满。舌质暗红、脉弦细为肝肾亏虚、内有瘀热之征。方中以天麻、钩藤、珍珠母平肝、息风、镇静,杜仲补肝肾,莲子心清心安神,何首乌藤、酸枣仁滋阴养血柔肝、养血安神,茯苓健脾渗湿、宁心安神,加丹参以活血,牛膝活血调经,生甘草调和诸药。二诊时心悸胸闷,失眠多梦症状减轻,有心烦、情绪激动时胸闷、双目干涩、耳鸣、大便略偏干,去川牛膝,加谷精草、夏枯草清肝火、散郁结、明目,黄芩清上焦热,肺与大肠相表里,清肺热以通便。方和病机切合,同时注意脏腑协调,故取得较好疗效。

病例 3 患者李某,男,53 岁,因反复胸闷,心悸,头晕 2 个月,于 2013 年 4 月 22 日初诊。此前曾于外院住院治疗乏效,查心血管等相关指标均未见明显异常。刻诊:患者自觉头晕,胸闷心悸,有血液流动不畅感,温变雾霾时稍劳即作,平素易恐惧紧张,口干而苦,夜寐欠实,纳少,大便干结,苔垢腻黄,舌红,脉弦滑。四诊合参,从心肝郁结、痰热内扰调治,处方以疏肝定悸汤合黄连温胆汤加减:柴胡 10g,广郁金 15g,制香附 10g,生龙骨 30g,生牡蛎 30g,茯苓 15g,法半夏 12g,生大黄 3g,川黄连 3g,胆南星 12g,石菖蒲 12g,炒竹茹 10g,炒枳实 12g,茯神 15g,朱远志 12g。7 剂,每日 1 剂,分 2 次水煎温服。

二诊:药后胸闷、心悸好转,神情转安,大便通畅,舌苔腻黄渐退,上方去大黄、胆南星,7 剂。

三诊:药后胸闷、心悸未发,情绪平稳,二便亦调,苔薄白稍腻,予原方续服 14

剂善后之。

该患者诊疗过程中，表现出明显的焦虑等情绪障碍，其素体肝阳偏亢，情志不遂，肝失条达，气机不畅，久郁化火，灼津凝痰，痰火郁逆，内扰心神，引发胸闷眩悸。本案例从肝论治，自拟疏肝定悸汤合黄连温胆汤，方中柴胡、广郁金、香附疏肝解郁；川黄连、竹茹、胆南星、法半夏、茯苓清热化痰，大黄、枳实通腑泄热，生龙牡、牡蛎重镇定悸，远志、茯神、石菖蒲宁心安神。诸药合用，使肝气疏泄畅达，郁开滞行，痰化热清，心和神安，病症向愈。

病例 4 张某，女，53 岁，2015 年 9 月初诊。患者急躁易怒，近半年来阵发性心慌、胸闷气短，多因情绪激动或劳累后加重。就诊于当地医院，诊断为冠心病、不稳定型心绞痛，给予 β 受体阻滞药、扩张冠状动脉、营养心肌、调节自主神经等对症治疗，效果不佳，遂来求诊。刻诊：阵发性心慌、胸闷、气短，失眠，多梦，心烦，纳差，脘腹胀满，晨起口苦，小便黄，大便正常，舌边尖红，苔白根部微黄，脉沉细。查体：心率 90 次/分，血压：145/90mmHg，心脏听诊未闻及病理性杂音，双肺听诊未见异常。绝经 1 年。辅助检查：心电图窦性心律，电轴不偏，大致正常心电图；甲状腺功能五项及抗体正常。西医诊断为心脏神经官能症，中医辨证为心悸，痰气交阻、心神不宁证。治以疏肝行气，宁心安神。方以柴胡龙骨牡蛎汤加减：柴胡 10g，白芍 20g，法半夏 15g，黄芩 15g，龙骨 25g，牡蛎 25g，香附 20g，茯神 30g，夜交藤 20g，酸枣仁 30g，焦栀子 12g，远志 15g，合欢皮 20g，甘松 15g，苦参 15g，川厚朴 10g，枳壳 10g，浮小麦 30g，甘草 6g。共 7 剂，水煎，每日 1 剂 150ml，分 2 次早晚温服，同时嘱患者多运动，调情志，饮食规律，避免情绪激动。

2015 年 10 月二诊：服药后患者心慌胸闷症状较前缓解，脘腹胀满、心烦、睡眠好转，现仍乏力，偶发心慌，汗出，舌淡红，苔薄白，脉细，于上方去川厚朴、枳壳，加黄芪 50g，党参 15g，五味子 15g，7 剂。

三诊：患者自觉心慌、胸闷、气短明显好转，寐佳，纳可，无明显不适主诉，嘱原方 7 剂，巩固疗效。

患者女性，平素性情急躁易怒，日久肝郁气滞化火，则见失眠多梦口苦，小便黄；木郁克土，影响脾胃运化则见脘腹胀满，纳差；肝失疏泄，气机不畅，母病及子，再加年老气血虚弱，心失所养，则见心慌、胸闷、气短；结合舌脉辨证为痰气交阻，心神不宁证。方中柴胡、白芍、香附、合欢皮疏肝柔肝；大黄、黄芩、栀子、法半夏清热化痰；龙骨、牡蛎、茯神、夜交藤镇心安神；酸枣仁、远志、小麦、甘松、苦参养心安神；厚朴、枳壳行气消胀；二诊患者症状较前缓解，仍乏力、汗出，加黄芪、党参、五味子益气敛汗，取得明显疗效。

第三节 肠易激综合征

肠易激综合征(irritable bowel syndrome，IBS)是一种慢性、复发性的肠道功能性疾病,以腹痛、腹部不适、排便习惯改变或大便性状异常为主要临床表现。中医学中没有肠易激综合征之病名,但据其临床表现,可归属于中医学"腹痛""泄泻""便秘"等范畴,且与"郁证"有一定关系。历代医家对"腹痛""泄泻""便秘"的病因病机、理法方药及辨证论治的理论与实践均有较多论述。

一、概述

肠易激综合征临床分为便秘型、腹泻型、交替型及不定型。肠易激综合征是人群多发病、常见病,流行病学调查表明,北美地区健康人群中肠易激综合征的患病率为 27%;我国 IBS 总发病率为 6.5%,北京市的一项 IBS 调查问卷显示,北京城区肠易激综合征的患病率为 10.5%,郊区为 6.14%。患者以中青年居多,多见于 18-40 岁,女性多见,男女比为 1:1.3~2.6。临床实践估计,IBS 患者占消化门诊量的 1/4~1/3。其患病率极高,与精神情志因素有很大关系,随着人们现代生活和工作节奏的加快,精神压力的增加,本病发病率呈升高趋势,不可小视。

肠易激综合征发病机制尚未完全明确。目前认为,IBS 的发病与胃肠动力异常和内脏感觉异常有密切关系,同时跟精神心理因素、炎症、肠道感染、神经-内分泌系统异常、脑-肠轴、脑-肠互动、免疫、性别、遗传、饮食等因素有关,是多种因素共同作用的结果。近年来"脑-肠轴"和"脑-肠互动"理论备受关注,胃肠道是机体内唯一由中枢神经、肠神经、自主神经系统共同支配的器官,既有感觉功能,也有运动功能,可称之为"情绪的反应器"。"脑-肠轴"简而言之就是中枢神经系统、肠神经系统和脑肠肽形成的一个庞大的神经-内分泌网络。

《内经》最早提出腹痛之名,《素问·气交变大论》说:"岁土太过,雨湿流行,肾水受邪,民病腹痛。"《灵枢·邪气脏腑病形篇》云:"大肠病者,肠中切痛而鸣濯濯,冬日重感于寒即泄,当脐而痛,不能久立,与胃同候,取巨虚上廉。""小肠病者,小腹痛,腰脊控睾而痛,时窘之后,当耳前热,若寒甚,若独肩上热甚,及手小指次指之间热,若脉陷者,此其候也。手太阳病也,取之巨虚下廉。"《素问·举痛论篇》云:"寒气客于肠胃之间,膜原之下,血不得散,小络急故痛。""寒气客于脉中,则血泣脉急,故胁肋与少腹相引痛矣。"《金匮要略·腹满寒疝宿食病篇》云:"胁下偏痛,发热,其脉紧弦,此寒也,以温药下之,宜大黄附子汤"。腹痛部位在大肠与小肠,与现代医学解剖学一致。《素问·举痛论篇》云:"寒气客于小肠,小肠不得成聚,故后泄腹痛矣。"《诸病源候论·腹痛诸候·久腹痛候》云:"寒中久痛不瘥,冷入于大肠,则变下痢,所以然者,肠鸣气虚故也,肠虚则泄,故变下痢也。"所述症状与肠易激综合征腹痛、腹泻、腹胀、大便异常的临床表现相似。

二、病因病机

研究发现,IBS 患者的病因主要为内伤饮食、情志失调、素体脾虚、感受外邪、过度劳累和无明显诱因。可见，影响 IBS 发生的原因中饮食习惯及结构居首位，情志因素也是肠易激综合征发病的一个重要因素。

1. 病因

（1）情志失调：情志不遂，肝失疏泄，横犯脾胃，气机不畅，则致气滞痛泻。《伤寒论·辨少阴病脉证并治篇》云："少阴病，四逆，其人或咳或悸，或小便不利，或腹中痛，或泄利下重者，四逆散主之。"吴鹤皋《医方考》云："泻责之脾，痛责之肝，肝责之实，脾责之虚，脾虚肝实，故令痛泻。"《类证治裁·腹痛》云："七情气郁，攻冲作痛。"《证治汇补·腹痛》云："暴触怒气，则两胁先痛而后入腹。"《景岳全书·心腹痛》云："三焦病证，惟食滞、寒滞、气滞者最多。"说明情志失调，可致气机郁滞，气机不通则致腹痛，腹泻之症。

（2）外邪侵袭：早在《内经》就已认识到痛泻与外邪侵袭有关，指出腹痛、腹泻、便秘由寒邪或热邪客于胃肠而起。《素问·咳论》曰"人与天地相参，故五脏各以治时感于寒则受病，微则为咳，甚者为泄为痛。""寒气客于小肠，小肠不得成聚，故后泄腹痛矣。"《素问·举痛论篇》云："寒气客于肠胃之间，膜原之下，血不得散，小络急引故痛。""经脉流行不止，环周不休，寒气入经而稽迟，泣而不行，客于脉外则血少，客于脉中则气不通，故猝然而痛。""寒气客于脉外则脉寒，脉寒则缩踡，缩踡则脉绌急，绌急则外引小络，故猝然而痛"。又云："热气留于小肠，肠中痛，瘅热焦渴则坚干不得出，故痛而闭不通矣。"《金匮要略·腹满寒疝宿食病篇》云："寸口脉弦者，即胁下拘急而痛，其人啬啬恶寒也。""腹痛，脉弦而紧，弦则卫气不行，即恶寒，紧则不欲食，正邪相搏，即为寒疝。"又云："病者腹满，按之不痛为虚，痛者为实，可下之，舌黄未下者，下之黄自去。"可见，寒邪入侵腹中，或实热内积，均可使气机凝滞，气滞不通，不通则痛而致腹痛腹泻。

（3）饮食不节：饮食损伤主要是影响脾胃的运化及气机的调畅。《素问·痹论》有"饮食自倍，肠胃乃伤"，急性伤食多会出现腹胀、腹痛、嗳腐泛酸、上吐下泻等食伤脾胃的病症。又如《素问·生气通天论》曰："因而饱食，筋脉横解，肠澼为痔。"又如《内经》云："饮食致病，伤于热者，多为火证，而停滞者少；伤于寒者，多为停滞，而全非火证。大都饮食之伤，必因寒物者居多，而温平者次之，热者又次之。"即过食生冷寒凉，可伤脾阳，而致寒湿内停，寒性凝滞，阻滞气机则生腹痛腹泻之证；过食辛辣厚味，易生湿热，湿热内积，则生痔疮，湿阻气机，通降失常则生腹痛。故《医学心悟·腹痛》曰："寻常腹痛，全在寒热、食积，分别详明为主。"

（4）中脏虚寒：《内经》有"阳道实，阴道虚""实则阳明，虚则太阴"之病理规律。如《灵枢·五邪》曰："邪在脾胃，则病肌肉痛；阳气有余，阴气不足，则热中善饥；阳气不足，阴气有余，则寒中肠鸣腹痛。"仲景把虚证、寒证多归于太阴脾土。《金匮要略·腹满寒疝宿食病篇》云："腹中寒气，雷鸣切痛，胸胁逆满，呕吐，附子粳米汤主之。"又如《血痹虚劳病脉证并治篇》云："虚劳里急，悸，衄，腹中痛，梦失精，四肢酸疼,手足烦热,咽干口燥,小建中汤主之。""虚劳里急,诸不足,黄芪建中汤主之。"腹痛日久,或素体阳虚,脾阳受损,气血不足,脏腑经络失其温养,血行停滞,不荣则痛故生腹痛,脾失健运,故有腹泻之症。如《诸病源候论·久腹痛候》曰:"久腹痛,脏腑虚而有寒,客于腹内,连滞不歇,发作有时。"

2. 病机

整体而言,IBS的病位在肠,主要涉及肝、脾、肾等脏腑,与肺、心亦有一定的关系。中医学认为,IBS多由肾失温化、脾失健运、肝失条达等引起。先天禀赋不足,肾阳亏虚,脾失温煦或脾虚日久及肾,均可致脾肾阳虚,寒湿凝滞,阻滞肠道气机故生腹痛腹泻;肝为将军之官,主疏泄气机,一旦肝失条达而致气机升降失利,则脾运化受制。如叶天士曰:"肝病必犯土,是侮其所胜也,克脾则腹胀,便或溏或不爽。"由于生活紧张、过度劳累等情况,而耗伤脾血,损伤脾胃,脾失健运,水湿不化,湿阻肠道,肠道传导失常,小肠无以分清泌浊,大肠无以传化,水谷不化,合污而下,而生泄泻;或因气机失调而致腹痛,而气机不畅或疏泄不及,则可使粪便内停,久之则形成便秘。因此,脾肾阳虚、脾胃虚寒为本,肝郁气滞为标,虚实夹杂是本病的病理特点。

3. 病机转化

IBS发病的3个主要环节:脾胃虚弱和(或)肝失疏泄是IBS发病的重要环节,肝郁脾虚是导致IBS发生的重要病机,脾肾阳虚、虚实夹杂是导致疾病迁延难愈的关键因素。诸多原因导致脾失健运,运化失司,形成水湿、湿热、痰瘀、食积等病理产物,阻滞气机,导致肠道功能紊乱;肝失疏泄,横逆犯脾,脾气不升则泄泻;若腑气通降不利则腹痛、腹胀;肠腑传导失司则便秘;病久则脾肾阳虚,虚实夹杂。此病初期,多为肝气郁结,失于疏泄,肝气横逆乘脾;继则脾失健运,湿从中生;脾虚日久而致脾阳不足,继则肾阳受累。所以此病以湿为中心,以肝气郁结而贯穿始终,气机失调为标,而脾肾阳虚为本。在整个发病过程中,肝失疏泄,脾失健运,脾阳及肾阳失于温煦,最终导致IBS的病机转归由实转虚,虚实夹杂。

三、临床表现

根据罗马Ⅳ标准,IBS典型的临床表现为反复发作的腹痛,最近3个月内每周至少发作1天,伴有以下2项或2项以上:①与排便有关;②发作时伴有排便频率改变;③发作时伴有粪便性状(外观)改变。诊断前症状出现至少6个月,近3个月持续存在。根据患者的主要异常排便习惯,IBS可分为4个主要的亚型:①IBS便秘型(IBS-C),至少25%的排便为Bristol1-2型,且Bristol6-7型的排便<25%;②IBS腹泻型(IBS-D),至少25%的排便为Bristol6-7型,且Bristol1-2型的排便<25%;③IBS混合型(IBS-M),至少25%的排便为Bristol1-2型,且至少25%的排便为Bristol6-7型;④IBS不定型(IBS-U),如果患者满足IBS的诊断标准,但其排便

习惯异常不符合以上上述 3 者中的任何一个。这一亚型并不常见,其原因可能是频繁改变饮食或药物,或无法停止使用对胃肠道运动有影响的药物。

亚型的分类标准须根据至少 14 天的患者报告,使用"25％原则"(即根据存在排便异常时的主要异常排便习惯,结合 Bristol 分类表对粪便性状进行记录,从而判断属于哪一亚型)对 IBS 进行亚型分类。其中,主要排便习惯依据至少出现 1 次异常排便的天数;粪便性状异常包括:Bristol1-2 型(硬便或块状便),或 Bristol6-7型(稀便或水样便);粪便频次异常包括:每天排便＞3 次,或每周排便＜3 次。触发IBS 症状发作或者加重的因素包括先前的胃肠炎、食物不耐受、慢性应激、憩室炎及外科手术等。

四、辅助检查

1. X 线钡灌肠检查

常无异常发现。少数病例因肠管痉挛出现线征。其他非特异性的表现可有结肠袋加深或增多等。

2. 乙状结肠镜或纤维结肠镜检查

肉眼观察黏膜无异常,活检也无异常。但在插镜时可引起痉挛、疼痛,或在充气时引起疼痛。如疑有脾区综合征,可在检查时慢慢注入 100～200ml 气体,然后迅速将镜拔出,嘱患者坐起,在 5～10 分钟后即可出现左上腹痛,向左肩放射,这可作为脾区综合征的客观指征。有的医师在直肠中放入气囊,打气后患者出现疼痛。过敏结肠病人出现腹痛时,气囊的压力比正常人明显低。

3. 肠道动力检查

包括肠道通过时间检查及压力测定,前者包括有氢呼吸试验法、放射性核素扫描法、不透 X 线标志物法;后者包括小肠压力测定、结肠压力测定。

五、诊断与鉴别诊断

1. 西医诊断标准

西医诊断首先应在详细采集病史和进行体格检查的基础上有针对性地选择辅助检查,排除器质性疾病及代谢异常,明确 IBS 的诊断。一般情况良好、具有典型IBS 症状者,粪便常规(红细胞、白细胞、潜血试验、寄生虫)为必要的检查,建议将结肠镜检查作为除外器质性疾病的重要手段。其他辅助检查包括腹部超声检查、全血细胞计数、粪便培养、肝功能、肾功能、红细胞沉降率、消化系统肿瘤标志物等生化检查,必要时行腹部 CT 扫描,钡剂灌肠检查酌情使用。对诊断可疑和症状顽固、治疗无效者,应有选择地做进一步的检查(如血钙、甲状腺功能检查、乳糖氢呼气试验、72h 粪便脂肪定量、胃肠通过时间测定、肛门直肠压力测定等)对其动力和感知功能进行评估,从而指导调整治疗方案。

在我国,临床上以腹泻型 IBS 最为多见,便秘型、混合型和不定型 IBS 则相对较少。病史对于诊断至关重要,且应注意有无报警征象。报警征象包括:发热、消瘦、贫血、腹部包块、频繁呕吐、呕血或黑粪、年龄>40 岁的初发病者、有肿瘤(结肠癌)家族史等。对有报警征象者建议及时行相关检查,对有精神心理障碍者建议根据相关心理量表及时进行心理评估,明确排除器质性疾病对解释病情更为有利。根据功能性胃肠病多维度临床资料剖析要求,目前诊断上需从 5 个维度对疾病状态进行多维度描述、评估,细化信息采集,充分完善临床资料,制订个性化治疗方案。5 个维度分别为:①功能性胃肠病的罗马Ⅳ标准诊断分型;②提示更多针对性治疗的相关诊断亚型的附加信息,如 IBS 的腹泻型、便秘型;③身体不适对患者个人生活的影响;④社会心理影响;⑤生理异常或生物标志物。

2. 鉴别诊断

(1)炎症性肠病:炎症性肠病(IBD)是一组病因未明的慢性肠道炎症性疾病,一般指溃疡性结肠炎(UC)和克罗恩病(CD)。IBD 和 IBS 临床表现有其相似性,虽然一般不会将两种疾病混淆,但当两种疾病出现症状重叠时,很难将两者区分开,做出明确的诊断。IBS 和 IBD 还存在一些共同的与发病有关的因素,即免疫激活、炎症、遗传、内脏的敏感性及精神因素等。研究表明,IBD 与 IBS 患者均具有基因易感性,均存在促炎因子和抗炎因子的失衡,且都与精神心理因素有关,并引起神经肽的改变。炎症的程度是区分 IBD 和 IBS 的关键。

(2)结直肠肿瘤:结直肠肿瘤是由结直肠组织细胞发生恶变而形成,其与 IBS 同样可以消化道症状为主要表现,前者可以通过肠镜或血清肿瘤标志物进行检测并明确诊断,同时能通过该检测明显与 IBS 鉴别。

六、治疗

1. 治疗原则

IBS 属于典型心身疾病,其西医治疗多以对症治疗为主,而中医治疗应当分型辨证论治,根据腹泻型、便秘型、混合型及不定型的特点结合证型变化适当佐以通便止泻方法进行治疗。此外,可以辅助行为认知疗法,可以达到心身并治的目的。

2. 中医治疗

中医治疗肠易激综合征以汤药为主,抓住主症进行辨证分型,进行方证对应干预,如肝脾不和型选方柴胡疏肝散合痛泻要方加减;脾肾阳虚型选方四神丸合理中汤加减;寒热错杂型选方乌梅丸加减,其他情况可见一斑。除中药以外,较常见的有针灸的方法治疗,不仅疗效好,而且不良反应小,值得深入研究。针灸方法多样,有针灸、眼针、穴位埋线、温针灸法等方法。有研究显示,针灸治疗肠易激综合征与西药相比有疗效优势,针灸+中药与中药、西药比较,有疗效优势,针灸+西药与西药比较有临床疗效优势。

（1）IBS-D 辨证用药

①肝郁脾虚证

主症：腹痛即泻、泻后痛减、急躁易怒、两胁胀满、纳呆、身倦乏力，舌淡胖，可有齿痕，苔薄白，脉弦细。

治法：抑肝扶脾。

主方：痛泻要方加减。白术、白芍、防风、陈皮。

加减：腹痛甚者，加延胡索、香附；嗳气频繁者，加柿蒂、豆蔻；泻甚者，加党参、乌梅、木瓜；腹胀明显者，加槟榔、大腹皮；烦躁易怒者，加牡丹皮、栀子。

②脾虚湿盛证

主症：大便溏泻，腹痛隐隐，劳累或受凉后发作或加重，神疲倦怠，纳呆，舌淡，边可有齿痕，苔白腻，脉虚弱。

治法：健脾益气，化湿止泻。

主方：参苓白术散。莲子肉、薏苡仁、砂仁、桔梗、白扁豆、茯苓、人参、甘草、白术、山药。

加减：舌白腻者，加厚朴、藿香；泻下稀便者，加苍术、泽泻；夜寐差者，加炒酸枣仁、夜交藤。

③脾肾阳虚证

主症：腹痛即泻，多晨起时发作，腹部冷痛，得温痛减，腰膝酸软，不思饮食，形寒肢冷，舌淡胖，苔白滑，脉沉细。

治法：温补脾肾。

主方：附子理中汤合四神丸。附子、人参、干姜、甘草、白术、补骨脂、肉豆蔻、吴茱萸、五味子。

加减：忧郁寡欢者，加合欢花、玫瑰花；腹痛喜按、怯寒便溏者，加重干姜用量，另加肉桂。

④脾胃湿热证

主症：腹中隐痛，泻下急迫或不爽，大便臭秽，脘闷不舒，口干不欲饮，或口苦，或口臭，肛门灼热，舌红，苔黄腻，脉濡数或滑数。

治法：清热利湿。

主方：葛根黄芩黄连汤。葛根、甘草、黄芩、黄连。

加减：苔厚者，加石菖蒲、藿香、豆蔻；口甜、苔厚腻者，加佩兰；腹胀者，加厚朴、陈皮；脘腹痛者，加枳壳、大腹皮。

⑤寒热错杂证

主症：大便时溏时泻，便前腹痛，得便减轻，腹胀或肠鸣，口苦或口臭，畏寒，受凉则发，舌质淡，苔薄黄，脉弦细或弦滑。

治法：平调寒热，益气温中。

主方:乌梅丸。乌梅、细辛、干姜、黄连、附子、当归、黄柏、桂枝、人参、花椒。

加减:少腹冷痛者,去黄连,加小茴香、荔枝核;胃脘灼热或口苦者,去花椒、干姜、附子,加栀子、吴茱萸;大便黏腻不爽、里急后重者,加槟榔、厚朴、山楂炭。

(2)IBS-C辨证用药

①肝郁气滞证

主症:排便不畅,腹痛或腹胀,胸闷不舒,嗳气频作,两胁胀痛,舌暗红,脉弦。

治法:疏肝理气,行气导滞。

主方:四磨汤。枳壳、槟榔、沉香、乌药。

加减:腹痛明显者,加延胡索、白芍;肝郁化热见口苦或咽干者,加黄芩、菊花、夏枯草;大便硬结者,加麻仁、杏仁、桃仁。

②胃肠积热证

主症:排便艰难,数日一行,便如羊粪,外裹黏液,少腹或胀或痛,口干或口臭,头晕或头胀,形体消瘦,舌质红,苔黄少津,脉细数。

治法:泄热清肠,润肠通便。

主方:麻子仁丸。火麻仁、白芍、枳实、大黄、厚朴、杏仁。

加减:便秘重者,加玄参、生地黄、麦冬;腹痛明显者,加延胡索,原方重用白芍。

③阴虚肠燥证

主症:大便硬结难下,便如羊粪,少腹疼痛或按之胀痛,口干,少津,舌红苔少根黄,脉弱。

治法:滋阴泻热,润肠通便。

主方:增液汤。玄参、麦冬、生地黄。

加减:烦热或口干或舌红少津者,加知母;头昏脑涨者,加枳壳、当归。

④脾肾阳虚证

主症:大便干或不干,排出困难,腹中冷痛,得热则减,小便清长,四肢不温,面色㿠白,舌淡苔白,脉沉迟。

治法:温润通便。

主方:济川煎。当归、牛膝、肉苁蓉、泽泻、升麻、枳壳。

加减:舌边有齿痕、舌体胖大者,加炒白术、炒苍术;四肢冷或小腹冷痛者,加补骨脂、肉豆蔻。

⑤肺脾气虚证

主症:大便并不干硬,虽有便意,但排便困难,便前腹痛,神疲气怯,懒言,便后乏力,舌淡苔白,脉弱。

治法:益气润肠。

主方:黄芪汤。黄芪、陈皮、白蜜、火麻仁。

加减:气虚明显者,可加党参、白术;久泻不止、中气不足者,加升麻、柴胡、黄芪;腹痛喜按、畏寒便溏者,加炮姜、肉桂;脾虚湿盛者,加苍术、藿香、泽泻。

（3）成药制剂

①参苓白术颗粒（丸）:健脾、益气,适用于体倦乏力,食少便溏。

②补中益气颗粒（丸）:补中益气、升阳举陷,适用于脾胃虚弱、中气下陷所致的泄泻。

③补脾益肠丸:补中益气、健脾和胃、涩肠止泻,适用于脾虚泄泻。

④人参健脾丸:健脾益气、和胃止泻,适用于脾胃虚弱所致腹痛便溏、不思饮食、体弱倦怠。

⑤固本益肠片:健脾温肾、涩肠止泻,适用于脾虚或脾肾阳虚所致慢性泄泻。

⑥枫蓼肠胃康颗粒:清热除湿化滞,适用于伤食泄泻型及湿热泄泻型。

⑦麻仁软胶囊:润肠通便,适用于肠燥便秘。

⑧苁蓉润肠口服液:益气养阴、健脾滋肾、润肠通便,适用于气阴两虚、脾肾不足、大肠失于濡润而致的虚证便秘。

（4）针灸疗法:泄泻取足三里、天枢、三阴交穴,实证用泻法,虚证用补法。脾虚湿盛者,加脾俞、章门穴;脾肾阳虚者,加肾俞、命门、关元穴,也可用灸法;脘痞纳呆者,加公孙穴;肝郁者,加肝俞、行间穴。便秘者,取背俞穴和腹部募穴及下合穴为主,一般取大肠俞、天枢、支沟、丰隆穴,实证宜泻,虚证宜补,寒证加灸,肠燥者,加合谷、曲池穴;气滞加中脘、行间穴,用泻法;阳虚者,加灸神阙穴。

（5）其他外治法:中医按摩、药浴、穴位注射、穴位埋线等外治法对改善患者临床症状有一定的帮助。推荐采用以神阙穴为主的敷贴疗法:①虚性体质:当归、升麻、党参等。②实性体质:大黄、黄芪、牡丹皮等。贴敷时间及疗程:每日1次,每次2～4小时,7日1个疗程。采用多维度的综合治疗方法可以提高临床疗效。

3. 西医治疗

西医治疗以药物治疗为主,主要包括解痉药、5-羟色胺受体调节药、离子通道阻滞药。微生态制剂、抗焦虑、抑郁药及止泻药及导泻药。其中离子通道调节药以曲美布汀为代表。该药是胃肠道运动节律双向调节药,对 IBS 治疗疗效确切,其作用机制是控制胃肠平滑肌肉组织中 K^+、Ca^{2+} 离子通道,调节平滑肌的运动节律及运动,同类别还有高选择性钙离子通道拮抗药、抗胆碱能药物。另一类是 5-羟色胺受体调节药,包括 5-HT3 受体拮抗药、5-HT4 受体激动药、5-HT4 受体拮抗药。抗生素的不适当应用均会导致肠道菌群失常,使肠道细菌过度生长或肠杆菌数量增多。临床应用微生态调节制剂对缓解 IBS 肠道症状有良好的疗效。国内常用的商品化的益生菌制剂包括:丽珠肠乐（双歧杆菌）、整肠生（地衣芽孢杆菌）、促菌生（蜡样芽孢杆菌）、双歧三联活菌（主要含双歧杆菌、嗜酸乳杆菌及肠球菌）等。IBS属于典型心身疾病,该病发生与社会心理因素关系密切,且常伴有焦虑抑郁症状。常用的抗焦虑抑郁药物有苯二氮䓬类药物（如地西泮、艾司唑仑）、三环类抗抑郁药

（如丙咪嗪、多塞平）、高度选择性的5-HT摄取抑制药（如帕罗西汀、氟西汀）、抗精神病药三环类抗抑郁药合剂（氟哌噻吨美利曲新）等。此外，肠易激综合征患者症状多样多变，止泻药及导泻药的使用应因人而异。临床常用的止泻药有哌替啶类似物（如复方地芬诺酯和洛哌丁胺）及吸附性止泻药（蒙脱石散）。临床常用的导泻药有渗透性泻药（如乳果糖）、盐类泻药（如硫酸镁）、刺激性泻药（如酚酞片）。渗透性泻药及盐类泻药是通过增加肠道内局部渗透压，提高肠道内液体的保有量，增加肠道容积，刺激肠管，促进其在肠道内的推动而达到通便的目的；刺激性泻药是通过直接刺激肠黏膜或肠内神经丛，使肠蠕动增加，而达到泻下通便的作用，其价格低廉，起效快，但易造成药物依赖，不可长期使用。

七、预后及调护

1. 调护

保持心理健康，生活起居规律，养成良好的饮食习惯可减少IBS的发生。教育患者充分认识该病的发病本质、特点及治疗知识，对治疗该病有十分重要的作用。

饮食原则：

（1）要规律饮食，以饮食清淡、易消化、少油腻，避免冷食、辛辣刺激食物、生食。一日三餐定时定量，不过饥过饱，不暴饮暴食，这样有利于肠道消化吸收平衡，避免因无规律饮食而致肠道功能紊乱。

（2）IBS-C患者可适量补充水果、蔬菜、谷类、玉米等富含植物纤维食物以加速食物的运转，增加粪容量，使排便顺利。IBS-D患者尽量避免纤维素含量丰富的食物，可能会促进肠道蠕动进一步加重腹泻症状。

（3）已明确的可以引起症状的食物应该避免，如含山梨醇的产品（低卡路里口香糖）、含高纤维或脂肪的食物和过量的咖啡因和乙醇；乳糖不耐受可被认为是产生症状的原因之一；限制产气食物，如咖啡、碳酸饮料、乙醇、豆类、甘蓝、苹果、葡萄、土豆及红薯等的摄入。

（4）低FODMAP饮食，即减少难吸收的短链糖类（如果糖、乳糖、多元醇、果聚糖、低乳半聚糖）的摄入，可能有利于改善IBS症状。

（5）IBS的治疗中还应当重视健康教育（生活方式、饮食、心理疏导）的作用。IBS发病多由情志因素诱发，症状又常常伴有心烦、失眠等情志异常相关表现，因此必须重视情志在IBS中的作用。

（6）除了对IBS患者进行心理疏导外，还可以运用中医情志学方面的优势，在药物治疗之外，配合使用音乐疗法及传统中医导引术等。

2. 预后与随访

IBS呈良性过程，症状可反复或间歇发作，影响生活质量但一般不会严重影响全身情况，预后良好。临床也发现少数功能性胃肠病患者由于病程长、病情反复发作而影响全身状况。

由于 IBS 受心理、社会影响因素较多，建议随访时间可在治疗症状消失 4 周后。

八、中医防治进展

结合古代医家对病因病机的认识及现代医学对肠易激综合征病理机制的研究，现代医家多认为其病位在肠，与肝、脾、肾等有关，脾胃虚寒为本病基本病机，肝郁气滞是常见发病诱因。有学者认为，本病因忧思恼怒，久郁不解，而致肝气不舒，横逆犯脾，日久脾虚，肝脾不和而发病，肝郁脾虚是发病关键。也有学者认为，本病发生是由于脾胃虚弱，中气虚寒，脾胃不健所致，脾气虚是发病关键。还有认为，本病因情志不舒或精神紧张，致肝气郁滞，肝失疏泄，横乘脾土，肝脾不和而发病，其病机主要是肝气郁滞，肝实乘脾，非脾本身的功能下降，脾不虚或尚未虚，即所谓"肝为起病之源，脾为传病之所。"还有认为，本病发生是由于肾阳不足，阳气当至不至，不能温运脾阳，湿浊内生，气机受阻而发病，肾阳虚衰是主要病机。

在治疗方面，不少现代医家善用经方，结合自己的实践经验，在经方基础上加减应用治疗本病，疗效显著。有学者灵活运用经方痛泻药方加减治疗肠易激综合征，疗效满意。腹痛甚者，重用白芍，加用甘草，取酸甘并用，和中缓急之意；腹胀甚者，加柴胡、枳壳或青皮、木香，重在疏肝醒脾，理气止痛；腹泻肠鸣甚者，加葛根，意在合防风以升脾胃清阳之气而止泻；有黏液便者，加泽泻、茯苓、生薏仁以利湿化浊；腹泻日久，脾阳虚弱者，加用乌梅、肉豆蔻、补骨脂以收涩固肠；有便秘者，加青皮、木香、郁金、乌药、八月札以加强行气解郁之功，而不可盲目采用攻下荡涤之法。有医家认为，肠易激综合征病机以肝郁脾虚为主，其运用痛泻药方加减治疗腹泻型、便秘型肠易激综合征均有显著疗效。有学者治疗脾阴虚肠易激综合征属者，治以补脾阴健脾运，常用太子参、山药、白扁豆、石斛、炒白芍、炙鸡内金、生麦芽等；证属虚实夹杂者，治以理中清肠寒热并用，常用参苓白术散、理中汤等；证属肝脾不和者，治以抑肝扶脾兼调情志，方用痛泻要方、四逆散化裁，临床上疗效较好。还有学者善用仲景方治疗肠易激综合征，对湿热内蕴，脾胃失运证，用葛根黄芩黄连汤健脾和胃，清热燥湿止利；对肝胃气滞阳郁证，用四逆散柔肝理气；对肝脾不和，肝郁脾虚证，用芍药甘草汤柔肝养阴，缓急止痛；对脾胃虚寒证，用小建中汤温中健脾，和中缓急；对脾肾两虚证，用八味肾气丸温补脾肾；肝失疏泄，气滞血瘀证，用旋覆花汤通肝行气，活血化瘀，疗效显著。亦有学者从肺论治肠易激综合征，对风寒犯肺，营卫失调，经络郁滞者，予解表化气，调和气血之法，方用桂枝汤或桂枝加芍药汤或柴胡桂枝汤；对情志抑郁，肝郁气滞者，予宣肺理气，疏和肠胃之法，方用香苏散；对肺气不降，肠道传化不利腹痛便秘者，予泻肺肃气，导壅通肠之法，药用桑白皮、杏仁、紫苏子、枳实等；对脏腑虚弱，病状如风，来去不定者，予益气补肺、固卫祛风之法,方用玉屏风散、补肺汤,对于常法无效者,从肺论治取得较好疗效。

整体而言,IBS 治疗难点在于如何改善单项症状(如腹痛、腹泻或便秘)的同时达到长期症状的改善。许多 IBS 患者除了肠道症状外,往往伴有精神症状。已证实,IBS 患者较正常人及其他胃肠道器质性疾病患者存在更多的焦虑、抑郁、躯体化障碍。目前身心医学的概念已经引入 IBS 的治疗观念中,抗焦虑抑郁药物的使用已经日益得到消化界的重视,但使用的起点与结点仍是目前关注的焦点。中医因其辨病与辨证相结合,整体调整,可弥补现代医学对 IBS 重叠症状及伴焦虑抑郁障碍患者等治疗方案的不足,减少长期服用抗焦虑抑郁药物的不良反应。

九、典型病例

病例 1　石某,男,40 岁。2014 年 2 月 9 日就诊,3 年来,因饮食不慎受凉,常发生腹泻、腹痛。每日 3～4 次,肠鸣,有时便秘不畅。曾在某医院按慢性结肠炎治疗(服药不详),效果不佳,病情反复发作,时轻时重,伴有腹部不适,嗳气,纳差,自汗,多尿,乏力,舌苔薄白,脉细弦。粪便镜检基本正常,X 线钡灌肠检查显示结肠充盈迅速,结肠袋增多、加深,轻度扩张,但无明显肠结构改变。电子纤维结肠镜检查:结肠黏膜仅有轻度充血水肿,西医诊断:肠易激综合征,中医诊断为泄泻之寒热错杂型。拟方药:乌梅 30g,党参 15g,细辛 3g,制附子 5g,桂枝 6g,川椒 8g,黄连 6g,黄柏 6g,当归 8g,山楂 30g,薏苡仁 20g,五味子 12g,延胡索 10g,姜半夏 8g,炙甘草 6g,陈醋 30ml(兑入煎好的药液内)。水煎服,7 剂后症状明显减轻。守方治疗 2 周后症状、体征基本消失,大便正常。为巩固疗效,防止复发,以前方改为丸剂,每丸 5g,早晚服用。

本例患者病程较长,故日久必虚,在病程中寒热错杂,故治疗上应以平调寒热,扶正为主,并随症加减。方中乌梅酸涩,可涩肠止泻;而黄连、黄柏具苦寒之性,能清热燥湿止痢;附子、桂枝、川椒、细辛皆为温热之品,可温肾暖脾而助运;党参、当归益气补血而扶正。根据病情随症加减,诸药相合,还具有温中补虚,清热燥湿止痢之功。

病例 2　蔡某,女,60 岁。2013 年 2 月 6 日就诊,大便次数增多、不成形 1 年余,每日排便 4～5 次,多在早饭、晚饭前后,便质不成形,常夹有不消化食物,脐周常胀满不适,偶有腹痛,纳差,肢倦乏力,腰酸怕冷,舌质淡,苔白,脉沉。曾在其他医院行粪便及纤维结肠镜检查均无异常发现,均诊断为肠易激综合征,但治疗效果欠佳,欲求中医治疗。西医诊断:肠易激综合征,中医诊断:泄泻之脾胃虚弱型。拟方药:莲子心 12g,薏苡仁 12g,砂仁 6g,桔梗 8g,炒白扁豆 12g,党参 30g,茯苓 20g,麸炒白术 20g,甘草 8g,怀山药 30g。水煎服,7 剂后每日大便 2 次,便质较前成形,原方适当加减,前后 30 余剂,每日排便 1 次,便质基本成形,腹痛消失,饮食转佳,配制丸剂巩固治疗。

本例患者长期劳作，久病缠绵导致脾胃虚弱，因脾主运化，胃主受纳，脾胃虚弱则不能受纳水谷和运化精微，以致水反成湿，谷反成滞，湿滞内停，清浊不分，混杂而下，遂成泄泻。方中以党参、麸炒白术、茯苓益气健脾渗湿为君，配伍怀山药、莲子心助党参以健脾益气，兼能止泻；炒白扁豆、薏苡仁助白术、茯苓以健脾渗湿，均为臣药。佐以砂仁醒脾和胃，行气化滞；桔梗宣肺利气，以通调水道，又载药上行，以益肺气。甘草健脾和中，调和诸药，为使。诸药合用，补其中气，渗其湿浊，行其气滞，恢复脾胃受纳与健运之职，则诸症自除。

病例 3　王某，男，36 岁。2013 年 12 月 6 日就诊，自诉泄泻反复发作 5 年余，每日排便 3～5 次，时稀时溏，伴少许白色黏液，自觉右胁肋区时有不适感，脘闷腹胀，腹痛时作，嗳气肠鸣，神情抑郁，睡眠欠佳，舌质淡，苔薄白，脉弦。曾在其他医院行结肠镜等检查，未见明显异常。西医诊断：肠易激综合征，中医诊断：泄泻之肝郁气滞型。拟方药：柴胡 12g，陈皮 10g，香附 12g，川芎 6g，枳壳 15g，白芍 15g，甘草 6g，白术 15g，茯苓 20g，合欢花 15g，夜交藤 30g。每日 1 剂，水煎服。服药 5 剂，每日排便 2 次，黏液消失，右胁不适感及腹痛症状均减轻，精神及睡眠均有所好转，仍有腹胀肠鸣，脘闷嗳气，守原方继服 10 剂，每日排便 1 次，除偶见嗳气、肠鸣外，余症均除，守原方继服 2 周，以巩固疗效。

本例患者精神紧张，每于情志异常时发生腹泻，情志失调，气滞伤肝，肝郁则失其条达之性，疏泄失常，横逆犯脾，致脾失健运，气机逆乱而传导失常。方中柴胡疏肝解郁为君药；香附理气疏肝，助柴胡以解肝郁；陈皮、枳壳理气行滞；白芍、甘草养血柔肝，缓急止痛，为佐药。甘草兼调诸药，亦为使药之用，合欢花、夜交藤合用以解郁安神，诸药相合，共奏疏肝行气、活血止痛、安神之功。使肝气条达，血脉通畅，营卫自和，痛止而寒热亦除。

病例 4　尹某，女，46 岁。2014 年 8 月 6 日就诊，因家事及其他琐碎事情致心情不畅，出现排便次数增多，伴腹痛腹泻。曾在诊所多次服止泻药治疗，效果不佳，前来就诊。现自觉胸胁胀闷，纳差，嗳气，腹痛腹泻，肠鸣，每日排便 6～8 次，每遇精神刺激时腹泻加重，伴有失眠，舌淡红，苔薄白，脉弦。查粪常规、隐血试验及培养均为阴性；结肠镜检查提示肠黏膜无炎症改变，肠运动有亢进、痉挛现象；X 线钡剂灌肠示有轻度激惹现象，未发现器质性病变。西医诊断：肠易激综合征，中医诊断：泄泻之肝郁脾虚型。拟方药：麸炒白术 10g，炒白芍 8g，陈皮 6g，防风 5g，柴胡 15g，川楝子 15g。每日 1 剂，3 日后腹泻次数减少，腹痛及胸胁胀满等症状减轻，效不更方，守上方继续服用，半月后症状消失，排便正常。嘱服用健脾丸巩固治疗 1 个月。

本例患者脾气素虚，但未至发病，复因情志失常，致肝气失于疏泄，乘脾犯胃，脾胃受制，运化失常，而成泄泻。方中麸炒白术苦甘而温，补脾燥湿是为君药；白芍酸寒，柔肝缓急止痛，与白术相配，于土中泻木，为臣药；陈皮辛苦而温，理气燥湿，醒脾和胃,为佐药。配伍少量防风,具升散之性,与白术、白芍相伍,辛能散肝郁,香能疏脾气,具有胜湿以助止泻之功,又为脾经引经之药,故兼俱佐使之用。加用柴胡、川楝子以解肝郁、活血止痛,诸药合用可以补脾胜湿而止泻,柔肝理气而止痛,使脾健肝和,痛泻自止

参 考 文 献

[1]　章清华,吴深涛.汗证治疗进展[J].长春中医药大学学报,2013,29(1):178-180.

[2]　林丽莉,黄少妮,李良龙,等.便秘型肠易激综合征患者体质与中医证型的相关性探讨[J].云南中医中药杂志,2018,38(8):52-53.

[3]　中华中医药学会脾胃病分会.肠易激综合征中医诊疗专家共识意见[J].中医杂志,2017,58(18):1614-1620.

[4]　徐芳,李婷园,龚文倩,等.腹泻型肠易激综合征中医体质与生活质量的相关性分析[J].浙江中西医结合杂志,2017,27(3):243-245.

第8章

其他心身障碍及症状

第一节 双相情感障碍

一、概述

双相情感障碍(bipolar disorder,BPD)属于心境障碍的一种类型,指既有躁狂发作又有抑郁发作的一类疾病。研究发现,躁狂发作前往往有轻微和短暂的抑郁发作,所以多数学者认为躁狂发作就是双相情感障碍,只有抑郁发作的才是单相情感障碍。DSM-Ⅳ中将双相情感障碍分为两个亚型,双相Ⅰ型指有躁狂或混合发作及重性抑郁发作;双相Ⅱ型指有轻躁狂及重性抑郁发作,无躁狂发作。值得注意的是,双相抑郁未引起临床医师的足够重视。有报道,37%的双相抑郁患者被误诊为单相抑郁,长期使用抗抑郁药治疗,从而诱发躁狂、快速循环发作,使发作频率增加。双相情感障碍病因未明,生物、心理与社会环境诸多方面因素参与发病过程。生物学因素主要涉及遗传、神经生化、神经内分泌、神经再生等方面,与双相情感障碍关系密切的心理学易患素质是环性气质。应激性生活事件是重要的社会心理因素。然而,以上这些因素并不是单独起作用的,目前强调遗传与环境或应激因素之间的交互作用及这种交互作用的出现时点在双相情感障碍发生过程中具有重要的影响。

二、病因病机

1. 中医病因病机

中医学虽无双相情感障碍的病名,但对精神疾病的症状描述历来已久。《灵枢·癫狂篇》曰:"狂始生,先自悲也,喜忘、苦怒、善恐者。"说明医家已经注意到躁狂症患者可在一个时期内有抑郁的表现,这可能是双相情感障碍症候的最早记载。"狂始发,少卧不饥。自高贤也,自辨智也,自尊贵也。善骂詈,日夜不休""狂,目妄见,耳妄闻,善呼者,少气之所生也",属典型的情绪高涨、易激惹等躁狂症的表现,以及目妄见、耳妄闻等幻觉症状,与西医学所说的伴有精神病性的躁狂发作完全一致。《素问·阳明脉解》指出："病甚则弃衣而走,登高而歌,或至不食数日,逾垣上屋。"可能是躁狂发作的严重表现。郁证作为一种独立病证论述,始于金元时期。朱丹溪提出了"气、血、痰、火、湿、食"的六郁学说。明代《医学正传·郁证》首先采用郁证这一病证名称。自明代之后,郁病已逐渐把情志之郁作为郁病的主要内容。《景岳全书·郁证》将情志之郁称为因郁而病,着重论述了怒郁、思郁、忧郁3种郁证的证治。《临证指南医案·郁》所载的病例均属情志之郁。近代医家所言郁病多单指情志之郁。由此可见,中医典籍对双相情感障碍的描述主要属于情志失常、狂躁错乱为主的"癫狂"和以心情抑郁不疏的"郁证",其中癫狂内容涵盖广泛,涉及精神科的大部分疾病,有一部分描述可能为双相情感障碍、躁狂相,还有些是西医学精神分裂症;而郁证则多指单相抑郁发作、焦虑障碍、心因性反应等,有些可能为双相情感障碍混合相。由于中医学对癫证和狂证在临床症状上无法有效区分,且二者之间相互影响,相互转化,故多以癫狂并称。以躁狂发作或混合发作的双相Ⅰ型属于狂证;有抑郁发作及轻躁狂发作,但无躁狂发作双相Ⅱ型则属于郁证,如伴有精神病性症状,可参照癫证治疗。不主张将双相情感障碍划归癫病之列,因为后世医家所论之"癫"多属西医学精神分裂症,而双相情感障碍与精神分裂症有本质不同,前者以情感障碍为主,自知力大部分存在,后者以思维障碍为主,自知力缺失,不难鉴别。

《素问·阴阳应象大论》云:"怒伤肝。"患者"常好叫,呼怒""恶言不辍",说明怒气未消,善怒气者,逆气也。情志过激可使气机紊乱,阴阳失调,于是清气不升,浊阴不降,上干清窍。《灵枢·本神》曰:"忧愁者,气闭塞而不行。"指出了情志与郁病的关系。清代沈金鳌《杂病源流犀烛·诸郁源流》曰:"诸郁,藏器病也,其源本于思虑过深,更兼藏气弱,故六郁之病生焉。"强调了郁病病因为情志因素、体质因素两个方面。《三因极一病证方论》中说:"七情为人之常性,动之则先自脏腑郁发,外形于肢体,为内所因。"说明外界刺激需要经过内在因素的作用才能引起七情之动,这在精神病、心身疾病中尤为明显。中医学从整体辨证的角度出发,提出了"恐伤肾""喜伤心""怒伤肝""思伤脾"和"悲伤肺"。中医学认为,本病的病因与七情内伤、饮食不节和先天遗传有关,病位在脑、心、肝、脾,而患者瘀血,痰结闭塞心窍,阴阳失调,形神失控是其病机所在,其发病机制多为情志不遂,扰乱气机,进而引起五脏生理功能紊乱,导致病理产物的出现,这些病理性改变又反过来影响人体的神志。病因病机为禀先天遗传之基,复为七情所伤,视正邪虚实而发,以气血紊乱而始,随阴阳消长而变,七情六郁,损伤肝气。肝郁气滞,不得宣畅,气郁化火,肝胆气逆,木火相煽,津液煎熬,结为痰火,痰浊上扰,脑窍被蒙,神志失常,发为狂症。情志不舒,肝失条达,气失疏泄,而致肝气郁结,肝郁抑脾,耗伤心气,营血渐耗,心失所养,神失所藏,而情志失调是抑郁症的发病关键。

2. 西医病因病机

(1)生物学因素:神经生化、精神药理学研究和神经递质代谢研究证实,患者存在中枢神经递质代谢异常和相应受体功能改变,大脑神经突触间隙 5-羟色胺等神经递质含量异常;5-羟色胺(5-HT)功能活动缺乏可能是双相障碍的基础,是易患双相障碍的素质标志;去甲肾上腺素(NE)功能活动降低可能与抑郁发作有关,去甲肾上腺素功能活动增强可能与躁狂发作有关;多巴胺(DA)功能活动降低可能与抑郁发作有关;γ-氨基丁酸(GABA)是中枢神经系统抑制性神经递质,有研究发现双相障碍患者在血浆和脑脊液中水平降低;第二信使平衡失调,第二信使是细胞外信息与细胞内效应之间不可缺少的中介物;神经内分泌功能失调,主要是下丘脑-垂体-肾上腺皮质轴和下丘脑-垂体-甲状腺轴的功能失调。

(2)遗传学因素:调查发现,双相Ⅰ型障碍患者的一级亲属中双相障碍的发病率,较正常人的一级亲属中发病率高数倍,血缘关系越近,患病率越高。分子遗传学方面,不少学者探讨了与双相障碍可能有关的标记基因,但尚无确切可重复验证的结果,双相障碍的易感基因尚需进一步研究。目前,有关双相障碍遗传方式倾向为多基因遗传。

(3)心理社会因素:不良的生活事件和环境应激事件可以诱发情感障碍的发作,如失业、失恋、家庭关系不好、长时期高度紧张的生活状态等。遗传因素在情感障碍发病中可能导致一种易感素质,而具有这种易感素质的人在一定的环境因素促发下发病。

总体来说,发病原因尚不十分清楚。倾向认为,遗传与环境因素在其发病过程中均起重要作用,遗传因素的影响可能较为突出。

三、临床表现

双相障碍的临床表现按照发作特点可以分为抑郁发作、躁狂发作或混合发作。

1. 抑郁发作

双相抑郁发作与单相抑郁发作的临床症状及生物学异常相似而难以区分,双相抑郁因表现不典型往往被忽视。正确诊断双相抑郁障碍是合理治疗的前提。两者的治疗方案及预后转归存在明显差异。

(1)人口学特征

①性别:单相抑郁女性患病率几乎是男性的 2 倍,但在双相障碍患者中性别差异不明显。

②年龄:双相障碍平均发病年龄为 30 岁,单相抑郁症为 40 岁,前者明显早于后者,尤其是 25 岁以前起病的首发抑郁是双相抑郁的重要预测因素。

③家族史:家系调查和双生子研究已经证实双相障碍的家族聚集性,与单相抑郁相比,双相障碍(尤其是双相Ⅰ型)患者的家系传递与遗传因素的关系更密切。

(2)抑郁发作的特征

①特点:与单相抑郁相比,双相抑郁起病较急,病程较短,反复发作较频繁。

②症状特征:双相抑郁区别于单相抑郁的症状特征包括情绪的不稳定性、易激惹、精神运动性激越、思维竞赛/拥挤、睡眠增加、肥胖/体重增加、注意力不集中、更多的自杀观念和共病焦虑及物质滥用(烟草、乙醇、毒品等)。

2. 躁狂发作

(1)心境高涨:自我感觉良好,整天兴高采烈,得意扬扬,笑逐颜开,具有一定的感染力,常博得周围人的共鸣,引起阵阵的欢笑。有的患者尽管心境高涨,但情绪不稳,变幻莫测,时而欢乐愉悦,时而激动暴怒。部分患者则以愤怒、易激惹、敌意为特征,甚至可出现破坏及攻击行为,但常常很快转怒为喜或马上赔礼道歉。

(2)思维奔逸:反应敏捷,思潮汹涌,有很多的计划和目标,感到自己舌头在和思想赛跑,言语跟不上思维的速度,言语增多,滔滔不绝,口若悬河,手舞足蹈,眉飞色舞,即使口干舌燥,声音嘶哑,仍要讲个不停,信口开河,内容不切实际,经常转换主题;目空一切,自命不凡,盛气凌人,不可一世。

(3)活动增多:精力旺盛,不知疲倦,兴趣广泛,动作迅速,忙忙碌碌,爱管闲事,但往往虎头蛇尾,一事无成,随心所欲,不计后果,常挥霍无度,慷慨大方,为了吸引眼球过度修饰自己,哗众取宠,专横跋扈,好为人师,喜欢对别人颐指气使,举止轻浮,常出入娱乐场所,招蜂引蝶。

(4)躯体症状:面色红润,双眼炯炯有神,心率加快,瞳孔扩大。睡眠需要减少,入睡困难,早醒,睡眠节律紊乱;食欲亢进,暴饮暴食,或因过于忙碌而进食不规则,加上过度消耗引起体重下降;对异性的兴趣增加,性欲亢进,性生活无节制。

(5)轻躁狂发作:躁狂发作临床表现较轻者称为轻躁狂,患者可存在持续至少数天的心境高涨、精力充沛、活动增多、有显著的自我感觉良好,注意力不集中,也不能持久,轻度挥霍,社交活动增多,性欲增强,睡眠需要减少。有时表现为易激惹,自负自傲,行为较莽撞,但不伴有幻觉、妄想等精神病性症状。对患者社会功能有轻度的影响,部分患者有时达不到影响社会功能的程度。一般人常不易觉察。

(6)其他症状:注意力不能集中持久,容易受外界环境的影响而转移;记忆力增强,紊乱多变;发作极为严重时,患者极度的兴奋躁动,可有短暂、片段的幻听,行为紊乱而毫无目的指向,伴有冲动行为;也可出现意识障碍,有错觉、幻觉及思维不连贯等症状,称为谵妄性躁狂。多数患者在疾病的早期即丧失自知力。

3. 混合发作

指躁狂症状和抑郁症状在一次发作中同时出现,临床上较为少见。通常是在躁狂与抑郁快速转相时发生。例如,一个躁狂发作的患者突然转为抑郁,几小时后又再复躁狂,使人得到"混合"的印象。但这种混合状态一般持续时间较短,多数较快转入躁狂相或抑郁相。混合发作时躁狂症状和抑郁症状均不典型,容易误诊为分裂心境障碍或精神分裂症。

四、辅助检查

通过体格检查（包括神经系统检查）排除可能由躯体疾病或物质依赖所致的双相障碍。部分双相障碍患者（尤以女性）可能有甲状腺功能减退，因此应做甲状腺功能测定。对过度兴奋及进食不好者应注意水、盐代谢及酸碱平衡的了解。心理学测试、神经生化、神经电生理和脑影像学等辅助检查结果可供参考。在治疗过程中进行药物血浓度测定，以保证疗效、监测不良反应及治疗依从性。

五、诊断

1. 躁狂发作

（1）症状学标准

①症状以情绪高涨和（或）易激惹为主要特征，且相对持久。

②首次发作者情绪障碍至少已持续 2 周（如症状严重到需住院或过去有肯定符合标准的躁狂或抑郁发作者不受此限），且至少有下列症状中四项（若情绪仅为易激惹；则需具有五项）：言语比平时增多，或滔滔不绝；意念飘忽，思维奔逸；注意力不集中，随境转移；自负，自我评价过高；自我感觉良好：感到头脑灵活，身体特别强壮或精力充沛；对睡眠的需要减少；活动增多（包括工作、日常活动、社交及性行为方面）；轻率任性，不顾后果。

（2）严重程度标准：临床症状必须达到下列严重程度之一者：无法进行有效交谈，社会能力（指工作、学习、社交或家务能力）明显受损，需立即治疗或住院，具有精神病性症状。

（3）排除标准：当情绪症状消退后，下列症状继续存在：与心境不协调的妄想和幻觉。怪异行为。"一级症状"。紧张症状群。情绪症状系附加于精神分裂等其他疾病者。情绪症状系药物、中毒或其他器质性原因所引起。

2. 抑郁发作

（1）症状学标准

①症状以心境抑郁为主要特征；且相对持久，但在一日内可有晨重晚轻的节律变化。

②首次发作者，情绪障碍至少已持续 2 周（如症状严重需立即治疗或住院者，或过去有肯定的躁狂或抑郁发作者不受此限），且至少具有下列症状的四项。

③对日常活动丧失兴趣或无愉快感，性欲减退。

④精力明显减弱，无原因的疲倦、软弱无力。

⑤反复出现死亡的念头，或有自杀企图或行为。

⑥自责或内疚感。

⑦思考能力或注意力减退。

⑧精神运动迟钝或激越。

⑨失眠、早醒或睡眠过多。

⑩食欲减退,体重明显减轻。

(2)严重程度标准:临床症状必须达到下列严重程度之一者:社会能力明显受损;需立即治疗或住院;具有精神病性症状。

(3)排除标准:同躁狂发作标准中的第(三)项。

3. 诊断标准

符合下列两项中的一项:①过去有躁狂发作,本次表现为抑郁发作者;②过去有抑郁发作,本次表现为躁狂发作者。

六、鉴别诊断

躁郁症因临床表现复杂多样,易被误诊为单相抑郁、焦虑、精神分裂症、人格障碍和物质依赖等。

1. 精神分裂症

(1)精神分裂症青春型发作与躁狂发作相鉴别:前者也在青年期起病,表现兴奋、话多、活动多。但主要特征是言语凌乱,行为怪异、杂乱、愚蠢、幼稚等怪异表现,思维、情感和行为不协调,为不协调的精神运动性兴奋。躁狂发作是在情感高涨基础上出现的协调性精神运动性兴奋,情绪愉快、高涨,有感染力。

(2)精神分裂症病程中可出现抑郁症状,而躁郁症可伴随精神病性症状,应注意鉴别:躁郁症是以情感障碍表现为主导症状并贯穿于整个病程,情感高涨或低落,伴随思维和行为改变,发作间歇期正常。而精神分裂症表现是以幻觉、妄想、思维逻辑障碍等为主要表现,与内心体验和周围环境不协调,发作间歇期多残留不同程度社会功能缺损。

2. 继发性情感障碍

情感障碍可由脑器质性疾病、躯体疾病、某些药物和精神活性物质(如乙醇、冰毒等)引起,二者鉴别点如下。

继发性情感障碍应有明确的脑器质性疾病史、躯体疾病史,有药物和精神活性物质使用史;体格检查和实验室检查有相应的改变,可出现意识、记忆、智能问题。情感症状随原发疾病病情好转而好转,随原发疾病病情的加重而加重。

3. 单双相抑郁鉴别

单相抑郁与双相抑郁因治疗原则不一样,应加以鉴别。双相抑郁具有以下特点:发病年龄早,病前性格具有情感旺盛气质和循环气质,情绪变化与季节相关,既往抗抑郁药疗效差,或治疗后心境快速变化及诱发躁狂和轻躁狂发作,伴精神病性症状,睡眠增加、体重增加,进食增加,一天中病情变化规律明显,早上重、下午和晚上渐减轻。

4. 人格障碍

情绪变化是人格问题还是疾病，注意人格是一个人一贯的情绪和行为模式，而躁郁症有明显的起病时间，病理性情绪需持续一定的时间。

七、治疗

1. 中医治疗

（1）药物治疗：传统中医学对于双相情感障碍的治疗多是在辨证论治理论指导下，根据临床表现和患者的各种体征按照临床辨证分型来使用不同的治疗方法，投以相应的方药。大部分文献资料和临床验案均是选用成方随症加减，也有部分医家采用自拟验方来治疗，但是思路仍然是责之气滞、血瘀、痰湿、火扰而应以理气、活血化瘀、清火、除湿、化痰等。

①躁狂发作

肝胆郁热：这种证型处于躁狂发作病程的初期。临床表现为情绪上以情感高涨，易激惹为特征性症状。可见思维联想迅速，语言明显增多。夸大，自负，精力充沛，动作增多或者骚动不宁，睡眠减少，严重的可出现谵妄等意识障碍。大便干结，小便黄，舌质红，苔黄燥或者黄腻，脉弦数或者弦滑数。其病机为七情内伤，阻滞肝胆气机，肝胆气滞，郁久化火。治疗上应疏肝解郁，清热化火。常用的方药为龙胆泻肝汤（《医方集解》）：龙胆草、泽泻、木通、车前子、当归、柴胡、生地黄。

热胜伤阴：这种证型是躁狂发作病程的中晚期。临床表现以情绪饱满为主。可有言语增多，动作增多，但感觉疲惫。注意力不集中，睡眠减少。大便干，体质较弱，舌质红嫩，少苔，脉弦细数或细数。其病机为七情内伤，阻滞机体脏腑气机，气机就滞，郁而化火，火热灼燔，耗血伤阴。治疗上应滋阴潜阳，交通心肾。方药为服蛮煎（《景岳全书》卷五十一）：陈皮、牡丹皮、茯神、生地黄、麦冬、石菖蒲、石斛、白芍、木通。

②抑郁发作

肝郁脾虚：此证型为抑郁症初期。表现以情绪抑郁，悲观厌世为主，多愁善感，善叹息。可有失眠多梦症状和活动减少，虚烦不宁等。其人两胁胀满或腹胀腹痛，身倦纳呆，舌质淡红或淡白，苔薄白，脉细数或沉细。其病机为内伤七情，肝气郁结，横犯脾胃，脾失健运。治疗上当疏肝理气，健脾益气。方药为逍遥散加减（《太平惠民和剂局方》）：当归、白芍、柴胡、茯苓、白术、甘草、合欢皮、佛手片、麦芽等。

肝郁气滞：此证型为病程的进展阶段。表现以情绪抑郁为主，焦虑，烦躁，思维运动迟缓，运动减少或迟缓。严重的具有自杀倾向。面色晦暗，两胁胀满，女性可出现闭经，舌质紫暗，有瘀点，苔白，脉弦数。病机为气机阻滞，肝失条达。治疗上当疏肝理气，解郁和中。方药为柴胡疏肝散（《景岳全书》卷五十六）：柴胡、陈皮、白芍、枳壳、川芎、香附、甘草。

心脾两虚:此证为病程中期。主要表现为情绪低落,善悲易哭,嗜卧少动或者倦怠乏力,心悸易惊,兴趣减低或者缺乏,有的可出现自罪感。面色淡白或者萎黄,食少,腹胀,便溏,舌质淡胖或有齿痕,脉沉细或细弱。病机为内伤七情,脾虚血亏,心失所养。治疗上当健脾养心,补益气血。方药为归脾汤加减(严氏《济生方》):人参、茯苓、白术、甘草、黄芪、当归、郁金、石菖蒲。

肝肾阴虚:此证为病程的晚期。表现以情绪低落,精神萎靡为主。健忘少眠,心烦易惊,自罪自责,颧红盗汗,胁痛,腰膝酸软,口干不思饮或者便干,舌红绛或者有裂纹,苔薄白或无苔,脉弦细数或者细数。病机为火郁于内,肝肾阴虚。治疗上当解郁泻火,滋阴疏肝。方药为滋肾生肝饮(《校注妇人良方》):山药、山茱萸、熟地黄、泽泻、茯苓、牡丹皮、五味子、柴胡、山栀子、白术、当归、水飞朱砂。

(2)针灸治疗:针灸刺激治疗精神障碍类疾病在我国早已有之。《灵枢》中就有许多关于针刺治疗精神疾病的记载。朱丹溪更是由十二经脉的循行路线和特性总结了一系列精神疾病与人体经络的关系。例如,"足阳明胃经见证,恶人与火,闻木声则惊狂,上登而歌,弃衣奔走……善申数欠。癫疾,湿浸心欲动,则闭户独处……足少阳胆经见证……善太息。手阳明经大肠经见证……耳聋煇煇,耳鸣嘈嘈……足太阴脾经见证……怠惰嗜卧,抢心……烦闷……善噫,形醉……足少阴肾经见证……嗜卧,坐而不起……善思善怒……足厥阴肝经见证,头痛,脱色善洁,耳无所闻……遗溺,淋溲……眩晕……善恐,胸中喘,骂詈,手少阴心经 见证……浸淫善笑、善恐,善意……眩仆……悲"。王叔和《脉经》中曾谈论道:"冲督之脉,十二经之道路也。冲督用事,则十二经不服朝于寸口,其人皆若恍惚狂痴。"后世按照中医辨证论治,循经取穴的原则下,根据上述理论,一般多取头面部分和督脉穴位为多。也有配伍远端四肢穴位的。运针手法上采取泻实重刺提插;补虚轻刺捻转;虚实夹杂就轻重兼施。在此基础上又相继发展了电针,耳针等疗法。

①针刺疗法

取穴原则辨证取穴:实证取耳门、听会、大陵、合谷、太冲、上脘、中脘、足三里;虚证取大椎、身柱、神门、三阴交、听宫、翳风;虚实夹杂,上两组穴位随证加减。妄想者,取大椎、陶道;恐惧者,取胆俞、心俞;不语者,取上廉泉、哑门;呆滞、木僵者,取十宣、涌泉;兴奋、躁动者,取人中、曲池。

治疗方法:每次取头面部 1～2 个穴位,躯干部各取 1 个穴,交替 轮流使用,根据病情留针 15～20 分钟或者不留针,10～15 日为 1 个疗程。对于不合作的患者禁用背部穴位。

②电针疗法:电针疗法可以持续的以可调频率对人体穴位进行刺激,操作安全简单。一般取穴上多选用:翳风(双)、听宫(双)、头颞(双)、安眠(双)、百会—神庭,百会—印堂。配穴:内关、间使、合谷、劳宫、太冲、照海、少商、十宣、中渚、神门、足三里、涌泉、厉兑、隐白。禁忌证:对于有心肺和骨关节器质性疾病、发热、体质衰弱

者,不可用电针痉挛治疗,其他也要慎用,在电痉挛同时不可服用利血平类药物。

③耳穴按压疗法:耳针治疗常配伍体针进行,临床多用于治疗失眠。取心、神门、脑点,严重失眠的选用耳尖穴,患者每日自行按压多次,以加强刺激,3～5 日交替按压,30 日为 1 个疗程。

④穴位埋线疗法

取穴:以胃经诸穴为主,如梁门、太乙、滑肉门、天枢等,以及膀胱经诸穴,如肺俞、膈俞、肝俞、胆俞、脾俞、胃俞、三焦俞等为主,配以任脉和心及心包经诸穴。

方法:每次取穴 2～3 对,局部皮肤消毒,0.5％普鲁卡因局部皮肤麻醉,以三棱针在穴位上刺入皮下,剥离穴位周围的皮下纤维组织,面积 1～2cm,然后用腰穿针在剥离穴位的上下左右四个方向各埋入 2.0 号羊肠线 1 根,或在经络循行的上下方各埋 1 根。

2. 西医治疗

近年来,在国内外关于 BPD 的药物指南中,均推荐以心境稳定剂为治疗 BPD 的核心治疗药物。目前,比较公认的心境稳定剂包括碳酸锂、丙戊酸盐、卡马西平、拉莫三嗪等。临床作为心境稳定剂应用的抗癫痫药物有丙戊酸盐、奥卡西平(或卡马西平)及拉莫三嗪。丙戊酸盐及非典型抗精神病药物被广泛地应用 BPD 患者。心境稳定剂的应用比例接近 70％,非典型抗精神病药应用比例达 77％,两者联合应用的比例接近 50％。丙戊酸盐及非典型抗精神病药物的应用比例显著高于锂盐。锂盐在临床应用过程中被发现有很多缺陷,如锂盐的治疗浓度与中毒浓度接近、中毒后不可逆脑损伤、明显胃肠道不良反应、长时间应用可能导致甲状腺功能异常及肾毒性等。因此,在临床应用中更安全的丙戊酸盐及非典型抗精神病药已经成为首选。已有临床证据显示,非典型抗精神病药物,如氯氮平、奥氮平、利培酮与喹硫平等,具有一定的心境稳定剂作用。蔡亦蕴等指出,喹硫平、奥氮平、阿立哌唑等在治疗双相躁狂及双相抑郁均有确切疗效。一些国家的治疗指南还推荐这些药物一线治疗 BPD 抑郁发作。双相躁狂患者的丙戊酸盐应用剂量显著高于双相抑郁的患者,镇静作用强的抗精神病药奥氮平及喹硫平剂量也是如此。对于躁狂患者,医师执行了足量的理念以快速有效控制兴奋。由于存在可能促使抑郁相转成躁狂相的原因,抗抑郁药物是否应该被联用一直存在争议。《2010 年世界生物精神病学会 BPD 治疗指南更新》和我国的 BPD 治疗指南均指出,抑郁药在治疗双相抑郁急性期可能有效,但有转躁等问题,长期治疗的效果有待进一步验证。临床医师仍倾向于抗抑郁药的使用,2013 年,闫爱国等在 BPD 用药意向调查分析中指出,北京安定医院医师双相抑郁患者中应用抗抑郁药比例超过 70％。施慎逊指出,由于目前新一代抗抑郁药物 SSRIs 转躁率低,联合心境稳定剂使用可以快速改善患者抑郁情绪,降低自杀风险。黄永兰研究显示,在治疗双相抑郁治疗过程中,医师在使用抗抑郁药物时大部分合用了情绪稳定剂及非典型抗精神病药物。分析其原因,其一是受治疗指南的指导,其二是协同抗抑郁药的作用和预防转躁。其中,抗抑郁药其用药频率依次为舍曲林、艾司西肽普兰、米氮平、文拉法辛。

八、预后与调护

随访研究发现,经药物治疗已康复的患者在停药后的1年内复发率较高,且双相障碍的复发率明显高于单相抑郁障碍,分别为40%和30%。服用情感稳定剂预防性治疗,可有效防止躁狂或抑郁的复发。

心理治疗和社会支持系统对预防本病复发也有非常重要的作用,应尽可能解除或减轻患者过重的心理负担和压力,帮助患者解决生活和工作中的实际困难及问题,提高患者应对能力,并积极为其创造良好的环境,以防复发。

九、典型病例

病例1 患者,女,22岁。平日胆小多虑,2012年因工作压力及惊吓后曾有情绪低落、自责感,但未就诊。持续2周左右经心理调整及改变工作环境后不良情绪消失。2013年4月,因突受惊吓且婚前忙碌紧张表现为过度担心多虑,胆小害怕,思维行为迟缓,神志痴呆,喃喃自语。就诊于某三级医院心理科,诊断为双相情感障碍抑郁发作,服用利培酮出现坐立不安。2013年5月24日初诊:症见紧张不安,表情淡漠,头中昏蒙,惊恐多虑,喃喃自语,时时欲哭,神情痴呆,不欲进食。对疼痛刺激无反应。自我评价过低,认为有许多过错。舌淡红,苔中根黑厚腻而垢,脉浮细而数,中医诊断:郁病(心脾两虚、痰蒙神窍);西医诊断:双相情感障碍抑郁发作。方药:党参15g,苍术10g,白术10g,茯苓30g,半夏8g,陈皮10g,丹参30g,玄参10g,枳壳10g,五味子8g,黄连8g,远志6g,石菖蒲10g,天竺黄6g,浮小麦30g,大枣10g,炙甘草10g。7剂,水煎服,每日1剂。同时送服苏合香丸,每日1丸,连服2日,并进行相应的心理疏导。

6月7日复诊:情绪明显改善,反应敏捷,黑厚舌苔已退,上方去苍术、半夏、陈皮,加沙参20g,生龙齿30g,党参改18g,每日1剂。

6月21日复诊时心中平静,已无惊恐不安,继调药半月后,患者思路清晰,表达流畅无不适。鼓励其参加社会活动,做好长期治疗思想准备,随访至今未复发。

病例2 患者,男,28岁。2013年初因抑郁、情绪不宁于当地区精神病院诊断为精神分裂症,给予西药对症治疗,于2013年5月13日初诊。症见情绪低落,自觉"心中明白、大脑不好用",恐惧,担心,疲乏,注意力减退,舌淡红、苔中根白腻而黄,脉浮滑而数。中医诊断:郁病(心气不足、痰湿内蕴)。西医诊断:双相情感障碍。给予中药治疗:党参8g,沙参15g,丹参10g,玄参10g,炒枳壳10g,五味子6g,茯苓20g,远志6g,赤芍10g,半夏10g,黄连6g,栀子6g,竹茹12g,天竺黄8g。7剂。水煎服,每日1剂。并叮嘱家人到北京某三级精神疾病专科医院明确诊断。

5月21日复诊,其患者情绪稳定,思想放松,恐惧感减轻,思维明显敏捷且有自信。专科医院确诊为双相情感障碍,抑郁发作,患者及家属如释重负。上方党参加至12g,茯苓加至30g,加生龙齿30g,7剂,水煎服,每日1剂。调药1月未复发。观察半年,停服西药,期间偶有抑郁发作,给予中药调理情绪控制良好。

第二节　偏执型精神障碍

一、概述

偏执型精神障碍又称为持久的妄想性障碍,患者以长期持续妄想为最突出症状或唯一症状,妄想有系统化及逻辑性特点。若有幻觉则历时短暂且不突出,在不涉及妄想的情况下,无明显的其他心理方面异常。偏执型精神障碍至今病因未明,研究认为与环境因素、性格特征等有关,起病缓慢,早期不易被发现,随病情发展出现系统、固定、持续妄想症状,多以妄想被害为主,其次为钟情、夸大、疑病和嫉妒等妄想,自制力丧失,社会功能受损,身心健康和日常生活受严重影响,需加强有效治疗。

二、病因病机

病因及发病机制不明,通常30岁以后起病,可能与遗传、人格特征及社会环境因素等共同作用有关。多数患者病前性格存在缺陷,如主观、固执、敏感、多疑、自尊心强、自我中心、好幻想、易激惹、拒绝接受批评,以及不安全感等。在个性缺陷基础上,社会环境(如恋爱失败、升职受挫等)作用下逐渐起病,将事实曲解而逐渐形成妄想。妄想影响下,患者与周围环境之间的冲突增加,从而进一步强化妄想内容。

三、临床表现

妄想内容及出现时间与患者生活处境密切相关,具有逻辑性、系统性和现实性特点,不经仔细甄别较难判断究竟是妄想还是事实。妄想内容常为被害妄想、嫉妒妄想、疑病妄想和夸大妄想等。在被害妄想影响下,患者常常主动联系专业人士(如律师、信访部门等)寻求救援或解决问题,反复多次举报或诉讼等;嫉妒妄想患者以男性居多,主要怀疑配偶对其不忠,因此患者可能跟踪、监视配偶,不定期检查配偶的衣物(如内衣裤、手提包及手机等),甚至出现暴力和攻击行为;疑病妄想患者是担心自己患有某种疾病,如担心体内长有寄生虫,或认为身体变形了,或认为身体或口腔内有某种异味,因此烦恼不已,反复就诊、检查,但检查结果阴性及医师解释往往不能消除患者的顾虑和担心。抑郁症状较为常见,某些患者的抑郁情绪达到严重程度。一般而言,偏执型精神障碍患者的行为、情感反应与其妄想内容是一致的。

四、诊断及鉴别诊断

1. 诊断

ICD-10 精神与行为障碍分类对妄想性障碍的诊断要点:妄想是最突出的或惟一的临床特征,妄想必须存在至少三个月,必须为患者的个人观念,而非亚文化观念。可间断性地出现抑郁症状,甚至完全的抑郁发作,但没有心境障碍时妄想仍持续存在。不应存在脑疾病的证据;没有或偶然才有听幻觉;无精神分裂症性症状的病史。

2. 鉴别诊断

(1)本病主要应与精神分裂症偏执型相鉴别。

①精神分裂症:精神分裂症以原发性妄想为主,内容既不系统而又荒诞,且往往牵连较广,有泛化现象。常出现各种幻觉、被害观念以及其他精神分裂症特点。社会功能严重受损。随着病程的迁延晚期往往导致精神衰退。

②心因性妄想症:本病是由于应激源长期存在或长时间处于困境中而诱发的症状。且妄想的内容常与应激源有一定联系,具有现实性和容易暴露的特点。从预后来讲,心因性妄想症明显良好。

③偏执状态:其妄想没有偏执狂那样系统化,程度也较轻,预后也较好。

④偏执型病态人格:虽有敏感多疑等个性特征,但不形成妄想,可与偏执狂鉴别。

(2)本病应与器质性疾病相区别,这可以通过临床检查鉴别。

五、治疗

本病大多采用西医治疗为主,疗效较为确切。在西药治疗的基础上,可根据辨证论治辅以中药治疗,在某些患者中可以起到增效及稳定病情的作用。

偏执型精神障碍治疗较为困难,应用抗精神病药物缓解患者的妄想等精神病性症状,针对患者的抑郁和焦虑情绪可选择 SSRIs 类抗抑郁药和苯二氮䓬类抗焦虑药。心理治疗对偏执型精神障碍的疗效一般。喹硫平属于非典型抗精神病新型药物,临床上广受关注,治疗精神分裂症阳性及阴性症状效果可靠,安全性高,不易导致催乳素升高及锥体外系反应(EPS),对个体认知功能有极大改善作用。在偏执性精神障碍治疗上联合采用喹硫平和氯氮平,较单独用药效果更好,机制在于:①喹硫平对认知功能有一定改善作用,用药后患者病理信念改变;氯氮平有利于患者情绪稳定,弥补喹硫平的镇静效果差缺点,联合用药取长补短;②与单独应用氯氮平对比,联合用药时氯氮平使用剂量更小,多数患者可耐受,加上喹硫平不良反应少,故患者用药依从性好,比较配合,疗效更佳。

六、预后与调护

本病好发于 30—40 岁女性,病程可迁延数年,预后欠佳,少数起病较急,病程在半年以内者,预后较好。保持良好的心情,培养良好的兴趣,注意调整自己的心态,努力改善自己的性格,保持心情舒畅,积极向上,从而减少该病的发生。适量运动,多参加活动:活动和运动可以帮一个人心理减负,完善性格,对该病的诱发有积极的预防功能。

第三节　躯体性疼痛

本节主要介绍除外器质性疼痛的由抑郁焦虑伴发的躯体性疼痛,因躯体性疼痛具有"抑郁-疼痛二联体"的特征,故本节主要从西医学角度介绍相关内容,中医学内容请参照抑郁、焦虑章节。

一、概述

在抑郁焦虑症患者的临床疾病过程中,常表现出复杂的多种重叠性症状,既有情绪的低落及烦躁不安,也可出现泛发的、医学难以解释的疼痛。越来越多的文献报道了这种抑郁与疼痛症状之间密切的相互作用,发现有抑郁基础的人群更容易发生慢性疼痛。而疼痛患者中抑郁的发生率也显著增高。慢性疼痛可以预测抑郁的发生,而抑郁也可以预测疼痛的发生,故有作者称这种相互作用为"抑郁-疼痛二联体"。

二、病因病机

抑郁焦虑与疼痛共病的原因,目前倾向于认为是由于抑郁与疼痛可能具有相同的生物学途径。有研究发现,大脑边缘系统作为机体的情绪调节中心,同时也在痛觉信号的传导及处理中起着重要作用。痛觉传导通路由丘脑最后投射到大脑边缘叶和第二感觉区,因此临床上躯体性疼痛和情绪异常同时存在,相互增强。而情绪与疼痛通路存在共同的神经递质,构成了抑郁症患者共病疼痛的生化基础。在神经递质水平的研究中,目前较为公认的是 5-HT、NE,二者与抑郁的关系已众所周知;同时 5-HT、NE 同时也是下行痛觉抑制通路中的重要结构,如中缝大核、蓝斑的主要神经递质,其功能完整性对中枢痛觉调制作用的实现至关重要。近年 P 物质作为一种神经肽类调质,在抑郁症神经化学物质的失衡和神经递质的缺陷研究中的重要性也越来越受重视。在情感调节脑区(如下丘脑、杏仁核、海马、蓝斑、伏隔核)及大脑皮质等区域 P 物质大量表达,并与单胺类神经递质相互协调,故认为 P 物质可以递质或调质的方式介导情绪和应激反应。P 物质水平的增高,既与抑郁的发生机制有关,同时也与疼痛的发生有关。

三、临床表现

抑郁引起的心因性疼痛除了疼痛外,还有抑郁的其他症状,如情绪不佳、兴趣减少、信心不足、内疚感、乏力、记忆力和注意力减退、学习及工作能力下降、纳差和睡眠障碍等。慢性疼痛患者的抑郁与以下方面有关联:疼痛更强、更持续,对生活的控制更差,更多采用被动-回避的应对策略,对治疗依从性差,以及受疼痛干扰更大。焦虑症疼痛部位不如抑郁症疼痛的部位固定。焦虑者倾向于担心其身体状况,对压力反应过度且较难从压力事件中恢复。因此,他们会对疼痛更加敏感,从而导致其疼痛水平上升。正是焦虑与疼痛这种互为因果,相互促进的关系,从而导致了慢性疼痛的恶性循环。

四、辅助检查

抑郁焦虑诊断请参照前章节。

本病的诊断需除外器质性疼痛,需要行相应的理化检查。

五、诊断及鉴别诊断

1. 诊断

(1)符合抑郁、焦虑的诊断标准。

(2)泛发的或固定的、医学难以解释的疼痛。

2. 鉴别诊断

需除外疾病引起的器质性疼痛。

六、治疗

在抑郁症患者所伴躯体疼痛的治疗方面,文献系统评价的结论趋向于认为选择性 5-羟色胺(5-HT)和去甲肾上腺素(NE)再摄取抑制药(SNRI)在抑郁和疼痛共病中的疗效较好,通过双通道发挥作用的抗抑郁药优于 5-HT 选择性回吸收阻滞药(SSRI)或选择性作用于 NE 的抗抑郁药物,且起效迅捷、患者依从性较高、疾病的复发和复燃机会较少。

参 考 文 献

[1] 高治国.双相情感障碍的中医病因证治探讨[J].中医研究,2017,30(11):5-7.
[2] 黄永兰,章华,陈振华,等.双相情感障碍 224 例用药分析[J].临床荟萃,2015,30(8): 935-937.

［3］ 蔡亦蕴,徐理,吴彦.非典型抗精神病药物在双相情感障碍治疗中的应用［J］.上海医药,2014,35(19):13-15.

［4］ 闫爱国,贾竑晓,马青峰,等.北京市两所医院双相情感障碍患者构成与用药意向调查分析［J］.中华医学杂志,2013,93(8):594-596.

［5］ 施慎逊.抗抑郁药物在双相障碍抑郁发作治疗中的必要性［J］.上海精神医学,2011,23(3):178-179.

［6］ 李静,杨国华.中医药治疗 2 例双相情感障碍抑郁发作临床研究［J］.中国中医基础医学杂志,2014,20(2):274-275.

［7］ 郭艳红,金明华,朴俊香.喹硫平与氯氮平联合治疗偏执性精神障碍的效果观察［J］.中国继续医学教育,2017,9(2):175-176.

［8］ Ables T A,Wasson J H,Seville J I,et al. A controlled trial of methods for managing pain in primary care patients with or without co-occurring psychosocial problems［J］. Ann Faro Med,2006,4(4):341-350.

［9］ 吕文标,周爱华,丁郁武,等.度洛西汀对伴躯体疼痛症状的抑郁症患者血浆 P 物质水平的影响及其与疗效的关系［J］.精神医学杂志,2012,25(2):103-105.

［10］ Yalcin I,Bohren Y,Waltisperger E,et al. A time-dependent history of mood disorders in a murine model of neuropathic pain［J］. Biol Psychiatry,2011,70(10):946-953.

［11］ 刘秀芬.慢性疼痛的心理概念模式［J］.医学与哲学,2014(24):14-16.

［12］ Ball S G,Desaiah D,Spann ME,et al. Efficacy of duloxetine on painful physical symptoms in major depressive disorder for patients with clinically significant painful physical symptoms at baseline:A meta-analysis of 11 double-blind,placebo-controlled clinical trials［J］. Prim Care Companion CNS Disord,2011,13(6):1181-1185.